Leben mit dem PCO-Syndrom

JULIA SCHULTZ

Bildnachweis:

Unsplash.com: Thiago japyassu: S. 8, Sarah Comeau: S. 17, Florian Klauer: S. 32, Sergio Souza: S. 35, The Tonic: S. 51, Suhyeon Choi: S. 53, Jared Weiss: S. 57, Estée Janssens: S. 84, Dose Juice: S. 121, Monika Grabkowska: S. 131 u. S. 145, Nadine Primeau: S. 136, Anna Pelzer: S. 137, Kim Daniels: S. 153, Brooke Lark: S. 157, Toa Heftiba: S. 201.
Pexels.com: Lisa Fotios: S. 15, Rafael Barros: S. 40, Daria Shevtsova: S. 247.
Julia Schultz: Illustrationen mit Canva erstellt: S. 26, S. 30, S. 47, S. 49, S. 172, S. 173.
Fotos: S. 187, S. 189. S. 190, S.193. S. 194, S. 195, S. 199, S. 200, S. 203, S. 211, S. 213, S. 215, S. 236, S. 246, S. 249, S. 257.
Hannah Willemsen: S. 205, S. 207, S. 219, 234, S. 238, S. 262.
Shutterstock: SUPERGAL: S. 209, Yotka: S. 217, sebasnoo: S. 220, marcin jucha: 226, Magdanatka: S. 229, Von Elena Shashkina: S. 230, Elena Eryomenko: S. 233, Karaidel: 240, Marinka Buronka: S. 258, Elena Veselova: S. 259, 12 Studio: S. 261.

Originalausgabe
6. Auflage 2025
Verlag Komplett-Media GmbH
2021, München
www.komplett-media.de
ISBN: 978-3-8312-0562-2
Auch als E-Book erhältlich

Lektorat: Dr. Diane Zilliges, Murnau
Korrektorat: Redaktionsbüro Diana Napolitano, Augsburg
Umschlaggestaltung: FAVORITBUERO GbR, München
Satz & Layout: Daniel Förster, Belgern
Druck & Bindung: Florjancic tisk d.o.o., Maribor
Printed in the EU

Leben mit dem PCO-SYNDROM

WIE DU DEINE HORMONE
MIT DER RICHTIGEN ERNÄHRUNG
WIEDER INS GLEICHGEWICHT BRINGST

JULIA SCHULTZ

KOMPLETTMEDIA

Inhalt

Teil 2: Die Rolle der Ernährung 55

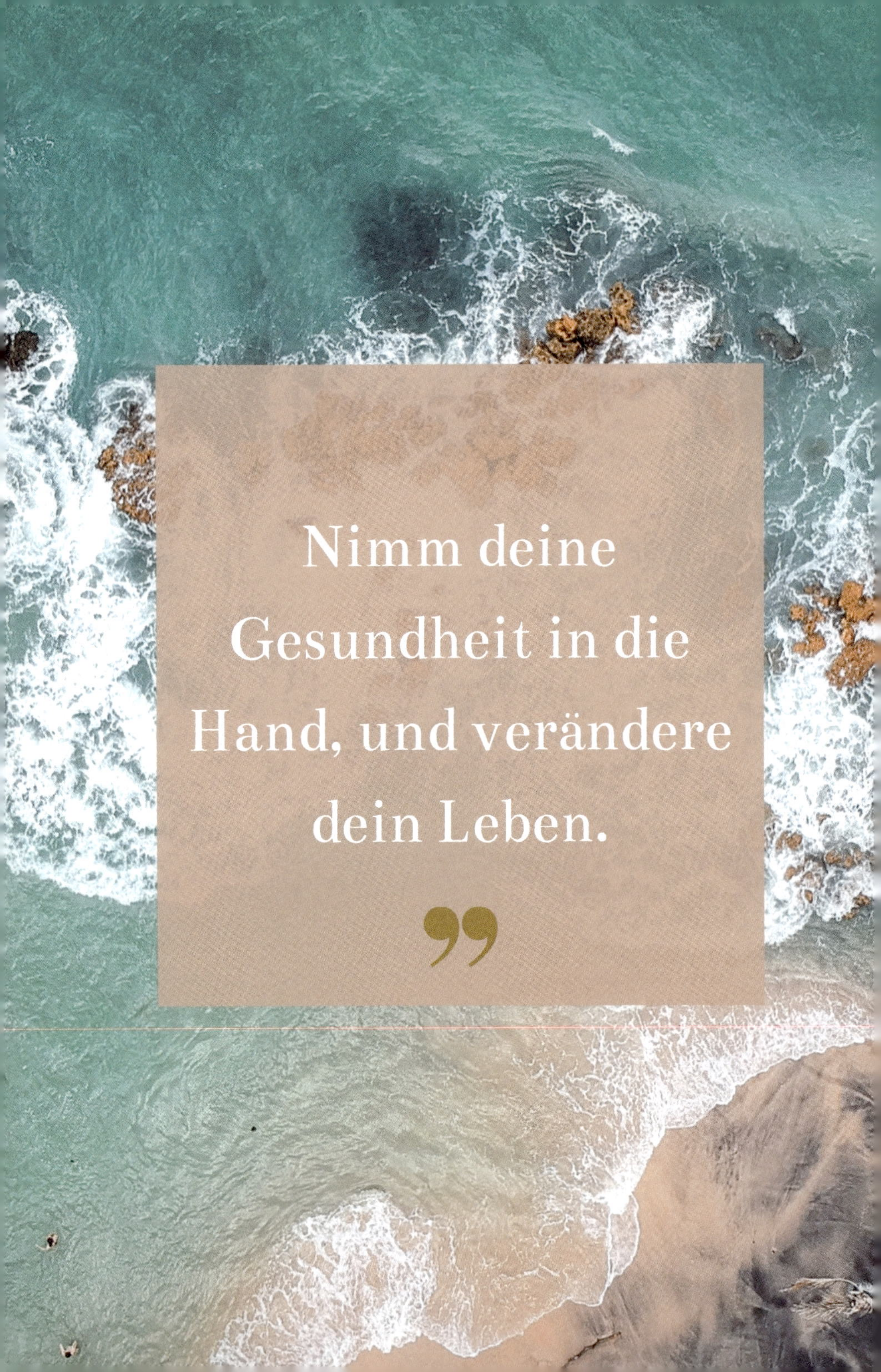

Nimm deine Gesundheit in die Hand, und verändere dein Leben.

Du bist nicht allein!

Dieses Buch ist für dich! Ich will nicht, dass du auch nur eine Sekunde länger glaubst, dass du machtlos wärst. Ich möchte nicht, dass du denkst, du stündest allein da. Ich möchte nicht, dass du denkst, das Leben wäre ungerecht und schwierig.

Jede Krankheit hat einen Grund, eine Ursache. Auch PCOS.

Betrachte deine Hormonstörung als ein Zeichen. Ein Zeichen von deinem Körper – deinem Tempel, der dir sagt, dass er so nicht weitermachen kann. Steck nicht den Kopf in den Sand, sondern hilf deinem Tempel dabei, Kraft zu sammeln und zu erblühen. Ich habe es geschafft. Und du kannst es auch! Lass mich dir zeigen, wie.

In Liebe,

deine Julia

Teil 1

Was heißt PCOS?

Meine Geschichte

Sicherlich hast du zu diesem Buch gegriffen, weil bei dir polyzystische Ovarien oder das Polyzystische Ovarialsyndrom (kurz PCO-Syndrom oder PCOS) diagnostiziert wurde. Vielleicht hast du, so wie ich, den Gynäkologen aufgesucht, weil deine Periode schon sehr lange auf sich warten ließ. Und dann gab er dir diese Diagnose.

Ich war damals zwanzig Jahre alt, reiste für ein Praktikum nach Costa Rica – im Gepäck mal wieder eine neue Antibabypille, denn an den vorigen hatte ich immer etwas auszusetzen. Ich mochte es einfach nie, wie sich mein Körper unter dem Einfluss der verschiedenen Pillen veränderte. Mal wurden meine Brüste größer, mal meine Haare schlaffer oder meine Stimmung unternahm Achterbahnfahrten. Diesmal – in Costa Rica – taten meine Brüste unglaublich weh, was jede Bewegung zur Qual machte. Ich hatte genug! Nach dem ersten Zyklus mit der neuen Pille setzte ich sie ab. Zuerst hatte ich sie im Alter von etwa vierzehn Jahren bekommen, weil ich unter sehr starker Akne litt, und jetzt mit Anfang zwanzig sollte sie nun endlich mal Schnee von gestern sein. Ich wollte mir die Nebeneffekte der Pille nicht mehr antun.

Doch nach dem Absetzen passierte nichts. Ich war es gewohnt, mit der Pille einen regelmäßigen Zyklus zu haben. Meine Periode wollte sich nun aber einfach nicht einstellen. Auch noch Monate nach meinem Costa-Rica-Aufenthalt tat sich nichts. Heute weiß ich, dass das Ausbleiben der Periode (oder ein verlängerter Zyklus von mehr als fünfunddreißig Tagen) ein häufig auftretendes Anzeichen für das PCO-Syndrom ist. Damals hatte ich noch nie davon gehört. Nachdem ich über ein halbes Jahr vergebens auf meine Periode gewartet hatte, begann ich, mir Sorgen zu machen und suchte meine Gynäkologin auf. Sie untersuchte via Ultraschall meine Ovarien (Eierstöcke), stellte viele kleine Zysten fest und veranlasste ein Blutbild, das mit dem Ergebnis »erhöhte Androgene« zurückkam. Diagnose: PCOS.

Eventuell hat dir dein Arzt genau das Gleiche gesagt, was auch mir damals mit auf den Weg gegeben wurde: »PCOS kann man nicht heilen. Das Einzige, was Sie jetzt tun können, ist, die Antibabypille zu nehmen. Eine Schwangerschaft wird sehr wahrscheinlich problematisch werden. Das können wir aber mit dem richtigen Medikament in den Griff bekommen.« So ähnlich drückte sich meine Gynäkologin damals aus.

Warum ich?

Auch wenn ich mit Anfang zwanzig noch wenig Interesse hatte, über eine mögliche Schwangerschaft nachzudenken, machte mir diese Diagnose Angst. Es wollte mir einfach nicht in den Kopf, wieso ausgerechnet ich nicht in der Lage sein sollte, natürlich schwanger zu werden. Wieso musste mein Körper aufhören, richtig zu funktionieren? Wieso bekam jede andere Frau ihre Periode und ich stand ganz ohne da?

Heute weiß ich, dass ich mit dieser Diagnose nicht allein bin. So viele Frauen leiden an hormonellen Störungen – und nicht immer betreffen sie direkt die Sexualhormone. Es ist wie eine hormonelle Epidemie. Etliche Frauen leiden unter prämenstrueller Migräne und starken Unterleibsschmerzen, unter Ausbleiben der Periode, Schilddrüsenproblemen, chronischer Erschöpfung und eben auch dem Polyzystischem Ovarialsyndrom. Alle diese Krankheiten haben ähnliche Ursachen (siehe Seite 25f.). Sie drücken sich nur in jedem Körper anders aus. Mich hatte es mit PCOS erwischt. Aus diesem Grund widme ich dieses Buch genau dieser endokrinen Störung.

Auch wenn unsere Ärzte sagen, dass die einzige Option die Antibabypille sei, glaube ich das nicht. Nach meiner Diagnose hat es noch einige Jahre gedauert, bis ich den Entschluss fasste, meine Periode auf natürlichem Wege wiederzubekommen. Ich beschloss, mit meinem Körper zusammenzuarbeiten. Ihn richtig kennenzulernen und ihn zu verstehen. Ich begann, meinen Körper als Wunderwerk zu sehen, das genau das macht, wozu es geboren wurde: Es tut alles, um zu überleben und im Gleichgewicht zu bleiben.

Unser Körper arbeitet für uns, nicht gegen uns

Unser Körper reagiert auf die Umwelt und sogar auf unsere Gedanken und Gefühle. Er möchte uns am Leben erhalten und das tut er so gut er kann. Er arbeitet mit dem, was er von uns und von außen bekommt, immer im Bestreben, wichtige Organe und den gesamten Organismus lebendig und gesund zu erhalten. Er beschützt uns, und wir können maßgeblich an den Funktionen unseres Körpers mitwirken. Wir haben viel mehr Macht, als wir glauben.

Als ich anfing, die Zusammenhänge in meinem Organismus zu verstehen und die Symptome meines Körpers als Zeichen, als eine Form der Kommunikation wahrzunehmen, veränderte sich mein Leben. Das bedeutet nicht, dass ich »geheilt« bin. Heilung in dem Sinne, dass man einfach so weitermacht wie bisher, gibt es nicht. Dieser Weg bedeutet viel mehr ein lebenslanges »Managen«. Und er ist zugleich viel einfacher, als du annehmen magst. Am Anfang braucht es vermutlich etwas Geduld und Arbeit, aber es ist möglich, sein Leben in Kooperation mit dem Körper zu verwandeln. Im Laufe der Zeit wird es sogar unglaublich einfach. Dein »Normal« wird sich verändern.

Medikamente unterdrücken nur die Symptome, lösen aber nicht das Problem

Ein Leben mit Medikamenten mag vielleicht einfacher erscheinen als die aktive Auseinandersetzung mit dem eigenen Körper. Doch Medikamente sind nicht ohne Kosten. Meist gehen sie mit vielen unschönen Nebeneffekten einher, ohne dass sie die Ursache unserer Krankheit wirklich bekämpfen. Vielmehr unterdrücken sie die Symptome. Doch ignorieren wir unsere Symp-

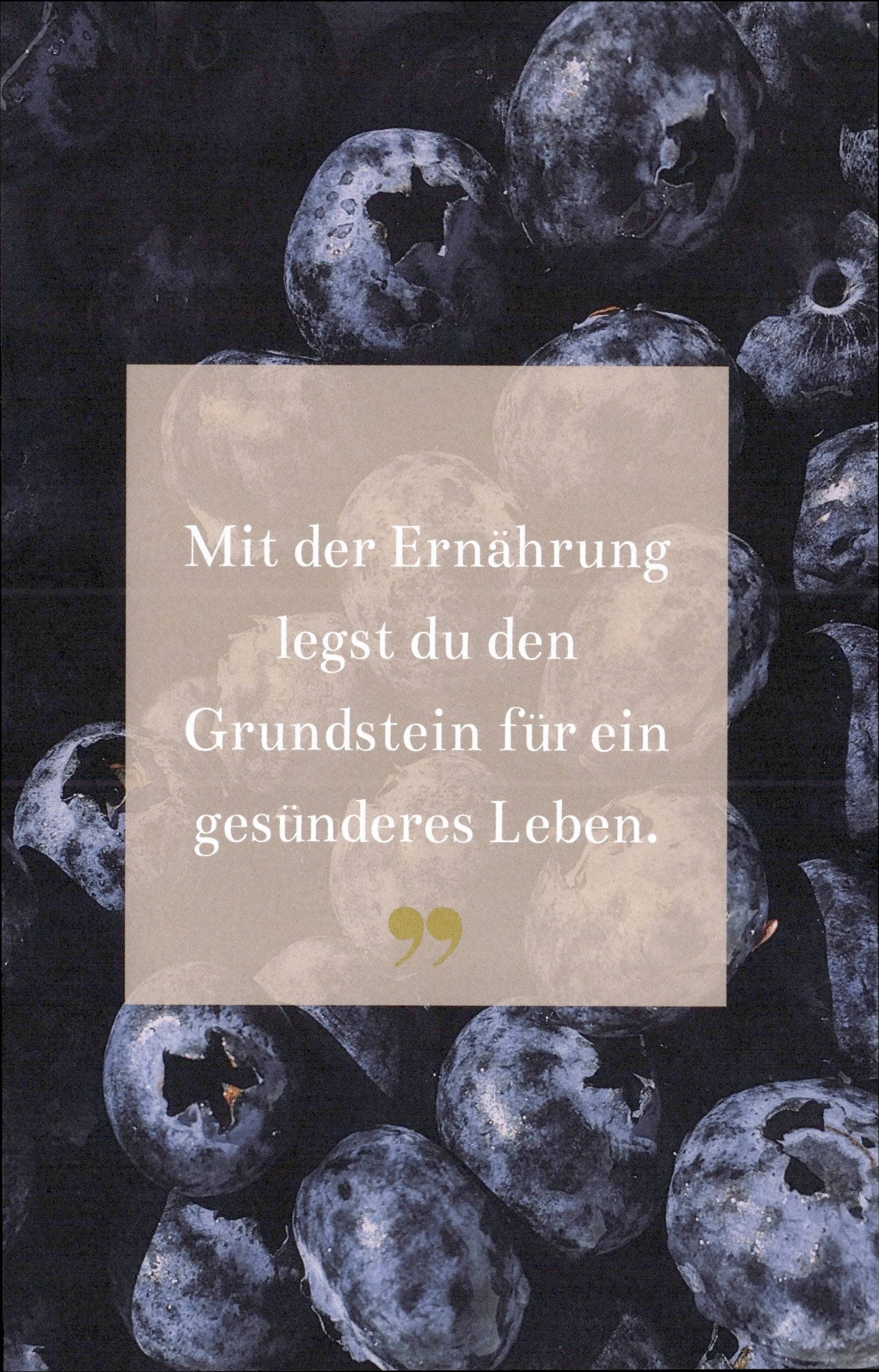

Mit der Ernährung legst du den Grundstein für ein gesünderes Leben.

”

tome zu lang, dann kommen weitere Beschwerden hinzu. Ganz unbemerkt kann sich das Ungleichgewicht im Körper ausbreiten und andere Organe in Mitleidenschaft ziehen. Alles im Körper ist schließlich vernetzt. Kein Organ arbeitet unabhängig vom anderen.

Noch bevor ich die Pille absetzte, stellte ich meine Ernährung um. Ich fing an, mich »cleaner« zu ernähren. Das bedeutete für mich: Vollkornprodukte statt Weißmehl, mehr Gemüse und eine gute Portion Proteine zu jeder Mahlzeit. Diese Ernährungsweise sollte ich im Laufe der Jahre, besonders nachdem ich die Pille abgesetzt hatte, noch verfeinern. All mein Wissen zur Ernährung bei PCOS findest du in diesem Buch. Du bekommst genau die Informationen, die mir halfen, meine Periode wieder ganz natürlich und regelmäßig zu bekommen. Das Wissen, das meine Hormone wieder in Balance brachte, sodass mein Endokrinologe (Facharzt für Hormone) irgendwann keine Anzeichen von PCOS mehr erkennen konnte.

Mir ist wichtig, dass du die Hintergründe dieser Krankheit verstehst und lernst, mit deinem Körper zusammenzuarbeiten. Denn nicht jedes PCOS ist gleich. Du wirst feststellen, dass manche Frauen etwas anders essen müssen als andere. Hierfür ist das Kennen deines Körpers (und deiner Hormone) von großer Notwendigkeit. Und ich räume hierbei auch mit einigen Vorurteilen und schlechten Ratschlägen auf. Letztendlich ist jeder Körper etwas anders, und es gilt, im Einklang mit deinem Körper auszuprobieren, was für dich passt.

Auch wenn der Umgang mit PCOS eine Aufgabe fürs Leben ist, möchte ich dir den Einstieg erleichtern. Ich habe dir deswegen viele innovative Rezepte in dieses Buch gepackt, die auf die Ratschläge in den Kapiteln davor abgestimmt sind und sich an den jeweiligen PCOS-Typ anpassen lassen. Schlussendlich sollst du so viel Wissen ansammeln können, dass du selbstständig mit diesem Syndrom umgehen und jeden Tag die richtigen Entscheidungen für dich und deinen Körper treffen kannst.

Also, los geht's. Nimm dein Leben und deine Gesundheit in die Hand, und verändere es zum Positiven.

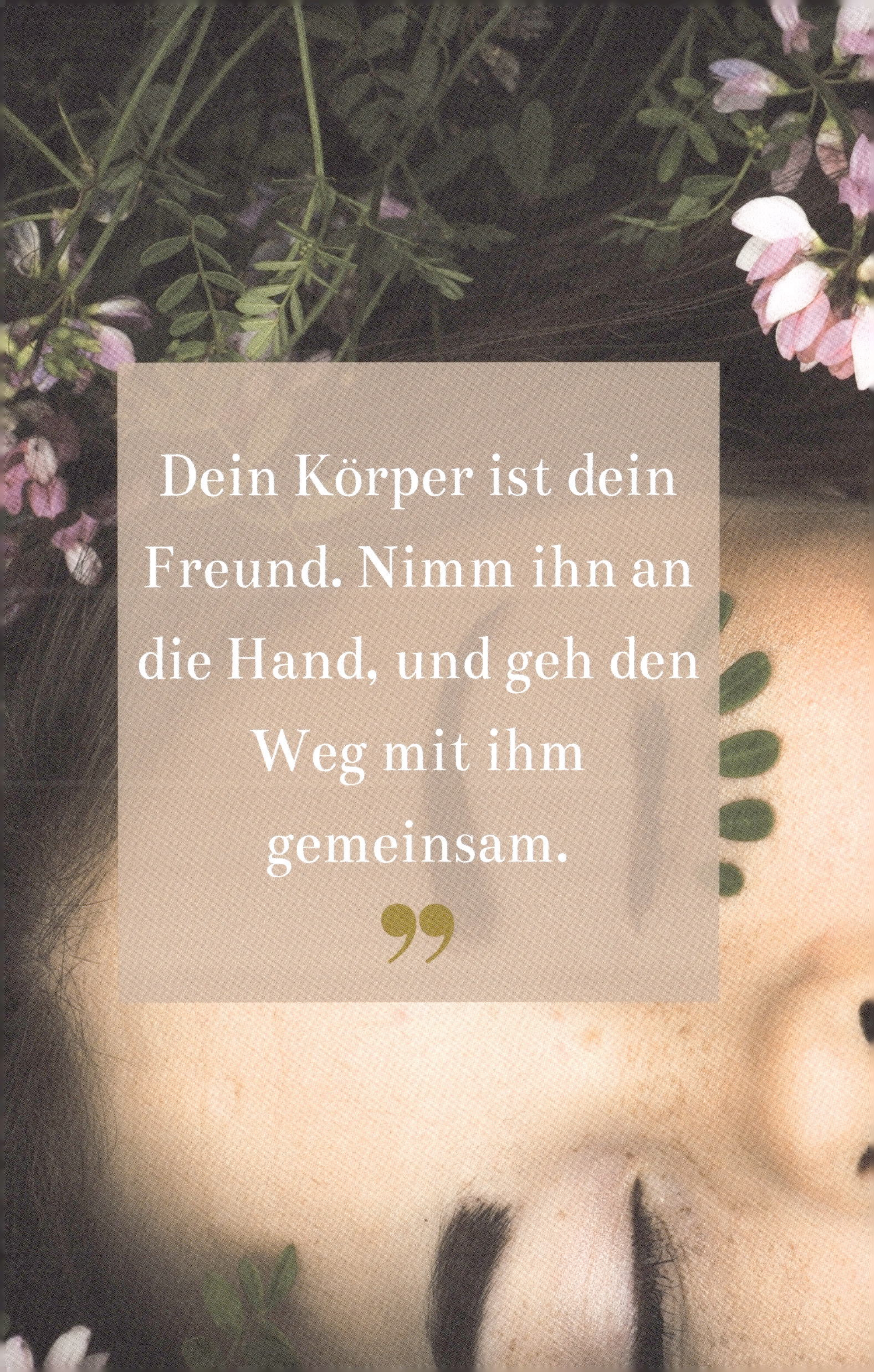
Dein Körper ist dein Freund. Nimm ihn an die Hand, und geh den Weg mit ihm gemeinsam.
”

Das PCO-Syndrom: Was hab ich mir da bloß eingefangen?

Immer mehr Frauen erfahren hormonelle Schwierigkeiten. Das PCO-Syndrom ist dabei eine der häufigsten Störungen des Hormonsystems und betrifft mittlerweile bis zu 10 Prozent aller Frauen.[1] Es könnten allerdings noch mehr Frauen betroffen sein, da die Einnahme der Antibabypille die Symptome von PCOS unterdrückt und sich somit viele gar nicht bewusst darüber sind, dass sie es haben.

Was ist PCOS?

Der Begriff Polyzystisches Ovarialsyndrom setzt sich aus mehreren Bestandteilen zusammen und bedeutet auf gut Deutsch: Syndrom mit vielen Zysten an den Eierstöcken. Syndrom meint, dass es sich um ein Krankheitsbild handelt, bei dem bestimmte charakteristische Symptome zusammen auftreten.

Was macht PCOS aus?

Du bist also nicht allein mit der Diagnose PCOS, doch reden wir eher wenig darüber. Das PCO-Syndrom kann jede Frau in jedem Alter treffen und macht sich unter anderem durch folgende Symptome bemerkbar:

- Unfruchtbarkeit und unerfüllter Kinderwunsch
- Ausbleiben der Periode oder sehr lange Zyklen
- unerklärte Gewichtszunahme
- Depressionen
- Angstzustände
- Akne
- Haarausfall
- vermehrter Haarwuchs zum Beispiel an Kinn, Brust und Bauch (Hirsutismus genannt)

Das sind alles Begleiterscheinen der hormonellen Störung. Sie müssen aber nicht alle bei jeder Frau auftreten. So waren meine Symptome eine ausbleibende Periode, Akne und Hirsutismus. Einige der Auffälligkeiten werden häufig nicht im direkten Zusammenhang mit unseren Hormonen betrachtet, zum Beispiel Angststörungen und Depression. Bleibt PCOS unbehandelt, können weitreichendere Erkrankungen auftreten, wie zum Beispiel Diabetes oder Herz-Kreislauf-Störungen. PCOS ist nicht einfach nur eine Hormonstörung, sondern oft ein metabolisches Problem,[2] das man adressieren sollte. Aber später mehr dazu.

Wurde bei dir das PCO-Syndrom diagnostiziert, hat dein Gynäkologe vermutlich einen umfangreichen Test gemacht. (Hat er das nicht, dann bestehe darauf! Es ist dein gutes Recht, denn es ist dein Körper.) Neben einer Ultraschalluntersuchung deiner Ovarien wurde sicherlich auch ein Hormoncheck im Blut vorgenommen. Wurde die PCOS-Diagnose nur anhand eines Ultraschalls gefällt, ist das nicht aussagekräftig. Leider kommt es trotzdem sehr häufig vor.

Aus diesem Grund sollte dein Arzt auch deine Hormone checken. Es kommt häufig vor, dass die Diagnose zu frühzeitig gestellt wird. Das liegt vermutlich an den weit verbreiteten Kriterien, nach denen das PCO-Syndrom heutzutage diagnostiziert wird: den Rotterdam-Kriterien. Danach wird die Diagnose PCOS dann gestellt, wenn mindestens zwei der folgenden drei Indikatoren vorliegen:

- ein Ausbleiben der Periode oder ein stark verlängerter Zyklus
- Zysten an den Ovarien, perlenkettenartig
- ein erhöhter Hormonspiegel eines männlichen Geschlechtshormons (Androgen) im Blut

Schwierigkeiten bei der Diagnose

Das PCO-Syndrom kann nicht allein via Ultraschall diagnostiziert werden. Auf dem Ultraschallbild sieht der Arzt lediglich, dass sich mehrere Eifollikel im Eierstock wie eine Perlenkette aneinanderreihen. Das sind die »Zysten«, die dieser Erkrankung den Namen geben. In Wirklichkeit sind es aber nicht ganz ausgereifte, klein gebliebene Follikel. So wurde der Name der Hormonstörung vielleicht etwas ungünstig gewählt – vor allem weil solche Zysten auch aus anderen Gründen vorkommen können, beispielsweise bei hypothalamischer Amenorrhö, also dem Ausbleiben der Periode aufgrund von Stress durch Übertraining oder Anorexie. Auch etwa 25 Prozent aller gesunden Frauen sollen solche Zysten ab und an haben, dennoch haben sie nicht gleich das PCO-Syndrom. Eine solche Perlenkette an Eifollikeln in den Eierstöcken zeigt nämlich lediglich an, dass kein Eisprung stattgefunden hat. Sie sagt aber nichts darüber aus, warum der Eisprung nicht stattgefunden hat. Das PCO-Syndrom ist nur eine mögliche Ursache. Erst die erhöhten männlichen Hormone in Verbindung mit wirklichen Zysten und fehlendem Eisprung geben ein eindeutiges Indiz für das PCO-Syndrom.

Ich sehe diese Diagnosemethode als veraltet an, denn man könnte danach theoretisch mit PCOS diagnostiziert werden, wenn nur die ersten beiden Kriterien zutreffen. Wie wir gesehen haben, sind »Zysten« an den Ovarien und das Ausbleiben der Periode aber nicht ausreichend für die Diagnose. Vermehrte kleine Zysten können durchaus normal sein und müssen beim PCO-Syndrom nicht immer auftreten – anders als der Name es vorgibt.

Die aktuellste Definition stammt von der AE-PCOS Society und erfordert:

- das Vorhandensein erhöhter Androgene (oder auch nur die Symptome, die mit erhöhten Androgenen einhergehen),
- und eine unregelmäßige bzw. ausbleibende Periode und/oder Zysten an den Eierstöcken,
- den Ausschluss anderer Erkrankungen mit ähnlicher Symptomatik.[3]

Ich mag diese Definition lieber, weil sie die zwei Hauptaspekte der Erkrankung in den Vordergrund stellt: fehlender Eisprung und Androgenüberschuss. Hierbei finde ich es wichtig zu wissen, welche Hormone genau erhöht sind bzw. außerhalb des Normbereiches liegen. Trau dich, nach einer Kopie des Laborberichts zu fragen, und lerne, deinen Körper zu verstehen.

Wann ist es nicht PCOS?

Das ist eine Frage, die wir uns zwangsläufig stellen müssen, da so einige Frauen fehldiagnostiziert werden oder die Abkürzung »PCO« (was nicht gleich PCO-Syndrom bedeutet) vom Frauenarzt zu hören bekommen und zu Hause schockiert das Internet befragen, was das bedeuten könnte. Das Internet ist Segen und Fluch zugleich. Einerseits bekommen wir eine Fülle an Informationen auf einen Schlag, andererseits können wir nicht immer richtig einordnen, wie sie sich auf uns übertragen lassen und ob sie seriös sind. Der Teufel steckt bekanntermaßen im Detail, so auch beim PCO-Syndrom.

PCO ist nicht gleich PCOS

PCO steht für polyzystische Ovarien. Das hört sich erst mal verdammt nach Polyzystischem Ovarialsyndrom an. Es ist aber trotzdem nicht das Gleiche, denn es fehlt das *Syndrom* am Ende. Das mag als Kleinigkeit erscheinen, aber es ist doch ein gewaltiger Unterschied. Während PCO lediglich die vielen kleinen Eibläschen an den Eierstöcken beschreibt, benennt es trotzdem nicht die Hormonstörung, von der wir hier sprechen. PCO bezieht sich auf den momentanen Zustand deiner Eierstöcke, den man im Ultraschall sehen

Dein Hormon Check Sheet

Die folgenden Hormone sollten getestet werden, wenn überprüft wird, ob bei dir PCOS vorliegt.

- luteinisierendes Hormon (LH)
- follikelstimulierendes Hormon (FSH)
- Testosteron
  - frei
  - gesamt/total
- sexualhormon-bindendes Globulin (SHBG)
- Östrogen (Östradiol, E2)
- Androstendion
- DHEAS
- Anti-Müller-Hormon (AMH)

Was sich sonst noch lohnt zu untersuchen bzw. was nach der PCOS-Diagnose untersucht werden sollte:

- Cortisol
- 17-OH-Progesteron (17-OHP)
- IGF-1
- Schilddrüsenwerte
  - TSH
  - fT4
  - fT3
- Lipide
  - HDL
  - LDL
  - Triglyceride
- Vitamin D
- Insulin und Blutzucker
  - Glukose
  - Insulin

Einen ausführlichen Untersuchungsleitfaden mit allen relevanten Informationen zur PCOS-Diagnose bekommst Du kostenlos auf meiner Website unter: www.juliaschultz.net

kann. Auch wenn zusätzlich deine Periode ausbleibt, ist es – meiner Meinung nach – immer noch nicht unbedingt das PCO-Syndrom. Wie schon erwähnt kommen viele Eibläschen (also PCO) von Zeit zu Zeit bei bis zu 25 Prozent der gesunden Frauen an den Eierstöcken vor. Und auch die Periode bleibt bei gesunden Frauen ab und an mal aus oder kommt später als normal.

Zum *PCO-Syndrom* kommt es erst, wenn zusätzlich noch andere Charakteristika vorliegen. Ganz wichtig sind die erhöhten männlichen Hormone. Die sollten vorliegen, wenn das PCO-Syndrom richtig diagnostiziert wurde. Andere typische Charakteristika sind: das Metabolische Syndrom, Insulinresistenz, Akne, Haarausfall, Hirsutismus. Liegen »nur« die kleinen Zysten in Form einer Perlenkette in den Ovarien vor, ist es zwar PCO, aber nicht zwangsläufig das PCO-Syndrom.

Hypothalamische Amenorrhö

Es kommt sehr häufig vor, dass eine hypothalamische Amenorrhö mit dem PCO-Syndrom verwechselt wird. Grund dafür sind meist die polyzystischen Ovarien – also wieder die PCO-Problematik.

Amenorrhö ist der medizinische Fachbegriff für das Ausbleiben der Menstruationsblutung.

Bei der hypothalamischen Amenorrhö bleibt die Periode für mehr als sechs Monate aus, und unter Umständen kann es dann zu den perlenkettenartigen Eibläschen an den Eierstöcken kommen. Allerdings finden sich hier keine erhöhten Androgenwerte. Es ist wichtig, sich den LH-Wert im Blut anzuschauen. Beim PCO-Syndrom ist er meist erhöht und liegt über dem Wert vom FSH. Bei hypothalamischer Amenorrhö ist der LH-Wert jedoch häufig niedrig und somit niedriger als das FSH.

Hormon	Hypothalamische Amenorrhö	PCO-Syndrom
LH (luteinisierendes Hormon)	niedrig bis normal	normal bis hoch, höher als FSH (follikel-stimulierendes Hormon)
Östradiol	niedrig bis normal	normal bis hoch
Androgene	niedrig bis normal	normal bis hoch

Bei der hypothalamischen Amenorrhö bleibt das Signal vom Hypothalamus (der Master-Hormondrüse im Gehirn) aus, dass ein Eisprung stattfinden soll. Der Hypothalamus reagiert auf Stress jeglicher Form und möchte in stressigen Situationen verhindern, dass eine Frau schwanger wird. Also unterdrückt er den dafür nötigen Eisprung.

Meist fühlen sich diese Frauen sehr gesund: Sie essen extrem gesund, treiben viel Sport und sind vielleicht sogar untergewichtig oder an der Grenze zum Untergewicht. Genau hier liegt das Problem. Zu wenige Kalorien, zu viel Sport, ein zu geringes Gewicht nimmt der Hypothalamus als Stress wahr. In so einer Zeit macht es für eine Frau evolutionär gesehen keinen Sinn, ein Kind in die Welt zu bringen, da das viel Energie benötigen würde. Diese Energie kann der Körper aber im Moment nicht aufbringen. Als Schutzmechanismus wird die Hormonproduktion zurückgefahren und der Eisprung »abgeschaltet«, um eine mögliche Befruchtung und Schwangerschaft auf jeden Fall zu verhindern. Isst man wieder ausreichend, treibt weniger Sport und nimmt gesund an Gewicht zu, kann sich die Periode nach einer Weile wieder von selbst einstellen.

Mit dem PCO-Syndrom hat das alles nichts zu tun. Wenn du dich in dieser Beschreibung wiederfindest, kannst du trotzdem dieses Buch für dich nutzen. Du solltest aber auf keinen Fall deine Kohlenhydratmenge herunterschrauben, sondern tendenziell eher nach oben.

Mögliche Ursachen von PCOS

Die genaue Ursache von PCOS kennen wir nicht. Man geht von einem Zusammenspiel mehrerer Faktoren aus. Da das Hormonsystem und somit jedes Hormon des Körpers in engem Zusammenhang stehen, kann man die Ursache auch nicht nur auf eine Störung der Geschlechtsorgane beschränken.

Hormone kontrollieren und beeinflussen so viel mehr als unsere Geschlechtsorgane, und auch PCOS beschränkt sich nicht nur auf ein Zuviel an männlichen Hormonen im weiblichen Körper. Vielmehr spielen bei dieser hormonellen Dysbalance mehrere Organe und Ursachen zusammen. So sind in das Polyzystische Ovarialsyndrom meist auch andere hormonproduzierende Drüsen und nicht nur die Ovarien involviert, wie zum Beispiel der Hypothalamus und die Hypophyse im Gehirn, die Bauchspeicheldrüse, die Schilddrüse und die Nebennieren. Jede Drüse ist für die Produktion und Ausschüttung von einem oder mehreren bestimmten Hormonen verantwortlich, die wiederum Signale für andere Organe und Drüsen darstellen, um bestimmte Hormone zu produzieren.

Da unser Hormonsystem genau das ist: ein System, in der jede Komponente von einer anderen abhängig ist, kann man die Ursache einer Störung oft nicht auf ein konkretes Problem zurückführen. Es gibt sicherlich mehr als eine mögliche Ursache, was die unterschiedliche Ausprägung der Symptome dieser Erkrankung erklären könnte. Genetische Faktoren genauso wie der persönliche Lebensstil und traumatische Erlebnisse in der Vergangenheit können eine große Rolle spielen.

Was sind Hormone?

Du kannst Hormone als Botenstoffe oder Nachrichtenüberbringer betrachten. Unser Körper hat ein internes Kommunikationssystem entwickelt, um Gehirn, Organe und Drüsen miteinander »sprechen« zu lassen. Das Hormonsystem ist komplett reguliert, sehr vorhersehbar, und es kontrolliert dich hinsichtlich deiner Gesundheit, deiner Gedanken, Stimmungen und vielem mehr. Dabei agieren Hormone in einer bestimmten Reihenfolge – einer speziellen Kommunikationskette. Ist sie an einer Stelle gestört, wird sich das auch auf den Rest der Kette auswirken. Genau wie bei einer Lichterkette am Weihnachtsbaum. Daher ist es wichtig, alle Hormone und Bereiche des Lebens zu betrachten, wenn du PCOS auf natürliche Weise in den Griff bekommen möchtest.

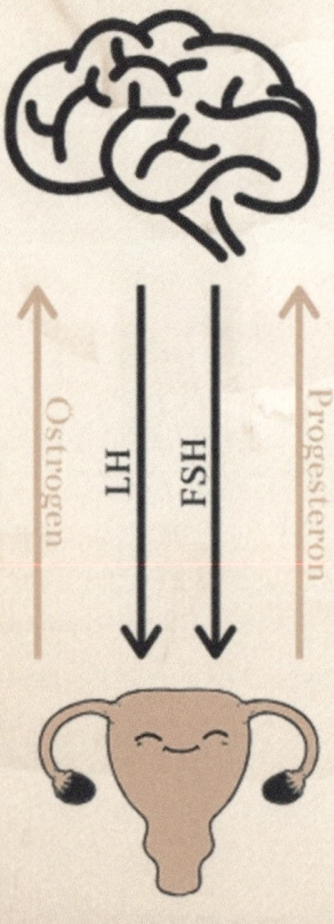

Ein Beispiel

LH (luteinisierendes Hormon) und FSH (follikelstimulierendes Hormon) sind Hormone der Hypophyse. Sie regen die Östrogen- und Progesteronausschüttung in den Eierstöcken an. Wenn Progesteron und Östrogen vermehrt ausgeschüttet werden, dann ist das ein Signal an das Gehirn, weniger LH und FSH auszuschütten. Man spricht hier vom Feedbacksystem.

Doch Achtung: Dies ist eine sehr vereinfachte Darstellung. In diesem Prozess spielen weitere Hormone eine wichtige Rolle.

Das Metabolische Syndrom

Was wir auf keinen Fall außer Acht lassen sollten, ist die metabolische Komponente der Hormonstörung PCOS. Mindestens ein Drittel der PCOS-Patientinnen leidet nämlich ebenfalls am Metabolischen Syndrom,[4] was dafür sorgen kann, dass die Hormone durcheinandergeraten. So wirst du in späteren Kapiteln feststellen, dass Übergewicht, vor allem Adipositas (starkes Übergewicht), und das »Zuckerhormon« Insulin deine Geschlechtshormone stark negativ beeinflussen können.

Übergewicht sowie eine Insulinresistenz bilden dabei neben Bluthochdruck und einer Fettstoffwechselstörung das sogenannte »tödliche Quartett«, welches das Metabolische Syndrom umschreibt. Es sind die vier Volksleiden unserer heutigen Gesellschaft, die sprichwörtlich gesagt »der Tod auf leisen Sohlen« sind.

Bis zu 70 Prozent der PCOS-Patientinnen sollen an einer Insulinresistenz bzw. Insulinfehlregulation (also einem Teilaspekt des Metabolischen Syndroms) leiden und wie schon erwähnt mindestens 33 Prozent am Metabolischen Syndrom in seinem vollen Spektrum. Somit könnte eine metabolische Dysfunktion bei einigen Frauen durchaus an der Entstehung des PCO-Syndroms beteiligt sein. Diese Annahme wird bestärkt, wenn man in Betracht zieht, dass eine Gewichtsreduktion und eine zuckerarme Ernährung bei vielen PCOS-Patientinnen schon große Erfolge in der hormonellen Regulation bringt. So kann bei übergewichtigen, unfruchtbaren Frauen nach einer Reduktion von etwa 10 Prozent des Körpergewichts die Periode wieder eintreten und die Wahrscheinlichkeit einer Schwangerschaft erhöht werden.[5]

Nichtsdestotrotz sollte nicht ausgeschlossen werden, dass erst die hormonelle Dysregulation zum metabolischen Problem führen könnte. Die Zusammenhänge sind noch nicht vollständig geklärt, und du wirst später erfahren, dass das PCO-Syndrom viele Gesichter haben kann.

Wie auch immer gilt es beim Metabolischen Syndrom oder Teilaspekten davon, wie Insulinresistenz, zu handeln, denn diese Dysfunktionen erhöhen das Risiko, dass wir später im Leben an Herz-Kreislauf-Erkrankungen, Diabetes und/oder Krebs erkranken: die typischen Volkskrankheiten unserer heutigen Zeit.[6] Unser Lebensstil, also die Ernährung, Bewegung, Rauchen, Stress und so weiter, spielt bei der metabolischen Problematik eine Schlüsselrolle: Er kann sie entweder begünstigen oder eben nicht. Mit unserem Lebensstil haben wir einen erheblichen Einfluss auf unseren Körper. Es ist bekannt, dass eine ungesunde Lebensweise mit ungünstiger Ernährung, viel Stress und wenig Bewegung metabolische Dysfunktionen mitauslösen kann,[7] und im Umkehrschluss macht es so ein Lebensstil wahrscheinlich, dass sich Hormonstörungen wie das PCO-Syndrom manifestieren können.

Alles im Körper ist vernetzt

Der Körper ist durch und durch vernetzt. Nicht nur die Gesamtheit unserer Hormone bildet ein System, sondern unser gesamter Körper ist ein in sich geschlossenes System, das in all seinen Teilen und mit der Umwelt kommuniziert. Die Ansicht, dass wir Körperteile und Organe getrennt voneinander betrachten könnten, ist mittlerweile veraltet. Alles hängt miteinander zusammen und beeinflusst sich gegenseitig. So haben unsere Stressdrüsen einen weitreichenden Einfluss auf den gesamten Rest des Körpers, beeinflussen zum Beispiel den Darm, und der Darm wiederum beeinflusst das Immunsystem, was wiederum die Geschlechtshormone beeinflusst und so weiter.

Sind deine Gene schuld am PCOS?

Oft – und mir wurde das auch so mitgegeben – denken wir, dass Krankheiten in unseren Genen liegen und wir ihnen hilflos ausgeliefert sind. Wir tendieren dadurch dazu, in eine Opferrolle zu fallen und das Leben so zu betrachten, als hätten wir einfach die falschen Karten gezogen. Doch unser Leben ist kein Kartenspiel. Wir haben viel mehr Einfluss auf die Expression unserer Gene, als wir bisher angenommen haben.

Du bist dir sicherlich bewusst, dass Diabetes Typ 2 ein Resultat von einer zuckerreichen Ernährung sein kann, und hast bestimmt auch schon gehört, dass wir Diabetes entgegenwirken können, indem wir uns zuckerarm ernähren und regelmäßig bewegen. Das bedeutet, dass die Veranlagung, an Diabetes zu erkranken, zwar in unseren Genen liegen kann, wir aber einen enormen Einfluss auf den Ausbruch dieser Volkskrankheit haben. Wir können Diabetes entgegenwirken, wenn wir unseren Körper richtig nähren – mit Nahrung, Bewegung, Entspannung und Selbstliebe.

Doch schauen wir uns unsere Gene mal etwas genauer an und betrachten wir dabei, welche Rolle sie bei PCOS spielen. Viele Studien weisen darauf hin, dass sie zumindest mitverantwortlich für das Auftreten von PCOS sein können. Hast du PCOS, ist es also wahrscheinlich, dass auch deine Schwester, Mutter oder Großmutter diese Erkrankung haben oder zumindest die genetische Voraussetzung dafür.[8]

Was viele nicht wissen:
Wir können unsere Gene beeinflussen.

Auch wenn du die genetische Vorbelastung in dir trägst, solltest du nicht den Kopf in den Sand stecken und dich deinem Schicksal ergeben. Was viele nicht wissen, und was lange unvorstellbar erschien, ist die Tatsache, dass wir unsere Gene beeinflussen können. Mit unserem Lebensstil können wir sie tatsächlich an- und ausschalten. Auch unser Umfeld spielt eine große Rolle in der Genexpression. Nicht alle Gene sind nämlich jederzeit aktiviert. Diese Form der Genetiklehre ist relativ neu und nennt sich Epigenetik. Sie sagt: Auch wenn du die Voraussetzung in deiner DNA trägst, PCOS zu entwickeln, wird dieses Gen nur transkribiert, also angeschaltet, wenn äußere Umstände dazu führen. Diese äußeren Umstände sind zum Beispiel deine Ernährung, Stress oder Umweltgifte. Jede Körperzelle trägt im Zellkern einen vollständigen Satz unserer Gene. Das bedeutet, dass jeder Zellkern sechsundvierzig

Chromosomen beinhaltet. Jede Zelle trägt genau die gleichen sechsundvierzig Chromosomen in sich. Würde man sich unsere Chromosomen unter einem Mikroskop anschauen, dann würde man die DNA-Stränge erkennen, aus denen sie sich zusammensetzen. Auf einem DNA-Strang befinden sich die Baupläne für diverse Körperteilchen. Es ist eine Art Code, der von bestimmten Molekülen abgelesen und angewendet werden kann. Dieser Vorgang wird auch Proteinsynthese genannt. Eventuell hast du davon mal was im Biologieunterricht gehört. Falls du dich nicht mehr richtig erinnern kannst, dann schau dir doch dieses Bild dazu an.

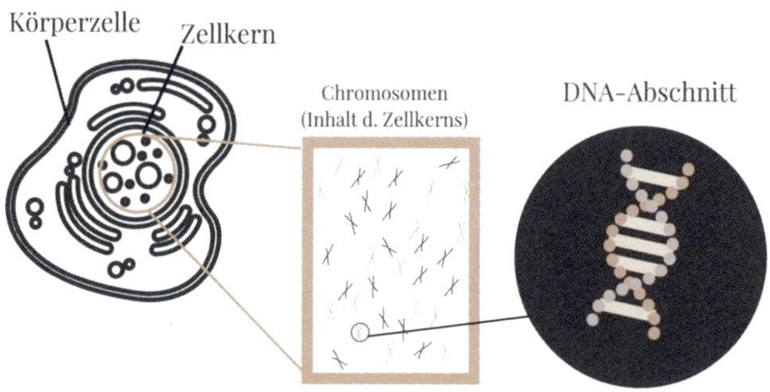

Auf unserer DNA befinden sich aber nicht nur die Baupläne für Proteine, sondern zum Beispiel auch für Enzyme und Hormone (die im Prinzip auch Proteine sind). Der Bauplan wird mithilfe von bestimmten Enzymen abgelesen und umgeschrieben. Das ist ein etwas aufwendigerer Prozess, den ich hier nicht beschreiben möchte. Du brauchst letztlich nur zu wissen, dass sich auf unserer DNA sämtliche Baupläne befinden, damit bestimmte Körperstoffe hergestellt werden können.

Wie wird ein Gen an- oder abgeschaltet?

Auch wenn jede Zelle die gesamten Baupläne für alle möglichen Körperprozesse beinhaltet, werden sie nicht in jeder Zelle zum Einsatz kommen. So braucht eine Hautzelle nicht zu wissen, wie Insulin hergestellt wird – das ist Aufgabe der Bauchspeicheldrüse. Eine Zelle verwendet also nur die Gene, die sie auch wirklich braucht. Grund dafür ist eine weitere Ebene des Genoms (Erbguts): das Epigenom. Epigenetische Marker entscheiden im Wesentlichen mit, ob ein Genabschnitt einer Zelle abgelesen wird oder nicht. Ein solcher Mechanismus ist die sogenannte »DNA-Methylierung«, wobei kleine Moleküle an die DNA-Basen angehangen werden. Der Code der DNA (also die Reihenfolge der Basen) wird dabei nicht verändert. Sie bekommen lediglich einen Anhang, der ein bestimmtes Gen markiert und so beispielsweise abschaltet.

Das »Abschalten« eines Genes passiert also durch die Methylmoleküle, die bestimmte Genabschnitte schwerer zugänglich machen, sodass diese dann nicht abgelesen werden können. Diese Markierungen werden sogar von Zellgeneration zu Zellgeneration weitergegeben und können so auch an unsere Kinder vererbt werden. Die Markierung ist daher sehr stabil, kann jedoch auch durch bestimmte Enzyme wieder entfernt werden. Auf diese Weise kann das Epigenom auf Veränderungen reagieren. So wird aber nicht nur sichergestellt, dass eine Hautzelle kein Insulin produziert, sondern auch Krankheiten können so entstehen oder gemildert werden, wenn beispielsweise durch Umwelteinflüsse bestimmte Veränderungen im Epigenom passieren und Gene so aktiviert oder deaktiviert werden.

Zellprozesse brauchen Signale

Eine Zelle braucht immer ein Signal, um bestimmte Stoffe herzustellen. Das Signal kommt durch Umwelteinflüsse, wie Nahrung, Stress, Entspannung oder Atemluft, oder durch interne Botenstoffe, wie Hormone oder Neurotransmitter. Ohne Signal finden bestimmte Prozesse meist gar nicht erst statt. So stellt eine Bauchspeicheldrüse nicht ununterbrochen Insulin her und gibt es rund um die Uhr ins Blut ab. Manchmal ist es aber auch das Ausbleiben eines Signals, das einen Prozess auslöst.

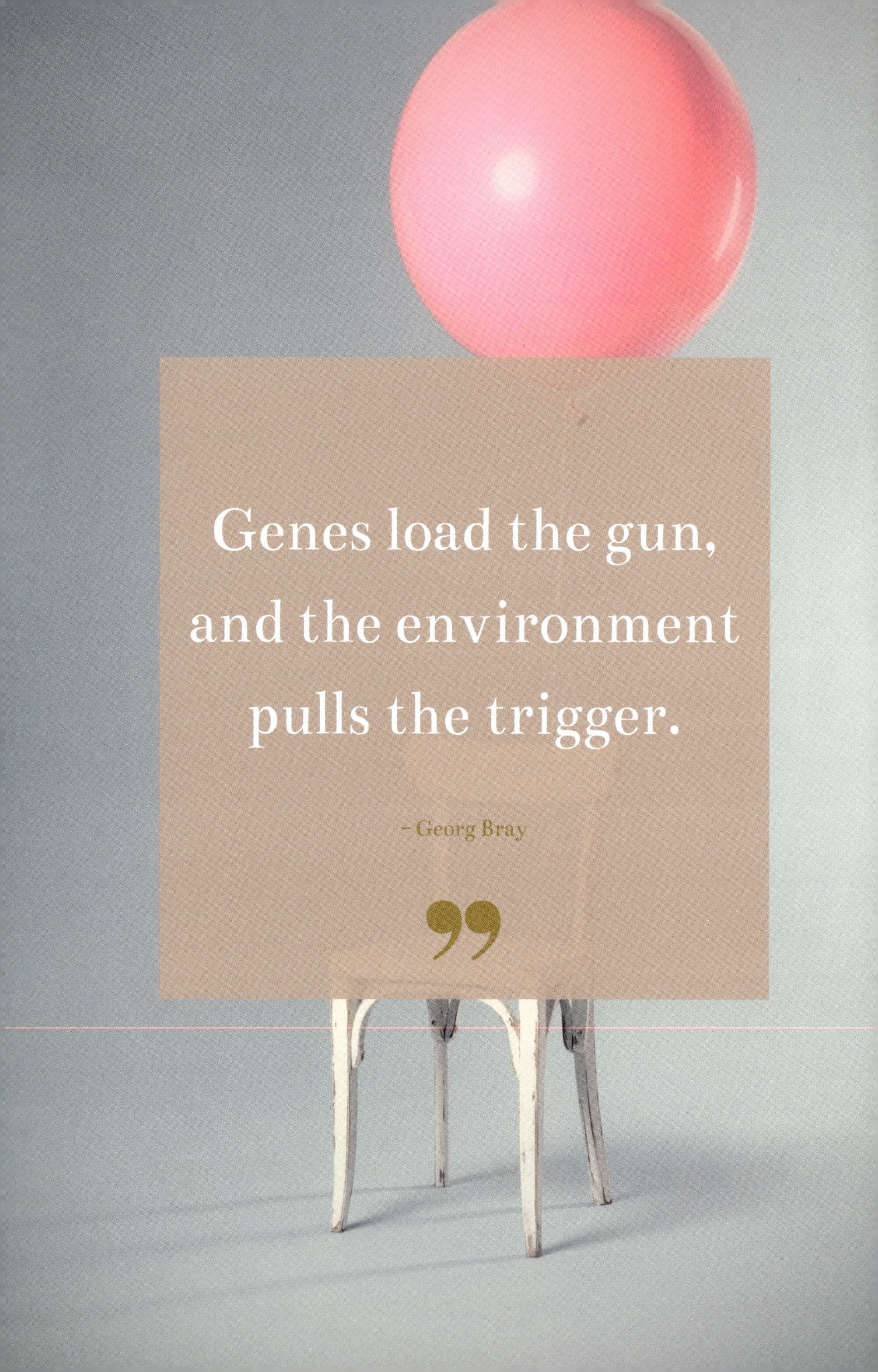

Genes load the gun, and the environment pulls the trigger.

– Georg Bray

Zellen brauchen Signale von außen, damit ein Prozess im Inneren stattfinden kann. Glukosemoleküle im Blut sind das Signal für die Bauchspeicheldrüse, mehr vom Hormon Insulin herzustellen und ins Blut abzugeben. Insulin ist wiederum das Signal für unsere Muskelzellen, um die »Schleusen« für Glukose zu öffnen, damit es in die Zellen gelangen kann. Jedoch kann Insulin auch ein Signal für die Zellen der Ovarien sein, bestimmte Hormonprozesse zu aktivieren. So sagt man, dass vermehrtes Insulin im Blut (beispielsweise durch eine Insulinresistenz), das nicht mehr auf die Muskelzellen wirken kann, die Ovarien dazu anregt, mehr Testosteron zu produzieren. Hier könnte das Epigenom eine wichtige Rolle spielen und sozusagen veranlassen, dass der Genabschnitt »Bauplan für Testosteron« leichter zugänglich und eher abgelesen wird.

Epigenetik ist ein sehr komplexes Thema, und der Raum in diesem Buch ist begrenzt. Ich möchte nur, dass du weißt, dass du vieles, was deine Gesundheit anbelangt, beeinflussen kannst. Du hast das Zepter in der Hand und kannst einiges für deinen Körper bewegen. Fall nicht in die Rolle des Opfers. Glaube nicht, dass es aussichtslos ist, PCOS angehen zu wollen. Glaube an die Kraft, dass du deine Hormone in Zusammenarbeit mit deinem Körper wieder in den »Normalbereich« lenken kannst. Du hast so viel mehr Macht, als du bisher angenommen hast. Diese Macht erlangst du meiner Meinung nach durch Wissen. Ich empfehle dir auch das Buch *Intelligente Zellen. Wie Erfahrungen unsere Gene steuern* von Bruce Lipton, das sich um das Thema Epigentik dreht und dir aufzeigt, welche Rolle du dabei spielst, welche Gene in deinem Körper transkribiert werden.

Die Rolle der Ernährung

Vor dem Hintergrund der Epigentik macht es also Sinn, wenn ich wie so viele andere Frauen behaupte, dass eine Ernährungsumstellung und auch die Veränderung anderer Aspekte des Lebensstils deine Hormone wieder in die richtige Bahn lenken können. Wenn dir die Gene für das PCO-Syndrom vererbt wurden, können deine Ernährung und dein Lebensstil Symptome, die in Zusammenhang mit dem PCO-Syndrom stehen, verschlimmern oder verbessern. Sie stellen Auslöser dieser Erkrankung dar.

Unsere westliche Ernährung ist Auslöser vieler Krankheiten. Wir essen zu viel Zucker, zu viel Fertigprodukte und zu wenig frische gesunde Lebensmittel. Die gleichen Auslöser führen zu unterschiedlichen Krankheiten in uns – ganz abhängig von unserer individuellen genetischen Vorbelastung. Die typisch westliche Ernährung stört das hormonelle Gleichwicht in vielerlei Hinsicht, worauf ich in den folgenden Kapiteln genauer eingehen werde. Du wirst erfahren, welche Lebensmittel das Gleichgewicht deiner Hormone ins Chaos versetzen und somit PCOS begünstigen, und du wirst lernen, welche Lebensmittel die bessere Wahl für dich sind. Egal, welche Art von PCOS du hast – du wirst die unterschiedlichen Typen im nächsten Kapitel kennenlernen –, die Ernährungstipps und Rezepte in diesem Buch sind darauf ausgelegt, deinen Körper dabei zu unterstützen, ins Gleichgewicht zu kommen.

Doch ist deine Ernährung nicht der einzige Faktor, mit dem du darüber Einfluss nehmen kannst, ob du das PCO-Syndrom entwickelst oder nicht und ob du es mildern oder heilen kannst. Stress zum Beispiel spielt eine genauso große Rolle. Die Gewichtung der verschiedenen Aspekte ist von Individuum zu Individuum unterschiedlich und hängt von der jeweiligen Konstitution ab. Für manche Frauen wird Stress eine größere Rolle spielen als für andere. Ebenso vertragen manche mehr Kohlenhydrate, bevor es die Hormone durcheinanderbringt, andere essen nur wenig davon und die Hormone spielen verrückt. Genau aus diesem Grund ist es so wichtig, nach dem Laborbericht über deine Hormone zu fragen, mehr über das Funktionieren deines Körpers zu erfahren und mehr auf seine Zeichen zu achten.

All die angesprochenen Faktoren können Aufschluss über die Ursache deines PCOS geben und dir dabei helfen, bessere Entscheidungen für dein tägliches Leben zu fällen. Aber ganz egal, welche Art des PCO-Syndroms du hast: Deine Ernährung spielt immer eine Rolle und ist ein Faktor, der deinen Körper erheblich »stressen« kann. In wie vielen Gestalten dies vorkommen kann, lernst du im Laufe der nächsten Kapitel.

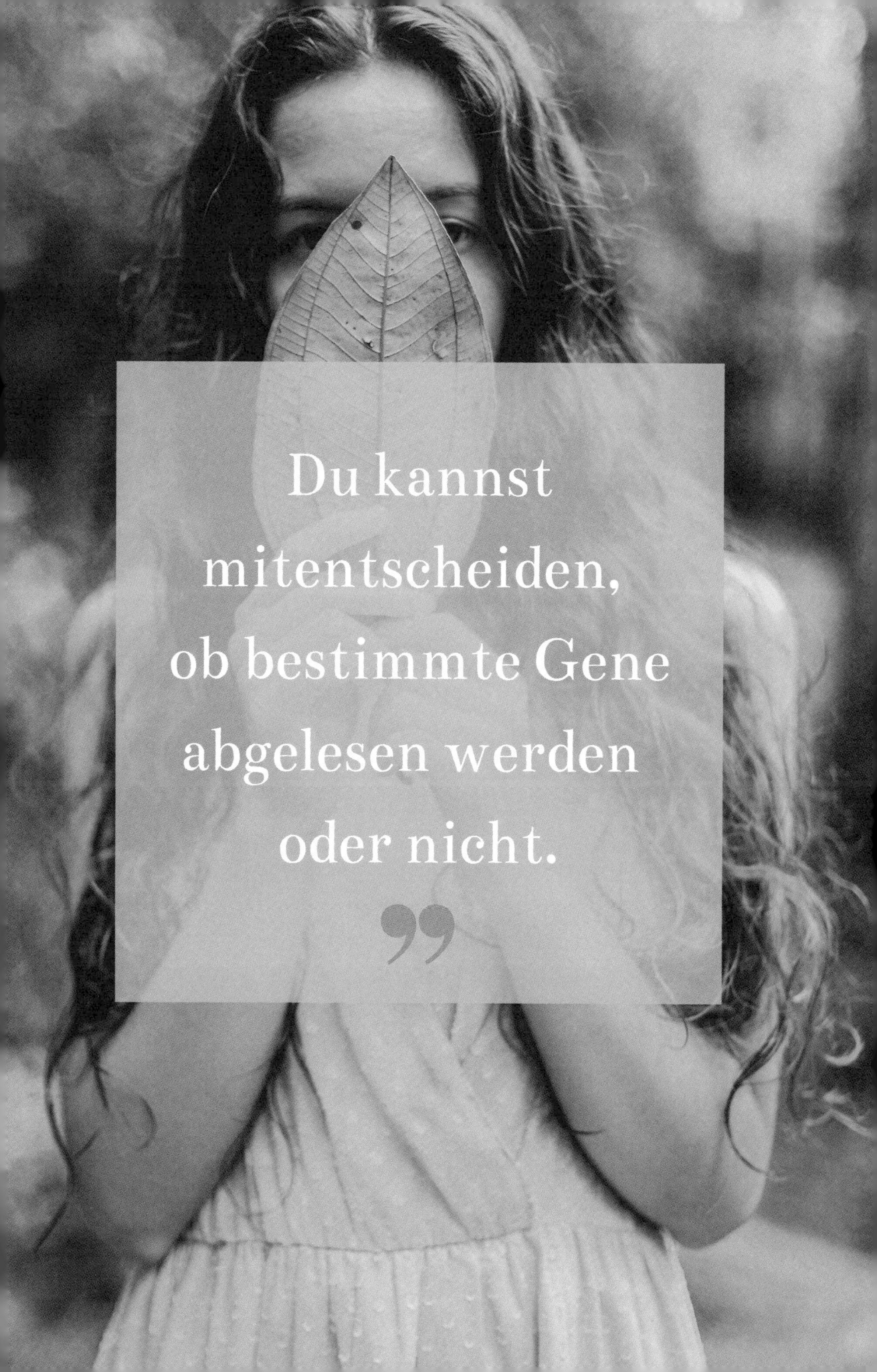

Du kannst mitentscheiden, ob bestimmte Gene abgelesen werden oder nicht.

”

Die verschiedenen Arten von PCOS

Jedes PCO-Syndrom ist anders. In der Schulmedizin gibt es jedoch nur diesen einen Begriff. Als ich erfuhr, dass ich eigentlich nicht in das »typische Muster« von PCOS reinpasse, überlegte ich, warum ich es dann überhaupt habe. Gehen wir nach den typischen Begleiterscheinungen, müsste jede Frau mit PCOS an einer Insulinresistenz und Übergewicht leiden. Ich war jedoch mein Leben lang immer eher untergewichtig, sehr schmal, aber gesund. Eine Insulinresistenz hatte ich auch nicht. Wieso habe ich dann also das PCO-Syndrom entwickelt?

Jedes PCOS ist anders.

Bei meiner Recherche stellte ich fest, dass es tatsächlich verschiedene Formen von PCOS gibt.[9] In meiner Arbeit als Gesundheitscoach bestätigt sich das. Dementsprechend gibt es unterschiedliche Aspekte, die priorisiert werden müssen, und es ist wichtig, die verschiedenen Arten des PCO-Syndroms zu betrachten. Das kann uns einen wichtigen Einblick geben, warum unser Körper PCOS entwickeln konnte, und wir können unseren Lebens- und Ernährungsstil besser anpassen.

Je nach Quelle unterscheidet man unterschiedlich viele Typen von PCOS. Ich möchte dir die vier wesentlichen Typen vorstellen, wobei es durchaus Mischformen geben kann.

Typ 1: PCOS mit Insulinresistenz

Dies ist der »Standardtyp«. Die Mehrzahl der PCOS-Patientinnen (rund 70 Prozent) sollen in diese Kategorie fallen[10] und die Verbindung zum bereits genannten Metabolischen Syndrom ist hier besonders groß. Da eine Insulinresistenz beim PCO-Syndrom so häufig vorkommt, sollte nach der PCOS-Diagnose immer ein Insulintest beim Endokrinologen oder Diabetologen gemacht werden. Sollte dies nicht vom Arzt aus passieren, frage danach.

Oft werden aus dem Blutbild die Werte von Blutzucker und Insulin genommen und in ein bestimmtes Verhältnis gesetzt (HOMA-Index). Das kann einen ersten Hinweis darauf geben, ob eine Insulinresistenz vorliegen könnte. Jedoch fallen hier nicht so eindeutige Blutwerte unters Radar. Am aussagekräftigsten ist ein oraler Glukosetoleranztest: Hierbei werden Blutzucker und Insulin jeweils am Morgen nüchtern und zwei Stunden nach dem Trinken einer Zuckerlösung gemessen. Das gibt eine eindeutige Aussage darüber, wie gut dein Körper auf Glukose reagiert und ob sie schnell abgebaut wird. Bei dieser Variante des Insulintests kann man auch eher sehen, ob du vielleicht noch keine Insulinresistenz hast, aber hart an der Grenze bzw. im oberen Spektrum des Referenzbereiches bist. Das kann ebenfalls wichtig sein.

Es ist wahrscheinlicher, dass PCOS-Typ 1 übergewichtig ist, aber auch normalgewichtige Frauen können eine Insulinresistenz aufweisen. Sie kann zur Gewichtszunahme führen und das Risiko für Herz-Kreislauf-Erkrankungen und Diabetes steigern. Daher ist es so wichtig, dass eine Insulinresistenz abgeklärt wird. Im Fall von PCOS kann ein erhöhter Insulinwert im Blut das Signal an die Ovarien sein, vermehrt Testosteron (anstatt Östrogen) zu produzieren. Außerdem soll Insulin die Hirnanhangdrüse veranlassen mehr LH auszuschütten,[11] was wiederum einen Androgenausstoß stimulieren soll.

Die Sache mit dem Gewicht

Normalgewicht bedeutet nicht, dass eine Insulinresistenz oder -sensibilität ausgeschlossen werden kann. Häufig lehnen Ärzte einen Test auf Insulinresistenz aus diesem Grund ab, weil man »nicht ins typische Muster« fallen würde. Aber auch die Zellen normalgewichtiger Frauen können weniger sensibel auf Insulin reagieren. Frage gezielt nach diesem Test, damit eine Insulinresistenz ganz sicher ausgeschlossen werden kann.

Frauen, die an diesem PCOS-Typ leiden, werden vermehrt auf Kohlenhydrate (besonders raffinierten Zucker) achten müssen und können sehr stark von einer Ernährungsumstellung profitieren. Andere Ursachen für das PCOS sollten aber nicht ausgeschlossen werden. Der ganze Körper ist vernetzt, und es ist nachgewiesen, dass auch dieser Typ ein erhöhtes Stresslevel aufweist und von Stressminderung profitiert. Auch sollen Rauchen, Schlafmangel, Alkohol, ein Magnesiummangel und Umweltgifte eine Insulinresistenz begünstigen.

Typ 2: PCOS aufgrund stiller Entzündungen

Für gewöhnlich sieht und merkt man eine Entzündung. Der Körper reagiert auf schädliche Reize mit Rötung, Schwellung, Schmerz und/oder Erhöhung der Temperatur im entzündeten Bereich. Es ist ein toller Schutzmechanismus des Immunsystems und notwendig, um zu heilen. Bei stillen Entzündungen (auch chronische Entzündungen genannt) merkt man fast gar nichts. Doch ist das Immunsystem dauerhaft aktiviert, schadet uns das. Es ist, als hätten wir eine akute Entzündung, nur ständig auf einem sehr niedrigen Niveau. So, als wären wir dauerhaft krank, aber nur ein bisschen. Es tut nicht wirklich weh, und wir können wie gehabt durchs Leben gehen, weil es uns nicht wirklich »umhaut«. Aus diesem Grund nimmt man die Ernsthaftigkeit kaum wahr, weil im Prinzip irgendwie alles »okay, aber auch nicht richtig gut« ist. Auf Dauer schaden diese stillen Entzündungen: Der Stoffwechsel läuft auf Sparflamme, Insulin- und Fettstoffwechsel können sich verändern, wir können ohne sichtbaren Grund zunehmen, hormonelle Dysbalancen werden gefördert und viele Volkskrankheiten begünstigt. Die Prozesse laufen aber nur im »subklinischen Bereich« ab und sind somit kaum nachweisbar.

Es gibt viele mögliche Ursachen für stille Entzündungen im Körper und damit die konstante Aktivierung des Immunsystems. Hier ein paar Beispiele:

- eine Ernährung mit viel Weißmehl und Zucker
- Nahrungsmittelunverträglichkeiten und Allergien
- ein Ungleichgewicht der Darmflora bis hin zum durchlässigen Darm (Leaky Gut)
- Umweltgifte, wie beispielsweise Pestizide
- Erkrankungen im Mund

Je mehr Auslöser zusammenwirken, desto mehr wird sich das im Körper auswirken, die Entzündungsneigung erhöhen und die natürliche Entgiftung stören.

Falls du PCOS und keine Insulinresistenz hast, könnte es sein, dass du in diese Kategorie von Typ 2 fällst. Es kommt aber sehr häufig vor, dass Frauen mit Insulinresistenz ebenfalls stille Entzündungen vorweisen. Hier kommt es zu Überschneidungen, weshalb der Ratschlag, bei Insulinresistenz auf Kohlenhydrate zu verzichten, meist nicht ausreicht und noch mehr Maßnahmen ergriffen werden sollten.

Eventuell hast du neben den typischen PCOS-Symptomen noch andere Beschwerden, die auf stille Entzündungen hinweisen könnten:

- Verdauungsprobleme
- Lebensmittelunverträglichkeiten
- Kopfschmerzen

- Hauterkrankungen (wie Ekzeme oder Schuppenflechte)
- Autoimmunerkrankungen (wie Hashimoto-Thyreoiditis)
- Gelenkschmerzen

Das muss aber nicht unbedingt der Fall sein bzw. nehmen wir diese Symptome manchmal kaum wahr oder stellen ihr Dasein nicht infrage.

Doch laut der Heilpraktikerin Lara Briden bringen Entzündungsprozesse unsere hormonelle Kommunikation durcheinander.[12] So soll es Hormonrezeptoren blockieren und den Stoffwechsel von Östrogen negativ beeinflussen, sodass der Eisprung ausfällt und somit die Progesteronproduktion.

In den folgenden Kapiteln werde ich darauf eingehen, wie du diese stillen Entzündungsprozesse im Körper durch die Ernährung minimieren kannst. Häufig müssen Zucker, Milchprodukte und Weizen gemieden werden. Aber auch andere Lebensmittel können Probleme bereiten. Das ist meist sehr individuell. So sind es bei mir Zucker, Milch, Gluten, Eier, Tomate und ein paar Nusssorten. Wie du selbst und kostenfrei testen kannst, ob du auf bestimmte Lebensmittel reagierst, erkläre ich dir später.

Da stille Entzündungen recht häufig vorkommen, gehe ich in diesem Buch im Allgemeinen auf dieses Problem ein, indem ich dir zeige, was eine antientzündliche Ernährung bedeutet. Ein entzündungshemmender Lebensstil ist immer von Vorteil. Das bedeutet, dass Rauchen, Alkohol, zu viel ebenso wie zu wenig Bewegung, Schlafmangel und entzündungsfördernde Lebensmittel gemieden werden sollten.

Typ 3: Nebenniereninduziertes PCOS

Eine weitere Art von PCOS, die allerdings im Vergleich zu den anderen eher selten vorkommt, ist das nebenniereninduzierte PCO-Syndrom. Bei dieser Variante werden häufig erhöhte Werte von DHEA-Sulfat (DHEAS) gefunden, wobei andere Androgene, wie Testosteron und Androstendion, meist im normalen Bereich liegen. Wie du später genauer erfahren wirst, wird DHEAS zu 100 Prozent in den Nebennieren produziert. Wir müssen dabei wissen, dass auch bei anderen Frauen mit dem PCO-Syndrom das Hormon DHEAS erhöht sein kann, doch sind dann oft auch andere Androgene miterhöht.

Bei erhöhten DHEAS-Werten müssen vom Arzt auch immer andere Erkrankungen ausgeschlossen werden, die dieses Hormon erhöhen könnten (beispielweise erhöhtes Prolaktin oder nichtklassisches Adrenogenitales Syndrom).

Dieser PCOS-Typ muss unbedingt seinen Stresslevel senken – und das auf allen Ebenen, auf denen Stress entstehen kann. Ernährung ist ein Teilaspekt. Aus eigener Erfahrung als Coach kann ich behaupten, dass besonders dieser Typ häufig an einem Zuviel an Sport »leidet«. Nicht selten sind oder waren diese Frauen sehr sportlich unterwegs (Leichtathletik in der Jugend, Crossfit-Training oder High Intensity Interval Training an mehreren Tagen in der Woche). Besonders für diese Frauen ist der typische Ratschlag »Kohlenhydratverzicht beim PCO-Syndrom« fatal und kann sie noch mehr in Stress versetzen. Im Kapitel über Kohlenhydrate schreibe ich ausführlich darüber.

Typ 4: Post-Pill PCOS

Häufiger als gedacht kommt es zu vorschnellen PCOS-Diagnosen nach Absetzen der Antibabypille. Die Pille ist dafür bekannt, dass sie im Körper einiges durcheinanderbringen kann. Es gibt Pillen mit unterschiedlichen Hormonersatzstoffen und Zusammensetzungen. Manche wirken androgen, andere eher antiandrogen. Je nachdem, wie früh du mit der Pilleneinnahme begonnen, wie lange du sie insgesamt genommen und welche Art der Pille du eingenommen hast, kann die Auswirkung unterschiedlich ausfallen.

Jede Frau reagiert anders auf die Einnahme der Pille. Da die Pille die körpereigene Hormonproduktion unterbindet (im nächsten Abschnitt mehr dazu), kann dein Organismus nach dem Absetzen erst mal völlig überfordert sein. Wenn du die Pille für einen sehr langen Zeitraum genommen hast, hat dein Körper für genau diesen Zeitraum keine eigenen Geschlechtshormo-

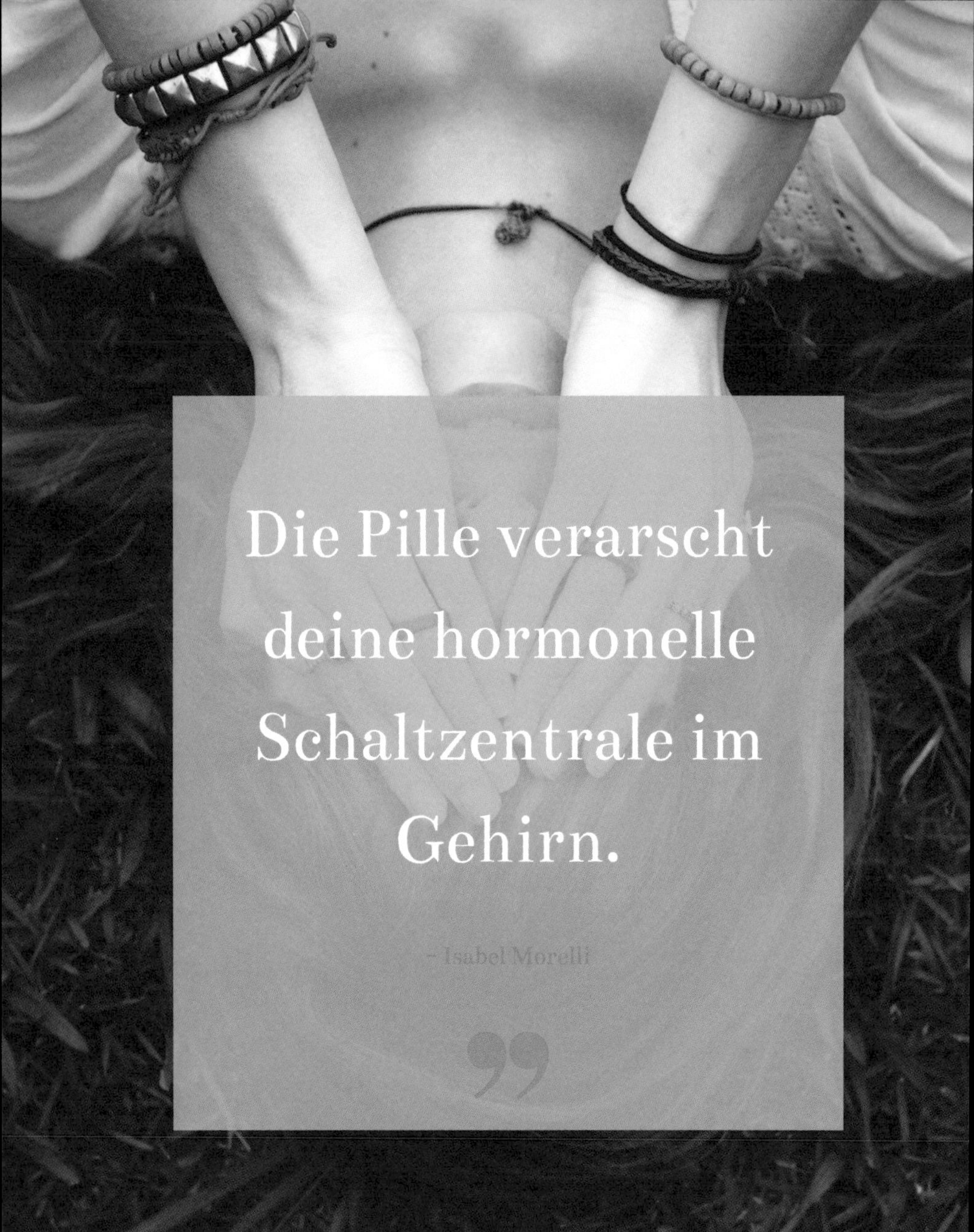
Die Pille verarscht deine hormonelle Schaltzentrale im Gehirn.
– Isabel Morelli

ne hergestellt. Wenn du auch noch im jungen Alter mit der Pilleneinnahme begonnen hast (dreizehn oder vierzehn Jahre sind keine Seltenheit) hat sich dein Körper vermutlich in der Produktion der Geschlechtshormone nie richtig einstellen können. Beginnt man zum Beispiel mit der Einnahme der Pille, bevor sich die Gebärmutter richtig ausbilden konnte, hört sie während der Einnahme der Pille einfach auf zu wachsen. So kann es bei erwachsenen Frauen zu »präpubertären Uteri« kommen. Nach Absetzen der Pille wird das meist innerhalb von sechs bis zwölf Monaten »nachgeholt«, der Uterus wächst wieder und reift aus.[13]

Genauso kann es nach Absetzen der Pille durchaus sein, dass der Körper bzw. die Hormondrüsen – nach Jahren im Dornröschenschlaf – nicht genau wissen, was sie jetzt überhaupt machen sollen. Die Hormondrüsen haben oft Anlaufschwierigkeiten, um die richtigen Hormone in der adäquaten Menge zu produzieren. Das kann auch dazu führen, dass nach Absetzen der Pille vorübergehend die Androgene, also die männlichen Hormone, »überschießen« und den klinischen Normbereich übersteigen. Ebenso ist es absolut keine Seltenheit, dass aufgrund der Anlaufschwierigkeiten in der Hormonproduktion kein Eisprung stattfindet und somit keine oder eine sehr unregelmäßige Regelblutung. Das hat zur Folge, dass kleine, nicht entwickelte Eifollikel in den Eierstöcken zurückbleiben – die typischen »Zysten« des PCO-Syndroms. Dennoch muss es nicht zwangsläufig PCOS sein, sondern ein Zeichen, dass der Körper noch etwas durcheinander ist. Es ist ein vorübergehender Zustand nach Absetzen der Pille, der sich mit der Zeit wieder geben würde. Hier ist es wichtig, dass die Diagnose nicht zu vorschnell getroffen wird. Es kann durchaus sechs bis zwölf Monate dauern, bis sich die Hormone und die Periode normalisieren. Ich selbst hatte erst knapp zwei Jahre nach Absetzen der Pille wieder einen sehr regelmäßigen Zyklus.

Hier ist es wichtig, dem Körper etwas Zeit zu geben und ihn bei der Entgiftung der Hormonersatzstoffe zu unterstützen. Auch dafür ist mein Ernährungskonzept perfekt für dich. Da die Pille den Darm und die Leber negativ beeinflusst und sogar eine Insulinresistenz begünstigen soll,[14] ist es wichtig, dass du deinen Körper mit der richtigen Ernährung unterstützt.

Wenn du allerdings bereits vor Einnahme der Pille PCOS diagnostiziert bekommen hast, trifft dieser Typ sehr wahrscheinlich nicht auf dich zu, und du findest dich in den vorigen Typen wieder. Allerdings ist auch diese Aussage schwierig, da viele so frühzeitig mit der Pilleneinnahme beginnen. Oft kann man sich dann nicht erinnern, wie der Zyklus vorher ablief, und es ist auch durchaus normal, dass der Zyklus zu Beginn der Pubertät verlängert und unregelmäßig ist – schließlich muss sich der Körper erst mal einfuchsen. In jedem Fall sollte die Diagnose nicht zu früh nach Absetzen der Pille fallen (und schon gar nicht während der Einnahme).

Fazit

Es gibt nicht »die eine Form« vom PCO-Syndrom. Unsere genetische Vorbelastung und unser Lebensstil fallen beide ins Gewicht, wenn es um die Frage der Entstehung vom Polyzystischen Ovarialsyndrom geht. Leider werden diese Faktoren selten von Ärzten angesprochen, und es wird vorschnell zur Einnahme von Hormonpräparaten wie der Antibabypille geraten. Oft wird den Frauen die Pille als alleinige Lösung angepriesen. Die Pille löst allerdings nicht die Hauptursachen, die wir hier angesprochen haben, sondern kaschiert lediglich die Symptome. Eine Heilung des Syndroms durch die Pille können wir nicht erwarten. Wir müssen das Problem an der Wurzel packen.

Einzige Lösung: Antibabypille? Bullshit!

Die Antibabypille ist wahrscheinlich das am meisten verschriebene Medikament beim PCO-Syndrom. Sie wird damit angepriesen, dass sie uns von allen Leiden befreien wird und nebenbei noch soll sie schöne Haut machen und uns vom vermehrten Haarwuchs befreien. Ärzte schrecken auch nicht davor zurück zu behaupten, dass sie den weiblichen Zyklus normalisieren wird. Das ist vermutlich der größte Trugschluss, der sich dennoch hartnäckig hält.

Die Pille verhilft dir nicht zu einem geregelten Zyklus

Du kannst die Pille als ein Pflaster für fast alle weiblichen Probleme betrachten. Deswegen wird sie so gern von Ärzten verschrieben. Sie scheint bei allem zu helfen – PMS, PCOS, Endometriose, zu lange Perioden und so weiter. Sie kann die Sebumproduktion unterdrücken, wodurch sich häufig die Haut verbessert. Sie unterdrückt Stimmungsschwankungen und befreit dich von eventuellen Schmerzen während der Mense, weil sie deine weiblichen Hormone und deren natürliche Schwankungen während des Zyklus komplett unterdrückt bzw. ausradiert. Die Blutung, die während der Pilleneinnahme entsteht, ist eine durch die künstlichen Hormone herbeigeführte Abbruchblutung.

Klingt nach einem vollen Erfolg für uns Frauen mit PCOS. Allerdings braucht es für eine echte Periode einen Eisprung, die Produktion von Progesteron und der Aufbau einer »dicken« Gebärmutterschleimhaut. Das macht Frauengesundheit aus! Unter Pilleneinnahme ist dies aber unter keinen Umständen der Fall. Es gibt weder einen Eisprung, noch kann Progesteron produziert werden oder eine einnistungsfähige Gebärmutterschleimhaut aufgebaut werden. Doch gerade dieser Ablauf und vor allem das Progesteron machen eine gesunde Frau aus.

Östrogenarten

Wusstest du, dass es drei verschiedene Formen von Östrogen (manchmal auch Estrogen genannt) im Körper gibt?

- **Östron (E1):** wichtigstes Östrogen in der Menopause, kann jedoch auch vermehrt bei übergewichtigen Frauen im Fettgewebe hergestellt werden. Wird zu E2 umgebaut.
- **Östradiol (E2):** wichtigstes weibliches Geschlechtshormon, dessen Spiegel während des Zyklus schwankt.
- **Östriol (E3):** wichtiges Stoffwechselprodukt von E1 und E2, das für die Schleimhäute und eine erfolgreiche Schwangerschaft essenziell ist.

Während das körpereigene Östrogen (Östradiol) wichtig für den Menstruationszyklus ist und die Gebärmutterschleimhaut aufbaut, kann das synthetische Östradiol (meist Ethinylestradiol) in der Pille die Produktion von Gerinnungseiweißen anregen, was das Risiko für beispielsweise Thrombose erhöht. Körpereigenes Progesteron, das nur bei einem Eisprung ausreichend produziert wird, hat eine Vielzahl an positiven Eigenschaften, die nicht nur den weiblichen Zyklus betreffen. So bereitet es die Gebärmutterschleimhaut in der zweiten Zyklusphase auf ein potenziell befruchtetes Ei vor, festigt das Bindegewebe, fördert den Haarwuchs und hat protektive Eigenschaften ge-

Ein gesunder Zyklus ohne Einfluss von Hormonersatzstoffen

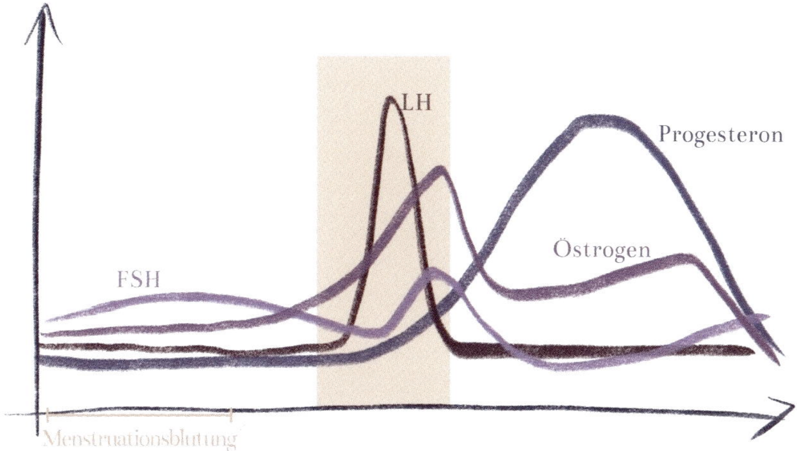

Die weiblichen Hormone unter Einfluss von Hormonersatzstoffen (z. B. Pille)

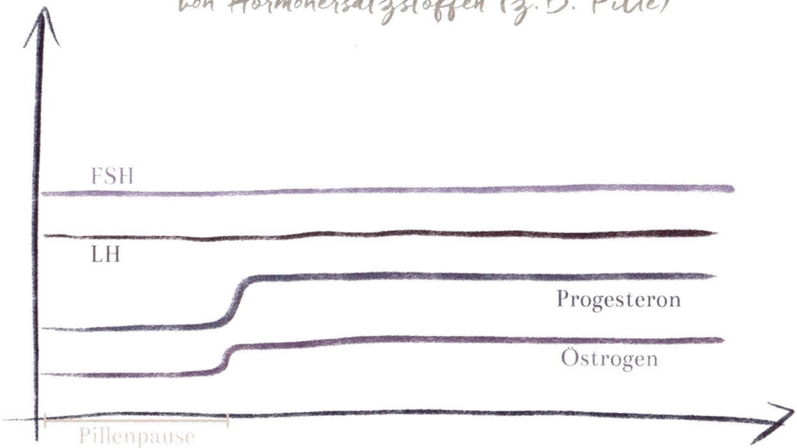

genüber Schlaganfällen, Herzinfarkten usw. Synthetisches Progesteron (auch Gestagen genannt) jedoch verhindert die Eireifung und somit den Eisprung (was wir uns mit dem PCO-Syndrom ja eigentlich eher wünschen würden), begünstigt eine Insulinresistenz und erhöht das Risiko für Thrombosen, Schlaganfälle und Depressionen. Was ist nun die Blutung, die du mit der Pille bekommst? Es ist eine Abbruchblutung. Etwas ganz anderes als deine Periode. Sie entsteht in der Pillenpause durch den »Entzug« der Pillenhormone, die deine Gebärmutterschleimhaut stimulieren. Eine Abbruchblutung ist also eine Konsequenz der Dosierung der künstlichen Pillenhormone. Deine Eierstöcke sind allerdings stillgelegt und produzieren keine eigenen Hormone.

Sprich, durch die Pille werden deine körpereigenen Hormone lahmgelegt und durch künstliche Hormone ersetzt. Künstliche Hormone haben jedoch wie beschrieben nicht die gleiche Wirkung auf deinen Körper wie deine körpereigenen Hormone. Dein PCOS scheint allerdings erst mal gebannt – aber eben nur, weil dein Hormonsystem durch die Pille zum Stillstand gebracht wurde. Die Ursache, also die Wurzel der Hormonstörung, wurde damit nicht angegangen. Setzt du die Pille wieder ab, dann ist es sehr wahrscheinlich, dass deine Hormone in den Prä-Pillenzustand zurückfallen, und sie können sogar noch mehr durcheinandergeraten. Meist ist das der Zeitpunkt, wo dein Arzt dir wieder zur Pille rät oder zu einer anderen Hormontherapie, falls du planst, schwanger zu werden.

Die Hauptursache bleibt also bestehen – auch wenn wir mit den künstlichen Hormonen vermeintliche »Erfolge« erzielen und endlich wieder eine Blutung haben (obwohl es nur eine Abbruchblutung ist). Schau dir dazu bitte die nächste Abbildung an. Sie soll dir helfen zu verstehen, dass hinter jedem Symptom (Akne, Hirsutismus, Unfruchtbarkeit) eine oder sogar mehrere Kernfunktionen im Körper beeinträchtigt sind (zum Beispiel die Entgiftung oder die Hormone). Das wiederum passiert durch grundlegende Ursachen wie Stress, schlechte Ernährung oder emotionale Traumata.

Vielleicht siehst du jetzt, dass die Pille keine der Kernfunktionen adressiert und schon gar nicht die grundlegenden Ursachen. Natürlich könntest du behaupten, dass die Pille auf Ebene der Kernfunktion »Hormone« wirkt, doch tut sie dies nicht wirklich, wenn du in Betracht ziehst, dass sie deine

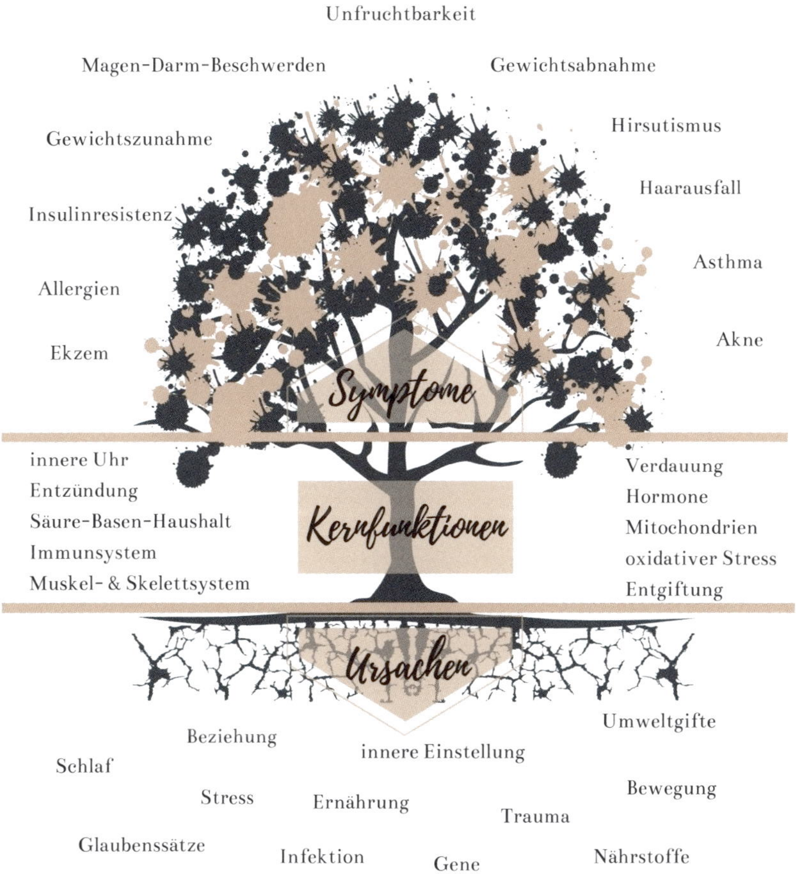

Hormone im Grunde nur zum Stillstand bringt. Sie schaltet sie ab, reguliert sie aber nicht. Die Pille ist lediglich die Heckenschere, mit der man die kranken Blätter abschneidet, die sinnbildlich für unsere Symptome stehen. Unsere Hormone werden dabei in einen Winterschlaf versetzt. Setzen wir die Pille ab, legen wir also die Heckenschere weg, erwachen unsere Hormone wieder aus dem Winterschlaf und sind genauso aus der Balance wie vorher. Warum? Weil wir nicht bedacht haben, dass die eigentliche Krankheit an den Wurzeln beginnt. Wir haben daran nichts geändert. Nur wenn wir ganz unten mit den grundlegenden Ursachen anfangen und für einen nährenden Boden sorgen (also unseren Lebensstil ändern oder ein Trauma aufarbeiten), kann die Hecke oder der Baum von innen heraus in seinen Kernfunktionen heilen, wieder gesunde Blätter produzieren und erstrahlen.

Machtlos gegen das Metabolische Syndrom

Ein weiterer Punkt, den weder die Antibabypille noch eine andere Hormontherapie adressieren kann, ist die metabolische Komponente der Erkrankung. Es fällt relativ leicht zu glauben, dass wir mit einer Hormontherapie oder sogar mit dem Erreichen der Menopause alle hormonellen Probleme des PCO-Syndroms hinter uns lassen können. Doch das stimmt nicht. Ich bin zuvor schon auf den metabolischen Aspekt der Hormonstörung eingegangen. Sehr häufig kommt es vor oder während des PCOS zu metabolischen Fehlfunktionen wie einer Insulinresistenz, Übergewicht und der fehlenden Fähigkeit abzunehmen, Bluthochdruck und einer Fettstoffwechselstörung.[15]

Die Pille sorgt ebenso wie das Erreichen der Menopause dafür, dass sich hormonell einiges in unserem Körper verändert. Die Symptome von PCOS können demnach nachlassen. Jedoch ist die Pille nicht in der Lage, die metabolische Ebene dieser Krankheit zu verändern. Das geht nur mit einer Veränderung unseres Lebensstils (oder mit anderen Medikamenten – aber wer möchte schon abhängig von noch mehr künstlichen Wirkstoffen sein?).

Das falsche Gefühl, dass alles okay ist

Die Pille und die Menopause geben uns somit das Gefühl, dass wir uns nun endlich ausruhen können. Unsere Hormone scheinen sich nicht mehr im PCO-Syndrom auszudrücken, und die Symptome können nachlassen. Doch unterschwellig brütet es weiterhin in unserem Körper, weil die Ursache immer noch vorherrscht. Damit ist gemeint, dass wir zum Beispiel immer noch viele zu-

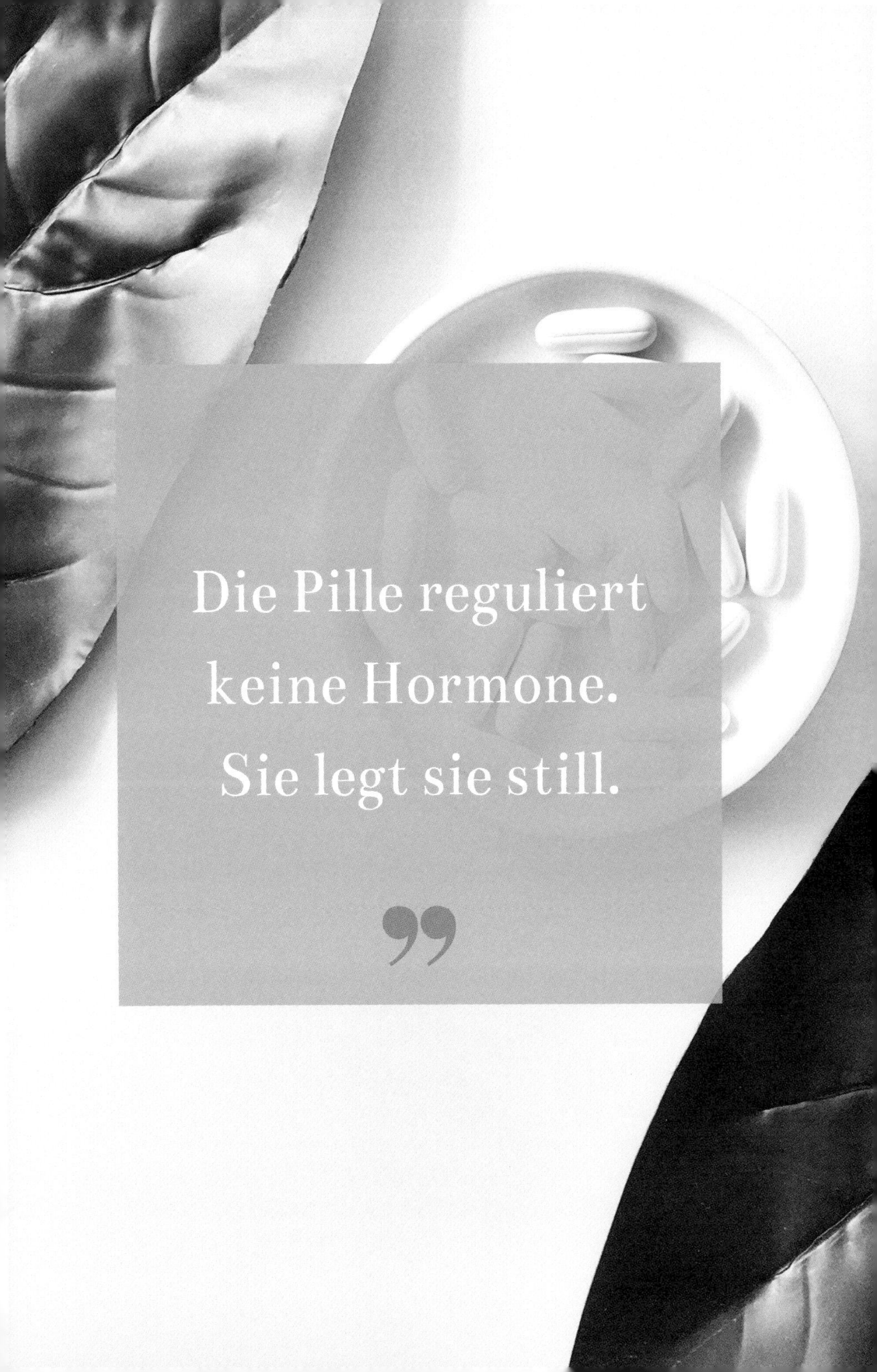

Die Pille reguliert keine Hormone. Sie legt sie still.

”

ckerhaltige Getränke trinken, nicht auf unsere Ernährung achten und nur fünf Stunden pro Nacht schlafen. Damit schaffen wir nicht die Bedingungen, die unser Körper braucht, um von innen heraus zu heilen. Seine Kernfunktionen sind weiterhin beeinträchtigt. Fehlfunktionen können sich mehr und mehr manifestieren. Auch andere Kernfunktionen und Organe können Schaden nehmen woraufhin neue und schwerwiegendere Symptome auftauchen können. So kann eine Insulinresistenz, die nicht mit einer zuckerarmen und gesunden Ernährung bekämpft wird, zu Diabetes Typ 2 werden. Wir erhöhen so unser allgemeines Risiko für Herz-Kreislauf-Erkrankungen und sogar für Krebs. Solange wir nichts an unserem Lebensstil ändern und nicht die Hauptursachen (die Wurzeln unseres Lebensbaumes) angehen, kann unser Körper nicht heilen.

Es liegt also an uns, ob wir ein gesundes und glückliches Leben führen möchten oder ob wir immer und immer wieder nur ein Pflaster auf die Wunden kleben. Mit letzterem riskieren wir, dass wir nie Verantwortung für uns, unseren eigenen Körper und unser Leben übernehmen, sich Krankheiten ausbreiten und wir vor allem im Alter von den typischen Volksleiden heimgesucht werden. Wir werden uns immer und immer wieder als Opfer betrachten, mit einem aussichtslosen Leben. Entscheiden wir uns hingegen für die Eigenverantwortung, indem wir die Bedingungen für ein gesundes und glückliches Leben erfüllen – durch eine gute Ernährung, durch Stressmanagement usw. –, können wir wahrscheinlich länger gesünder und erfüllter leben. Aus diesem Grund: Übernimm Verantwortung für deine eigene Gesundheit, und kleb nicht einfach nur ein Pflaster wie die Pille auf deine Hormonstörung. Sei lieb und geduldig mit deinem Körper, und gib ihm all das, was er braucht, um endlich von innen heraus zu strahlen. Nimm dir den Baum des Lebens vor, schau dir die Wurzeln an, und ändere etwas an den Hauptursachen deiner Symptome. So kannst du nachhaltig etwas in deinem Leben verändern – und das fühlt sich gut an.

In den nächsten Kapiteln zeige ich dir, wie du mit deiner Ernährung die Bedingungen für einen gesunden Körper schaffen kannst. Damit dein Körper von innen erstrahlen kann, braucht er Nährstoffe oder in anderen Worten: Lebensenergie. Den zurzeit heiß diskutierten Nährstoff Kohlenhydrat nehmen wir uns gleich zu Beginn vor.

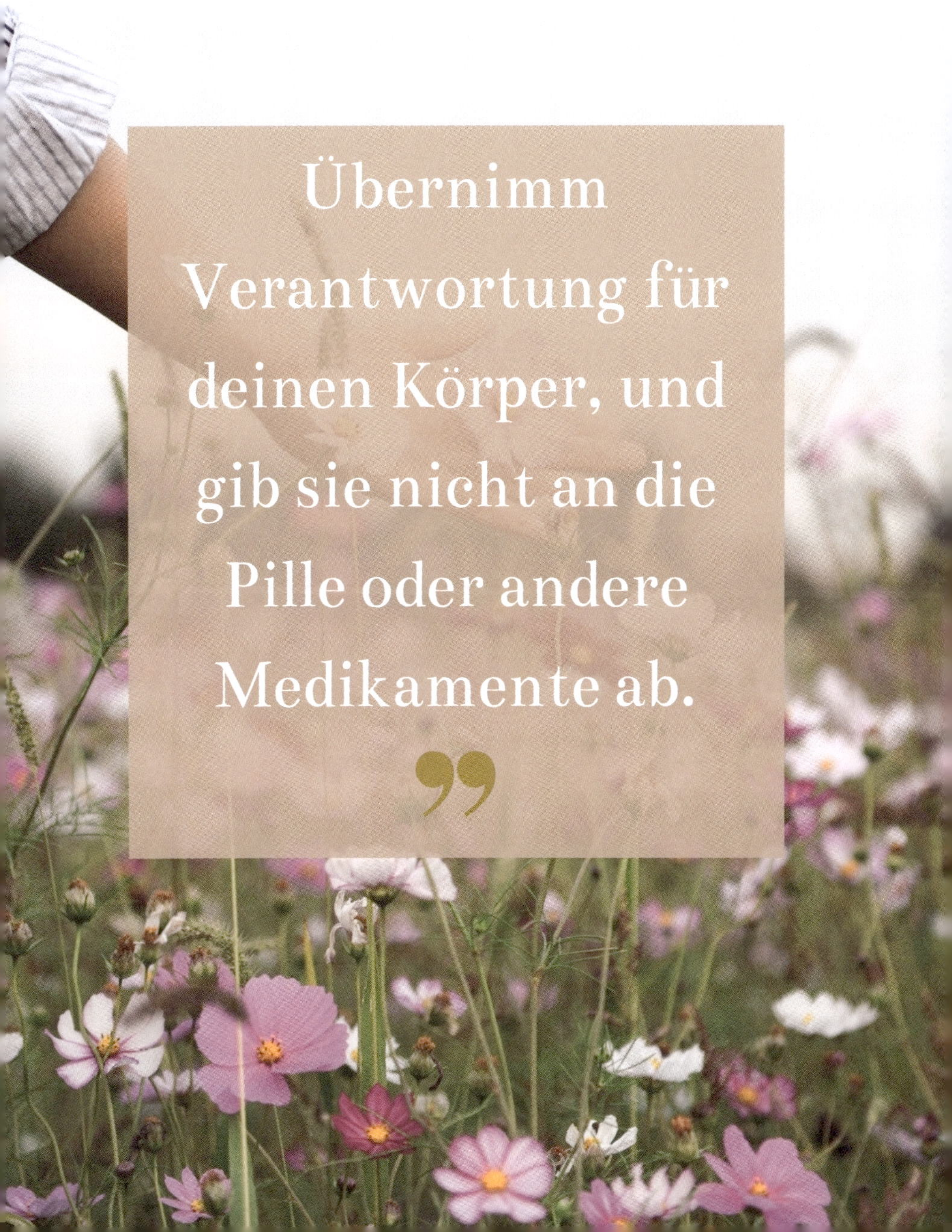

Übernimm Verantwortung für deinen Körper, und gib sie nicht an die Pille oder andere Medikamente ab.

”

Teil 2

Die Rolle der Ernährung

Kohlenhydrate: Best buddy oder worst enemy?

Wie du gesehen hast, spielen alle deine Hormone eng zusammen. Eine Aufgabe deines Hormonsystems ist der Transport von Glukose in die Zellen. Tanzt das Zuckerhormon Insulin auf und ab, lässt es als Erstes den Blutzuckerspiegel verrücktspielen, und als Resultat können zudem andere Hormone deines gesamten Systems außer Kontrolle geraten. Daher ist es sehr wichtig, den Blutzuckerspiegel zu managen.

Das ist den meisten auch bewusst. Doch kreieren die Medien ein solches Drama um den Blutzuckerspiegel und sogenannte Low-Carb-Diäten, Paleo und ketogene Ernährung, dass wir eine regelrechte Angst vor Kohlenhydraten entwickelt haben. Müssen wir komplett auf Kohlenhydrate verzichten, um unsere Hormone ins Gleichgewicht zu bringen?

Nein! Lass mich dir versichern, dass wir keine Angst haben müssen. Und seien wir ehrlich: Angst kreiert Stress, und Stress führt zu mehr Problemen. Ich möchte dir diese Angst nehmen und zeigen, warum und welche Kohlenhydrate wichtig für deinen weiblichen Zyklus sind. In diesem Kapitel ergründen wir, warum die richtige Balance an Kohlenhydraten (nicht zu viel und nicht zu wenig) wichtig für deinen Körper ist und wie du diese Balance für dich finden kannst. Doch sei dir bewusst, dass es keine Zauberformel gibt. Jeder Körper hat eine bestimmte Kohlenhydrat-Toleranz. Die kann sich von Frau zu Frau stark unterscheiden. Ja, sogar von Tag zu Tag bei der gleichen Frau. So sehr ich es wollte, ich kann dir keine genaue Zahl nennen à la »Iss exakt 134,5 Gramm Kohlenhydrate am Tag, und dann ist alles paletti«. Etwas Arbeit und Vertrauen in deinen eigenen Körper verlangt es schon. Ich möchte dir diese Arbeit jedoch erleichtern. Du musst nicht

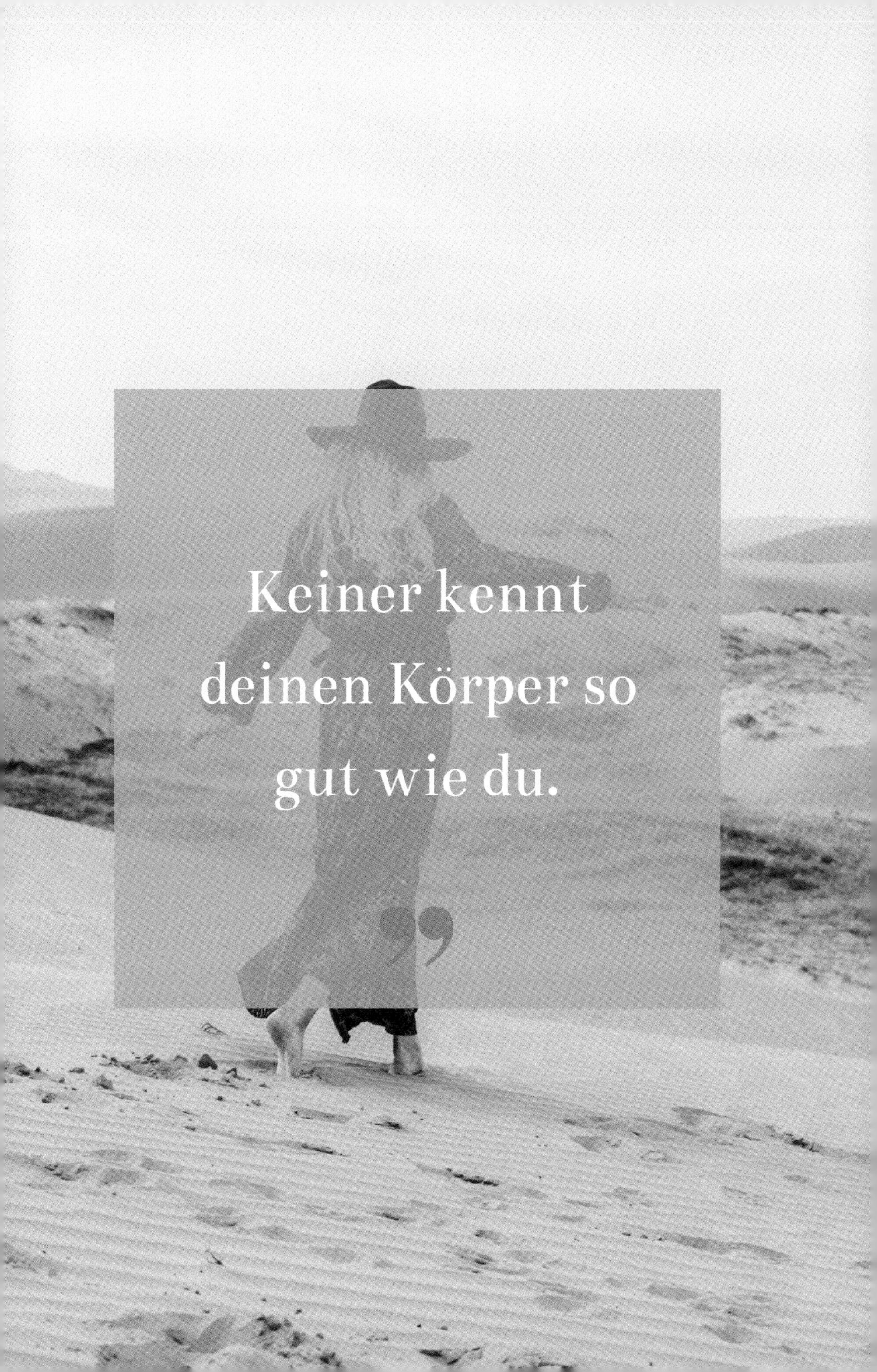
Keiner kennt
deinen Körper so
gut wie du.

alles allein stemmen. Deswegen möchte ich das große Rätsel um Kohlenhydrate für dich aufbrechen und dir zeigen, wie du den richtigen Weg für *dich* findest.

Unsere Hormone und der Zucker

Studien zeigen, dass das PCO-Syndrom sehr eng in Verbindung mit dem Blutzuckerspiegel und somit dem Hormon Insulin steht.[16] Daher ist es für jede Art des PCOS sehr wichtig, den Blutzuckerspiegel konstant zu halten. Wie er mit deinen Geschlechtshormonen zusammenhängt, behandeln wir gleich. Doch möchte ich dir erst einmal erklären, welche Rolle Glukose und Insulin in unserem Körper spielen.

Die Aufgabe von Insulin in deinem Körper

Isst du Kohlenhydrate (egal ob komplex oder einfach), werden diese in einzelnen Schritten in deinem Verdauungssystem in kleine Teile aufgebrochen. Dabei beginnt die Verdauung von Kohlenhydraten bereits im Mund. Der Speichel enthält das Enzym Amylase, das bereits anfängt, die Kohlenhydrate zu zerlegen. Ihre Verdauung geht dann erst im Dünndarm weiter. Deine Verdauungsorgane spalten also die Kohlenhydrate in kleine Teile – Einfachzucker, meist Glukose. Durch die Zellwand deines Dünndarms gelangen diese Zuckermoleküle schließlich in den Blutkreislauf.

Deine Bauchspeicheldrüse erkennt den Glukosegehalt im Blut und produziert entsprechend Insulin. Die Aufgabe des Hormons Insulin ist der Transport der Glukose in jede einzelne Zelle, um sie mit Energie zu versorgen. Dabei agiert Insulin als Schlüssel, der die Tür zu deinen Zellen für die Zuckermoleküle öffnet. Allerdings benötigen deine Zellen nicht mehr Energie, als sie verbrauchen können. Aus diesem Grund wird nur so viel Glukose in die Zellen geschleust, wie aktuell benötigt wird.

Tipp: Ordentlich kauen

Viele von uns bedenken nicht, dass die Verdauung bereits im Mund beginnt. Wir essen oft nebenbei und vergessen richtig zu kauen. Das Resultat ist zu wenig verdaute Nahrung. Es kann Magen und Darm beeinträchtigen und ihnen mehr Arbeit als nötig bescheren. Nimm dir eine Woche Zeit, und fokussiere dich mal so richtig aufs Kauen deines Essens, sodass die Nahrung bereits im Mund richtig zerkleinert und mit Speichel angereichert wird. Das kann übrigens auch Verdauungsbeschwerden entgegenwirken. Probiere es aus.

Glukose, Glykogen, Glukose

Ein Teil der Glukose, die im Blutkreislauf übrig bleibt, wird in Glykogen umgewandelt und gespeichert. Das passiert hauptsächlich in der Leber und in den Muskelzellen. Dieses Glykogen kann jederzeit von der Leber wieder in Glukose umgewandelt werden. Wenn dein Blutzuckerspiegel abfallen sollte, weil du längere Zeit nichts isst, dann erkennt deine Bauchspeicheldrüse das und schüttet als Antwort das Hormon Glukagon aus. Glukagon sorgt dafür, dass die Zellen von lebenswichtigen Organen auch weiterhin Energie geliefert bekommen, indem Glykogen zu Glukose umgewandelt wird.

Wenn Zucker zu Fett wird

Doch sind die Glykogenspeicher im Körper nicht unendlich groß. Wie auf deinem Smartphone ist der Speicherplatz begrenzt. Allerdings hat dein Körper die Möglichkeit, überflüssige Glukose, die nicht in Glykogen umgewandelt werden kann, in eine andere Speicherform umzuwandeln: Fett. Fett ist sozusagen die Cloud des Körpers und kann beliebig erweitert werden. Was beim Smartphone praktisch ist, ist heikel für unseren Körper. Die Reserven sind evolutionsbedingt für magere Zeiten vorgesehen, falls wir mal nicht genug Essen finden. Daher konnten unsere Vorfahren diese Fettreserven in Dürreperioden schnell wieder abbauen und davon zehren. Heute allerdings müssen wir uns über Dürreperioden (zumindest in den wohlhabenden Staaten der Welt) kaum Sorgen machen und müssen daher aufpassen, dass wir die Cloud unseres Körpers nicht ausreizen und zu viel Fett ansetzen, da das mit großen Gesundheitsproblemen einhergeht.

Unser Körper braucht das Hormon Insulin unbedingt, um Glukose in die Zellen zu transportieren und diese mit Energie zu versorgen. Unsere westliche Ernährung besteht aber zum großen Teil aus Kohlenhydraten, die zu Glukose umgewandelt werden. Lebensmittel wie Brot, Pasta oder Kuchen bestehen in großem Maße aus Kohlenhydraten. Das ist per se nicht schlecht, nur das Ausmaß ist unangebracht und überlastet unseren sensiblen Körper, da er permanent damit beschäftigt ist, Insulin zu produzieren und auszuschütten, weil sich so viel Glukose im Blut befindet. Häufig entwickeln Frauen mit dem PCO-Syndrom eine Insulinresistenz bzw. begünstigt die Insulinresistenz das Syndrom überhaupt erst.

Nicht jede Frau, die das PCO-Syndrom hat, muss eine Insulinresistenz haben oder im Laufe ihres Lebens entwickeln. Viele Frauen haben hier aber eine genetische Vorbelastung, die diese Variante wahrscheinlicher macht. Wenn dein Arzt deine Insulinreaktion noch nicht getestet hat, bitte ihn um einen solchen Test oder um eine Überweisung zum Endokrinologen. Wird eine Insulinresistenz bei dir entdeckt, ist die Reduktion von Kohlenhydraten einer der wichtigsten Punkte für dich!

Exkurs: Insulinresistenz

Insulinresistenz beschreibt das Unvermögen deiner Zellen, adäquat auf Insulin zu reagieren. Da Insulin als Schlüssel dient, um die Tür deiner Zellen für Glukose zu öffnen, ist es problematisch, wenn sie diesen Schlüssel nicht erkennen. Die Folge ist, dass dein Blutzuckerspiegel weiterhin erhöht ist. Deine Bauchspeicheldrüse produziert noch mehr Insulin, weil sie nur erkennt, dass dein Blutzuckerspiegel nicht absinkt. Sie arbeitet also auf Hochtouren, und auf Dauer steigt die Resistenz deiner Zellen für Insulin nur noch weiter an. Diese Fehlfunktion bedeutet Stress für deinen Körper – er reagiert mit dem Stresshormon Cortisol. Die Ausschüttung von Cortisol wiederum veranlasst deine Leber dazu, mehr Glukose auszustoßen, die sie von deinen Glykogenspeichern nimmt. Nun hast du noch mehr Glukose im Blut, woraufhin noch mehr Insulin ausgestoßen wird. Ein wahrer Teufelskreis entsteht, der viele verschiedenen Hormone und Drüsen involviert. Eine vermehrte Fetteinlagerung kann die Folge sein, da Glukose, die nicht in die Zellen gelangt, zu Fett umgebaut wird.

Verstehe dein PCO-Syndrom: To-dos

- Erfrage beim Arzt, ob er ein ausführliches Blutbild von deinen Hormonen anfordern kann (nutze dazu das Hormon Check Sheet auf Seite 22).
- Erfrage beim Arzt, ob er dir die Testergebnisse für deine Hormone geben kann. Es ist immer besser, sie zu haben.
- Lass beim Arzt abklären, ob das Hormon Insulin einwandfrei arbeitet.

Wie Insulin deine Hormone durcheinanderbringt

Das Hormon Insulin kann deinen Körper ganz schön aus dem Gleichgewicht bringen. Dies tut es auf unterschiedliche Art und Weise, und je nachdem, wie dein Körper reagiert, sind viele Szenarien denkbar, und weibliche wie männliche Geschlechtshormone können dadurch beeinflusst werden.

Insulin erhöht die Produktion von Testosteron in den Ovarien

Es wurde nachgewiesen, dass das Hormon Insulin die Produktion und Ausschüttung von Testosteron erhöht.[17] Auch wenn Testosteron ein männliches Geschlechtshormon ist, wird es im weiblichen Körper produziert und in geringen Maßen auch benötigt. So hilft es dir beispielsweise, Muskeln aufzubauen, und spielt auch bei der weiblichen Libido eine wichtige Rolle.

Testosteron wird unter anderem von unseren Ovarien hergestellt. Studien zeigen, dass die Zellen in den Eierstöcken von Frauen mit dem PCO-Syndrom sehr sensibel auf das Hormon Insulin reagieren.[18] Dementsprechend kann das Zirkulieren von Insulin im Blut die Produktion von Testosteron in den Eierstöcken steigern. Ein hoher Konsum von Kohlenhydraten sowie das Vorhandensein einer Insulinresistenz hat hier dramatische Folgen, da vermehrt Insulin ins Blut abgegeben wird.

Insulin senkt die Ausschüttung von SHBG von der Leber

In unserem Blut haben wir ein Transportprotein für Sexualhormone. Es wird Sexualhormon-bindendes Globulin (kurz SHBG) genannt und bindet die Hormone Testosteron und Östrogen. Nur Hormone, die nicht an Transportproteine gebunden sind und somit frei in unserem Blut »schwimmen«, können aktiv auf unsere Zellen einwirken. Nun wurde nachgewiesen, dass Insulin die Ausschüttung von SHBG in der Leber hemmen kann.[19] Das bedeutet im Umkehrschluss, dass sich weniger dieses Transportproteins im Blut befindet und somit mehr freies Testosteron, das auf unsere Zellen wirken kann. So entsteht beispielsweise vermehrter Haarwuchs erst, wenn Testosteron auf die Haarzellen wirkt und deren Eigenschaften entsprechend ändert.

Das PCOS-Dilemma

Frauen mit dem PCO-Syndrom weisen sehr häufig niedrige Werte des Transportmoleküls SHBG auf. Doch gerade diese werden vom Körper gebraucht, um den vermehrt ausgeschütteten Androgenen im Blut entgegenzuwirken. Ein wahres Dilemma.

Du siehst also, dass ein Überschuss an Insulin den Körper dazu anregen kann, mehr Testosteron zu produzieren, das dann auf andere Organe wirken kann. Das bedeutet für Frauen, bei denen ein Überschuss an Testosteron im Blut entdeckt wurde, dass ein Fokus auf die Verringerung der Insulinausschüttung durch die Ernährung sehr prägnant und zielführend sein kann.

Es gibt mehr Androgene als nur Testosteron

Unsere Hormondrüsen produzieren aber noch weitere männliche Sexualhormone, die ebenfalls bei Frauen mit dem PCO-Syndrom erhöht sein können. Dazu zählen zum Beispiel Androstendion, Dehydroepiandrosteron (DHEA) und deren Sulfat (DHEAS). Sie gelten als Prohormone, da sie als Vorstufe von Testosteron dienen können.

ANDROGENE DER OVARIEN

Es gibt zwei Produktionsdrüsen für Androgene. Die Ovarien, die Testosteron produzieren, hast du bereits kennengelernt. Unsere Eierstöcke sind allerdings auch Produktionsstätte der Vorstufen DHEA und Androstendion. Man sagt, dass 25 Prozent des Testosterons, 50 Prozent des Androstendions und 20 Prozent DHEA in unserem Körper in den Eierstöcken produziert werden.

ANDROGENE DER NEBENNIERE

Eine weitere und sehr große Produktionsstätte für Androgene sind die Nebennieren, zwei Hormondrüsen, die auf den Nieren sitzen und vorrangig mit der Produktion des Stresshormons Cortisol in Verbindung gebracht werden. Sie produzieren direkt weitere 25 Prozent des Testosterons, sage und schreibe 80 Prozent DHEA, 50 Prozent Androstendion und 100 Prozent DHEAS in unserem Körper. Somit stellen sie eine große Menge an Androgenen her, die als Vorstufen für Testosteron dienen.[20]

Wenn du dich fragst, warum die Rechnung mit dem Testosteron nicht aufgeht (25 Prozent + 25 Prozent = 50 Prozent): Die restlichen 50 Prozent des Testosterons werden in den Zellen unserer Haut, Fettzellen, Leberzellen und Zellen der Geschlechtsorgane hergestellt, zum Beispiel durch die Umwandlung von Androstendion.

Androgene der Ovarien	Androgene der Nebennieren
25 Prozent Testosteron*	25 Prozent Testosteron*
50 Prozent Androstendion	50 Prozent Androstendion
20 Prozent DHEA	80 Prozent DHEA
	100 Prozent DHEAS

* Die restlichen 50 Prozent des Testosterons werden in anderen Zellen unseres Körpers gebildet, indem Androstendion umgewandelt wird.

Auch wenn man davon ausgeht, dass die Eierstöcke die Hauptproduktionsstätte für vermehrte Androgene sind, gibt es Studien, die darauf hinweisen, dass 20 bis 30 Prozent der Frauen mit PCO-Syndrom auch einen Überschuss an Androgenen der Nebennieren vorweisen. 10 Prozent aller PCOS-Patientinnen sollen jedoch ausschließlich erhöhte Nebennieren-Androgene zeigen.[21] Hierbei spielt besonders das Androgen DHEAS eine wichtige Rolle. Das bedeutet also nicht, dass sich beides gegenseitig ausschließt. Auch Frauen, die vorrangig durch Insulin vermehrt Testosteron in den Ovarien ausschütten, können eine aktive Nebenniere haben und bei Stress Androgene ausschütten. Das ist sogar recht häufig der Fall, weshalb Stressmanagement ein wichtiger Faktor beim PCO-Syndrom ist. Es bedeutet aber auch nicht, dass sich Frauen mit Nebennieren-induziertem PCO-Syndrom keine Gedanken um die Ernährung machen müssten. Mit der richtigen Ernährung können wir den Stress auf unseren Körper minimieren. Man muss jedoch sagen, dass diese Frauen oft keine Insulinresistenz haben und normal- oder sogar untergewichtig sind. Da die Nebennieren durch das Hormon Adrenocorticotropin (ACTH) von der Hypophyse (eine wichtige Hormondrüse im Gehirn) angeregt werden, das vermehrt bei Stress ausgeschüttet wird, scheint Stress durch Arbeit, Verletzungen, Emotionen sowie physische und psychische Belastungen eine große Rolle zu spielen.

Doch bedeutet das, dass Insulin dann gar keine Rolle spielt und du daher mehr Zucker essen kannst? Nein! Stress kann im Körper ebenso durch die Ernährung entstehen, und auch diese Frauen profitieren von einer Ernährungsumstellung und einen Fokus auf den Blutzuckerspiegel. Eine schlechte Ernährung erhöht das Risiko für chronische Entzündungen durch ein überfordertes Immunsystem, was enormen Stress für den Körper bedeutet.

Folgen eines zu niedrigen Blutzuckerspiegels

Ein ständiger Anstieg und Abfall des Blutzuckerspiegels bedeutet Stress für unseren Körper. Ist der Spiegel zu niedrig, weil wir eine Mahlzeit auslassen oder einfach nicht genug essen, dann gerät der Körper in Alarmbereitschaft.

Unser Gehirn registriert das und gibt das Signal an die Nebennieren, Cortisol auszuschütten. Cortisol sorgt dafür, dass Glykogen aus den Muskelzellen mobilisiert und zu Glukose umgewandelt wird, um relativ schnell Energie herstellen zu können.

Da vor allem beim Nebennieren-induzierten PCOS bei einer Stressreaktion nicht nur Cortisol, sondern auch immer Androgene (vorrangig DHEAS) ausgeschüttet werden, ist jede Form von Stress eine wahre Androgenbombe. So werden mehr männliche Hormone produziert, als unser weiblicher Körper handhaben kann. Die Stabilisierung des Blutzuckerspiegels ist daher eine wichtige Aufgabe, um den Körper vor dieser Art Stress zu schützen.

Ein schwankender Blutzuckerspiegel = Stress für den Körper und die Leber.

Gleichzeitig muss hier allerdings auch die Leber auf Hochtouren arbeiten. Sie ist der Ort, an dem das meiste Glykogen in Glukose umgewandelt wird. Das hat gerade für uns Frauen mit hormonellem Ungleichgewicht Folgen.

Ist dein Blutzuckerspiegel oft zu niedrig, dann ist deine Leber sehr viel damit beschäftigt, gespeichertes Glykogen in Glukose umzuwandeln. Die Zeit und Energie dafür gehen auf Kosten anderer Aufgaben deiner Leber verloren. Denn deine Leber hat zahlreiche Aufgaben. Glykogen zu Glukose und umgekehrt umzubauen ist nur ein kleiner Teil ihres Arbeitsfeldes. So bricht die Leber zum Beispiel Östrogen und Testosteron, das nicht mehr vom Körper gebraucht wird, auf und hilft dabei, dass diese aus dem Körper ausgeschieden werden. Ist deine Leber aber überfordert und ständig damit beschäftigt, Glykogen in Glukose umzuwandeln, da du zum Beispiel dein Frühstück ausgelassen hast, bleibt weniger Kapazität, überflüssige Hormone aus dem Körper zu schleusen. Das bringt dein sensibles Hormonsystem durcheinander, kreiert auf Dauer hormonelle Störungen und zeigt sich durch bestimmte Symptome.

Doch nicht nur Hormone werden von der Leber aufgebrochen, auch Abfallstoffe und Umweltgifte werden von ihr aussortiert. Sie verbleiben vermehrt im Körper, wenn deine Leber mit anderen Aufgaben beschäftigt ist. Daher ist es sehr wichtig, den Blutzuckerspiegel möglichst stabil zu halten. Genau wie ein ständig zu hoher Blutzuckerspiegel schlecht für unseren Körper ist, ist auch ein zu niedriger Blutzuckerspiegel nicht optimal. Lassen wir vermehrt eine Mahlzeit aus, oder lassen wir zu oft zu viel Zeit zwischen Mahlzeiten vergehen, dann hat unsere Leber ganz schön viel zu arbeiten.

Aus diesem Grund konzentriert sich mein Ernährungskonzept auch auf die Entlastung und Stärkung der Leber (mehr dazu später) und anderer Verdauungsorgane sowie auf das Senken der männlichen Geschlechtshormone durch die Stabilisierung des Blutzuckers und die Regulierung von Stress durch die Ernährung.

Lange Essenspausen oder besser nicht?

Frauen mit hohem Stresspegel rate ich nicht zum ausgedehnten Intervallfasten. Mehr als zwölf Stunden Fasten zwischen Abendbrot und Frühstück können nämlich Stress im Körper kreieren. Bei Frauen mit Insulinresistenz kann ein Abstand zwischen Abendbrot und Frühstück von mindestens zwölf Stunden allerdings einen positiven Effekt haben.

PCOS und die weiblichen Sexualhormone

Wir legen bei der Erkrankung PCOS meist den Fokus auf die männlichen Geschlechtshormone. Doch auch die weiblichen Hormone sind selten im Gleichgewicht. Damit der weibliche Zyklus einwandfrei funktionieren kann, eine erfolgreiche Ovulation (Eisprung) stattfindet und wir regelmäßig unsere Periode bekommen, braucht es immer ein bestimmtes Verhältnis an Hormonen. Viele Frauen mit PCOS haben – neben einem Überschuss an Androgenen – ebenfalls eine Östrogendominanz bzw. ein Defizit von Progesteron. Dabei können die Hormone durchaus im Normalbereich des Laborberichts liegen. Das Problem ist das Verhältnis von Östrogen zu Progesteron.

Dieses Verhältnis unterliegt bestimmten Schwankungen während eines gesunden Zyklus. So steigt der Östrogenspiegel während der ersten vierzehn Tage des Zyklus stark an, fällt schlagartig zum Zeitpunkt des Eisprungs ab, um dann noch mal ganz leicht anzusteigen. Progesteron wiederum steigt erst in der zweiten Hälfte des Zyklus (sprich nach dem Eisprung) an und sollte in einer höheren Konzentration vorhanden sein als Östrogen. Erst so könnte eine erfolgreiche Schwangerschaft stattfinden. Der Abfall beider Hormone ab etwa dem zweiundzwanzigsten Zyklustags führt zur Menstruation am Ende des Zyklus, wenn keine Befruchtung der Eizelle stattgefunden hat. Ist dieses Verhältnis in irgendeiner Form gestört, wird der weibliche Zyklus nicht mehr in diesem gesunden Rhythmus ablaufen. Und das ist bei den meisten Frauen mit PCOS der Fall. Spielt das Hormon Insulin und die Zufuhr von Zucker etwa auch hier eine Rolle?

Zucker, Fett und Östrogen: Die wichtige Aufgabe unserer Leber

Wir haben ein paar Seiten zuvor festgestellt, dass zu viel Glukose im Körper in unseren Fettzellen eingelagert wird. Auch in den Fettzellen unserer Leber. Ist sie zu »fett«, büßt sie einiges ihrer Fähigkeit, den Körper optimal zu entgiften, ein. Auch überschüssige Hormone, wie Östrogen, werden von der Leber abgebaut. Hat sie dazu keine Kraft, bleibt überschüssiges Östrogen länger im Blutkreislauf, als es eigentlich sollte. Das kreiert zusätzlichen Stress für unseren Körper und kann den weiblichen Zyklus stören. Zu viel Östrogen überlagert das Hormon Progesteron, das besonders in der zweiten Zyklusphase sehr wichtig ist und in höherer Konzentration als Östrogen vorhanden sein sollte. Ist das nicht der Fall, kann theoretisch keine Regelblutung stattfinden. Andere Symptome sind unerfüllter Kinderwunsch, prämenstruelles Syndrom (PMS) und Fetteinlagerungen im Bereich der Hüfte und der Oberschenkel.

Hinzu kommt, dass ein erhöhter Körperfettanteil den Östrogengehalt im deinem Körper steigert. Fett ist ein Gewebe, das auch Östrogen produziert. Ja, richtig! Östrogen wird nicht nur von deinen Eizellen hergestellt. Wer hätte das gedacht? Da überschüssiges Östrogen aber durch eine beeinträchtigte Leber nicht gut abgebaut und aus dem Körper ausgeschieden werden kann, verbleibt es im Körper und sammelt sich an. Zusätzlich hat zu viel Östrogen auch die Eigenschaft, das Einlagern von Fett zu begünstigen. Es ist ein wahrer Teufelskreis.

Du siehst also, dass die Leber ein sehr wichtiges Organ in unserem Körper ist. Ohne sie wird unser Körper zur Mülldeponie für überflüssige Hormone, Giftstoffe und die normalen Abfallprodukte einer jeden Zelle. Zu viel Zucker, Transfette und Giftstoffe in unserer Ernährung überfordern die Leber. Daher ist es notwendig, sie zu entlasten. Dies können wir durch eine gesunde und ausgewogene Ernährung tun. Bleiben wir also noch ein wenig bei den Kohlenhydraten und wie du sie für dich nutzen kannst, um deine Hormone wieder ein Stück ins Gleichgewicht zu bringen.

Warum wir Frauen Kohlenhydrate brauchen

Frauen haben mit ihrer Gebärfähigkeit eine sehr wichtige biologische Rolle auf dieser Erde. In uns sollen kleine neue Menschen heranwachsen, die nach neunmonatiger Entwicklung das Licht der Welt erblicken. Aus diesem Grund gab uns Mutter Natur eine Scheide, eine Gebärmutter, zwei Eierstöcke und Tausende von Eizellen. Die Mutterrolle verlangt sehr viel Verantwortung und Kraft von unserem Körper. Aus diesem Grund haben wir Frauen für gewöhnlich etwas mehr Körperfett als Männer.

Hängt die Menarche vom Körperfett ab?

Das Einsetzen der ersten Regelblutung, auch Menarche genannt, ist von verschiedenen Faktoren abhängig. Doch wusstest du, dass das Körpergewicht und besonders der Körperfettanteil eine große Rolle spielen? So braucht es mindestens 16 Prozent Körperfett, damit sich der Körper bereit für eine eventuelle Schwangerschaft fühlt und die erste Periode einsetzt.

Wir Frauen brauchen dieses Körperfett, damit wir eine zehrende Schwangerschaft überstehen würden. Unser Körper ist damit viel flexibler und hat die Voraussetzung, ein zweites Individuum zu nähren. Diese Fetteinlagerung wird durch das Hormon Östrogen begünstigt. Doch wie wir vorher festgestellt haben, kann zu viel Körperfett für Stress und eine vermehrte Östrogenproduktion sorgen. Eine Balance ist wichtig.

Ein weiterer wichtiger Faktor, der zur Fruchtbarkeit einer Frau beiträgt, ist der Stressstatus. Ist unser Körper zu gestresst, dann ist es von der Natur nicht vorgesehen, dass wir zu diesem Zeitpunkt Kinder in die Welt setzen, denn:

Stress = schlechte Lebensbedingungen für die Frau (und erst recht für ein Baby)

Stress kann auch durch das Essen entstehen. Verzichten wir Frauen massiv auf Kohlenhydrate, kann unser Körper damit eventuell etwa drei Wochen gut umgehen. Überschreiten wir diese Phase, schaltet er jedoch in den Stressmodus. Uns fehlt die nötige Energie für unsere Zellen, und vielleicht haben wir unser Körperfett durch die Diät zu sehr reduziert. Unser Körper jedoch braucht das Gefühl von Sicherheit: genug Nährstoffe, Kalorien und eben Glukose als Energie für Gehirn und Zellen. Hat der weibliche Körper das nicht, wird die Reproduktion zurückgefahren. Die Natur hat es einfach nicht vorgesehen, in stressigen Zeiten des Nahrungsmangels (auch wenn es nur ein Nährstoff ist), Nachwuchs in die Welt zu setzen und behält sich das für ruhigere Zeiten vor.

Zu viel Stress kann eine Androgenproduktion in den Nebennieren anregen. Darüber hinaus wird das Stresshormon Cortisol freigesetzt. Cortisol kann als das »Jetzt nur überleben, alles andere kann warten«-Hormon bezeichnet werden. Die Herstellung von Cortisol verbraucht die Ressourcen für die Produktion von anderen Hormonen, auch Progesteron. Bei Stress wird Cortisol vom Körper favorisiert. Progesteron, das für die weibliche Fruchtbarkeit gebraucht wird, steht hinten an. Aber noch andere körperliche Systeme werden durch das Vorhandensein von Cortisol vernachlässigt. Das ist sehr schädlich, wenn es auf Dauer stattfindet – chronisch sozusagen. Es beeinflusst unseren Hunger, unser Insulin und unsere Schilddrüsenhormone.

Sparen wir viele Kalorien ein oder verzichten massiv auf einen Nährstoff, wie Kohlenhydrate, passt sich unser Körper dem an. Er möchte nämlich überleben und ist schlau. Er lernt, mit weniger Kalorien am Tag auszukommen – der Stoffwechsel fährt runter. So kann bei einer Diät, die zu viele Kalorien einspart, der Grundumsatz von beispielsweise 1800 Kilokalorien auf 1600 oder niedriger sinken. So stellt der Körper sicher, dass trotzdem Körperfett eingelagert werden kann. Es ist der reine Überlebensmodus, da wir Frauen meist etwa 18 Prozent Körperfett benötigen. Alles darunter ist eher ungesund, natürlich von Frau zu Frau etwas anders. Einige Körper benötigen etwas mehr Körperfett als andere, um fruchtbar zu sein. Männer dagegen können mit weniger Körperfett auskommen. Ich weiß, das ist gemein! Aber dafür tragen sie keine sexy Kurven oder dürfen niemals ein Kind austragen. Dieses Privileg haben nur wir Frauen. Wahnsinn, oder?

Unsere Schilddrüse spielt ebenfalls eine wesentliche Rolle bei dieser Aufgabe und ist hauptsächlich dafür verantwortlich, unseren Stoffwechsel zu managen. Fährt der Stoffwechsel runter, ist das meist ein Zeichen, dass unsere Schilddrüse ihre Funktion etwas herunterschraubt – ein typisches Signal einer Schilddrüsenunterfunktion. Ein anderer Grund, warum es zu einer Schilddrüsenunterfunktion kommen kann, ist das massive Weglassen von Kohlenhydraten. Kohlenhydrate werden gebraucht, um bestimmte Schilddrüsenhormone herzustellen. Fehlen sie, wird die Produktion gedämmt. Das fährt den Stoffwechsel ebenfalls runter – und die weibliche Fruchtbarkeit genauso.

In Kürze

Auf längere Sicht ist die Reduktion von Kohlenhydraten für uns Frauen nicht gut. Für eine begrenzte Zeit von maximal vier bis sechs Wochen kann eine solche Ernährung (maximal einmal im Jahr) bei gesunden Frauen positive Auswirkungen auf eine Gewichtsreduktion haben. Das mag von Frau zu Frau unterschiedlich sein. Doch generell gilt, dass diese massive Einschränkung einer Nahrungsgruppe zu stressig für den weiblichen Organismus ist, besonders wenn dieser eh schon mit einer Hormondysbalance zu kämpfen hat!

In drei Schritten zu deiner optimalen Kohlenhydratzufuhr

Du hast nun gelernt, dass zu viele Kohlenhydrate (KH) und eine vermehrte Insulinausschüttung definitiv einen negativen Einfluss auf deine Hormone haben. Doch hast du auch gelernt, dass zu wenige Kohlenhydrate genauso fatal für deine Hormone und den weiblichen Zyklus sein können. Was ist also die richtige Menge, fragst du?

Die richtige Menge an Kohlenhydraten ist für jede Frau etwas unterschiedlich. Dabei hängt sie von verschiedenen Faktoren ab: existierende Krankheiten und Vorbelastungen, dein persönliches Level an Stress, wie viel du trainierst und wie dein Körper Kohlenhydrate verwertet. Im Folgenden zeige ich dir drei Schritte, die dir dabei helfen, dein persönliches und optimales Level an Kohlenhydraten zu finden.

Schritt 1: Finde deinen KH-Ausgangspunkt

Dieser erste Schritt ist sehr wichtig, um den Ausgangspunkt, sprich ein gutes Basislevel an Kohlenhydraten für dich zu finden. Daher ist es von großer Bedeutung, dass du deine Hormone verstehst. Lerne deine Hormone und tiefer liegenden Erkrankungen kennen, und ziehe sie in Betracht, um deinen Ausgangspunkt zu bestimmen. Danach kommt der Feinschliff. Hast du deinen Hormonstatus und andere Faktoren bestimmt, kannst du die Tabelle nutzen, um deinen Ausgangspunkt zu definieren.

Die folgende Tabelle kommt aus dem Buch *The Paleo Cure* von Chris Kresser (von mir übersetzt und ergänzt) und dient dazu, deinen richtigen Ausgangspunkt zu finden und ihn dann an deine ganz persönlichen Bedürfnisse anzupassen.

Bitte lass dich nicht von dem Begriff »Gewichtsreduktion« verleiten, in dieser Kategorie zu starten, wenn du eigentlich ein Problem mit deiner Schilddrüse oder den Nebennierenhormonen hast. Das ist wichtig! Ich weiß, du möchtest eventuell Gewicht verlieren. Lass mich dir aber versichern, dass eine radikale Reduktion an Kohlenhydraten für dich genau das Gegenteil bewirken könnte und eine ausreichende Zufuhr an guten Kohlenhydraten deinen Körper unterstützt, Stress zu reduzieren, um Gewicht zu verlieren. Ich spreche aus Erfahrung.

Gruppe	Kohlenhydrate in kohlenhydratreichen Lebensmitteln in Gramm	Zielgruppe
1. Sehr geringe KH-Zufuhr	< 50	• starke Blutzuckerprobleme • neuronale Erkrankungen (zum Beispiel Epilepsie)
2. Geringe KH-Zufuhr	50 bis 75	• PCOS mit vorhandener Insulinresistenz • starke Verdauungsstörungen • Gewichtsverlust • starke Stimmungsschwankungen
3. Moderate KH-Zufuhr	75 bis 150	• PCOS-Typen ohne Blutzuckerprobleme • Schilddrüsenunterfunktion • Nebennierenschwäche • Halten des Gewichts
4. Hohe KH-Zufuhr	> 150	• Athletinnen und sportlich sehr aktive Frauen mit PCOS • Schwangere und stillende Mütter • sehr schneller Stoffwechsel

IN WELCHER GRUPPE SOLLEST DU STARTEN?

Leidest du unter PCOS mit einer Insulinresistenz und/oder hast Übergewicht, ist eine Basisernährung mit geringer Kohlenhydratzufuhr (Gruppe 2) der beste Ausgangspunkt für dich.

Leidest du häufiger an Erschöpfung und weißt, dass deine Nebennieren etwas zu hart arbeiten (Stresshormone wie Cortisol und das Androgen DHEAS sind erhöht), dann ist eine moderate Kohlenhydratzufuhr (Gruppe 3) vermutlich der optimale Ausgangspunkt für dich. Das wird auch eher der Fall sein, wenn du keine Insulinresistenz hast. Ein weiteres Zeichen kann sein, dass du das PCO-Syndrom hast und unter- bzw. normalgewichtig bist. Vermutlich bist du dann eher PCOS-Typ 2 oder 3.

Kohlenhydrate und Stress

Kohlenhydrate wirken beruhigend auf den Organismus und können die Ausschüttung vom Stresshormon Cortisol tendenziell senken.[22] Aus diesem Grund sollten Frauen mit viel Stress nicht auf Kohlenhydrate verzichten bzw. sie nicht zu sehr reduzieren. Besonders am Abend, wenn die Ausschüttung von Cortisol natürlicherweise am geringsten ist, sollte nicht auf Kohlenhydrate verzichtet werden, wenn man allgemein erhöhte Cortisolwerte aufweist und/oder sich gestresst fühlt.

Wer intensiv Sport treibt, braucht genug Kalorien und ausreichend viele Kohlenhydrate. Starte dann im oberen Bereich der moderaten Kohlenhydratzufuhr (150 Gramm pro Tag). Falls du merkst, dass es zu viele Kohlenhydrate sein sollten, kannst du die Menge im nächsten Schritt anpassen. Schwangere oder stillende Frauen brauchen ebenfalls mehr Kohlenhydrate.

Mithilfe der Tabelle solltest du deinen Ausgangspunkt finden können. Für gewöhnlich rate ich keiner Frau, die erste Gruppe auszuprobieren, die mit »sehr geringe Kohlenhydratzufuhr« gekennzeichnet ist. Zumindest nicht für eine längere Zeit. Die meisten von uns werden sich in der zweiten oder dritten Gruppe wiederfinden. Einige werden ihren Ausgangspunkt in der vierten Gruppe wählen, um bestimmten zehrenden Bedingungen, wie massivem Sport, standzuhalten. Bist du dir nicht ganz sicher über deine Gruppe oder tendierst zu zwei Gruppen, rate ich dir, den Überschneidungswert als Ausgangspunkt zu nehmen. Als Beispiel: Du bist dir nicht sicher, ob du dich in Gruppe 3 oder 4 einordnen sollst. Dann wählst du eine Zufuhr von 150 Gramm Kohlenhydraten am Tag. Du wirst im Laufe der Zeit dein richtiges Level finden. Es ist dein Ausgangspunkt und daher nicht in Stein gemeißelt.

Sinnvoll rechnen

Die Angaben beziehen sich auf die Kohlenhydrate in sehr kohlenhydratlastigen Lebensmitteln, wie Brot, Kartoffeln, Haferflocken, Obst, Honig etc. Theoretisch enthält fast jedes Lebensmittel Kohlenhydrate. Kohlenhydratarmes Gemüse, wie zum Beispiel Gurke, Salat, Zucchini, Paprika oder Kohlsorten, solltest du nicht in deine tägliche Tagesration einrechnen.

Schritt 2: Integriere die Kohlenhydrate in deinen Tag

Nun heißt es einfach anfangen. Doch wie teilst du dir die Kohlenhydrate am besten über den Tag ein? Das kommt ganz auf deine persönliche Konstitution an. Generell rate ich, die meisten Kalorien und somit die meisten Kohlenhydrate zum Mittag zu sich zu nehmen. Das ist die Mitte des Tages, du hast bereits Arbeit geleistet, musst deine Energiereserven auffüllen und danach noch weiterarbeiten. Dafür brauchst du Energie, daher isst du am besten jetzt die meisten Kohlenhydrate.

Wenn du unter einer starken Insulinresistenz leidest und übergewichtig bist, solltest du abends die wenigsten Kohlenhydrate essen, da überschüssige Energie meist nicht mehr abgebaut wird. Es sei denn, du bist nach dem Abendbrot noch sehr aktiv.

Wenn du allerdings unter einer Nebennierenschwäche und/oder dem Nebennieren-induzierten PCO-Syndrom leidest, würden deine Hormone sehr wahrscheinlich von der beruhigenden Wirkung von Kohlenhydraten am Abend sehr profitieren (zum Beispiel von stärkehaltigem Gemüse wie Süßkartoffeln). Der Körper schüttet am Morgen natürlicherweise am meisten vom Stresshormon Cortisol aus, damit wir in die Gänge kommen. Im Laufe des Tages wird immer weniger Cortisol ausgeschüttet, damit wir abends zur Ruhe kommen und schlafen können. Das kannst du unterstützen, indem du am Abend Kohlenhydrate isst, da diese die Cortisolausschüttung eher senken.

Zu viele Kohlenhydrate?

Hast du abends mal über die Stränge geschlagen und merkst, dass du zu viele Kohlenhydrate gegessen hast? Dann schnüre deine Turnschuhe, und geh für einen Spaziergang raus. Allein dreißig Minuten an der frischen Luft regen die Zellen an, das Zuviel an Zucker (oder einen Teil davon) in Energie umzuwandeln. Bewegung bringt den Blutzuckerspiegel wieder etwas ins Lot und ist besser, als das Zuckerhoch auf der Couch über sich ergehen zu lassen.

Um ein Gefühl für die Mengen zu bekommen, ist es am Anfang eventuell ratsam, die kohlenhydratreichen Lebensmittel abzuwiegen. Das sollte aber nicht in Kontrollwahn ausarten. Einigen Frauen kann es helfen, ihre Mahlzeiten in einer Kalorienzähler-App festzuhalten und ein Gefühl dafür zu bekommen. Diese zeigen meist auch die Makronährstoffverteilung an. Aber Achtung, sie zeigen die Gesamtkohlenhydrate pro Tag an. Wir zählen die Kohlenhydrate aus kohlenhydratarmem Gemüse wie zum Beispiel Gurke nicht mit.

Diese Methode rate ich keiner Frau, die zu einer Essstörung neigt oder dazu tendiert, ihr Essen zu sehr zu kontrollieren. Ich rate es auch dann nicht, wenn diese Probleme weit in der Vergangenheit liegen. Ich denke, wer eine Vergangenheit mit einer Essstörung hat, wird ein sehr gutes Gefühl für sein Essen entwickelt haben. Angst sollte das Essen allerdings nicht kreieren!

Für ein allgemeines Gefühl habe ich dir eine kleine Tabelle mit Lebensmitteln erstellt, die ich häufig in meinen persönlichen Ernährungsplan integriere. Sie zeigt dir die Kalorien und den Kohlenhydratgehalt bei einer bestimmten Menge (etwa eine Portion) des Lebensmittels.

Meine liebsten Kohlenhydratquellen

Lebensmittel	Kalorien in kcal	Kohlenhydrate in Gramm
1 Banane	105	27
100 g Blaubeeren	57	7
100 g Apfel	52	11
30–50 g Haferflocken	112–168	18–30
80 g Quinoa (gekocht)	114	21
95 g brauner Reis (gekocht)	105	22
100 g schwarze Bohnen	91	16
100 g Kichererbsen	119	22
150 g Süßkartoffel	129	30
200 g Kartoffel (gekocht)	146	32
100 g Rote Bete	98	17
200 g Kürbis	56	10

Wie könnte nun dein Tag in Kohlenhydraten aussehen? Als kleine Einstiegshilfe gebe ich dir Beispiele für Gruppe 2 mit einer geringen Kohlenhydratzufuhr und Gruppe 3 mit einer moderaten Zufuhr. Am Ende wollen wir erreichen, dass du dein Essen nicht immer abwiegen musst. Ich möchte, dass du ein gutes Gespür dafür bekommst, was wo drinsteckt und was dein Körper in jedem Moment braucht.

Um es einfacher und übersichtlicher zu halten, konzentriere ich mich auf die Gruppen, die am häufigsten vorkommen. Eine Korrektur der Kohlenhydratmenge nach unten oder oben ist ganz einfach möglich und Teil von Schritt 3.

FRÜHSTÜCK

Ich rate dazu, etwa 30 Gramm Kohlenhydrate zum Frühstück zu essen. Doch je nach Gruppe wird sich deine Kohlenhydratmenge anpassen. Wer in Gruppe 2 (geringe Zufuhr) beginnt, bleibt zunächst bei etwa 30 Gramm Kohlenhydraten am Morgen. Wer in Gruppe 3 (moderate Zufuhr) startet, darf bis zu 50 Gramm Kohlenhydrate zum Frühstück essen. Sportlich sehr aktive Frauen brauchen vermutlich etwas mehr.

Geringe KH-Zufuhr

Das Frühstück mit einer geringen Zufuhr an Kohlenhydraten könnte beispielsweise ein Porridge aus 35 Gramm Haferflocken sein, mit 100 Gramm Blaubeeren garniert (das ergibt etwas weniger als 30 Gramm KH). Damit nicht zu wenige Kalorien aufgenommen werden, rate ich immer auch Fett (zum Beispiel Leinsamen) zum Porridge zu geben und gegebenenfalls auch zu einer Extraportion Protein (zum Beispiel Hanfsamen). Das macht länger satt und hilft, den Blutzuckerspiegel konstanter zu halten, da die Kohlenhydrate so langsamer in den Blutkreislauf gelangen. Eine andere Möglichkeit wäre mein KiBa-Smoothie (Rezept auf Seite 196). Smoothies können überhaupt ein super PCOS-Frühstück sein. Ebenso für Frauen mit Insulinresistenz, wenn sie nicht mit Früchten überladen werden. Ich rate, immer auch Grünzeug (zum Beispiel Spinat), gesunde Fette und vielleicht ein veganes, sojafreies Proteinpulver hinzuzufügen, damit es auch wirklich bis zum Mittag satt hält. So können Smoothies wahre Nährstoffbomben sein.

Moderate KH-Zufuhr

Wenn wir bei den gleichen Gerichten bleiben, könnte das Porridge beispielsweise mit 50 Gramm Haferflocken und 100 Gramm Blaubeeren zubereitet werden, was die Kohlenhydratmenge für das Frühstück auf etwa 37 Gramm erhöht. Eine halbe Banane erhöht sie noch weiter auf 50 Gramm. Auch hier empfehle ich immer etwas Fett zum Porridge (zum Beispiel Leinsamen). Eine andere Möglichkeit wäre der KiBa-Smoothie mit einer ganzen Banane, anstatt einer halben und/oder etwas mehr Kirschen.

Wer sportlich sehr aktiv ist und sich eventuell in die letzte Gruppe zählt, kann entsprechend den genannten Beispielen noch mehr Haferflocken zum Porridge geben und auch den Smoothie anpassen, indem die Menge der Zutaten mit Kohlenhydraten erhöht wird.

Frisch schroten

Wenn du Leinsamen, Sonnenblumenkerne und Co. in dein Porridge geben möchtest, empfehle ich, diese frisch zu schroten oder eine Wochenration zu schroten und in einem dunklen Glas im Kühlschrank aufzubewahren. Das Schroten setzt die guten Fettsäuren frei, und dein Körper kommt so besser an sie heran. Jedoch sind geschrotete Kerne und Samen sehr anfällig für Oxidation. Deswegen kaufe bitte keine bereits geschroteten Leinsamen. Die Fettsäuren wurden zu lange Licht und Sauerstoff ausgesetzt und sind wahrscheinlich bereits oxidiert, was entzündungsförderlich sein kann.

MITTAG

Iss zum Mittag die meisten Kohlenhydrate, da du bereits am Vormittag Energie verbraucht hast und noch für den restlichen Tag gewappnet sein möchtest. Iss allerdings nicht zu viele. Ein Pastagericht, ein Döner oder eine Pizza erhöhen die Wahrscheinlichkeit des typischen Nachmittagstiefs.

Geringe KH-Zufuhr

Zum Mittag kannst du zum Beispiel 45 Gramm Kohlenhydrate essen. Das wären 80 Gramm Quinoa mit 100 Gramm Kichererbsen auf einem leckeren Salat. Auch lecker ist eine gebackene Süßkartoffel mit frischem Gemüse oder ein frischer Salat mit Ofengemüse.

Moderate KH-Zufuhr
Starte mit etwa 50 bis 60 Gramm Kohlenhydraten. Das könnte eine gebackene Süßkartoffel mit Gemüse und etwas Quinoa sein oder mein Süßkartoffel-Curry mit Reis (Seite 206).

ABENDBROT
Zum Abendbrot wird es in der Regel die meisten Unterschiede geben. Während ich einigen rate, wenig Kohlenhydrate zu essen, sollten andere wiederum mehr zu sich nehmen. Hier kommt es auf deine hormonelle Konstitution an, auf die ich bereits eingegangen bin. Für viele bedeutet die Mahlzeit am Abend auch, dass die Verdauung nicht mehr ganz so stark ist. Einige mögen Salat hier gut vertragen, viele vertragen jetzt jedoch warmes gedünstetes Gemüse besser. Das zu wissen, kann zudem beim Schlafen helfen.

Was wann?

Ich stelle oft fest, dass mir Kohlenhydrate aus stärkehaltigem Gemüse (zum Beispiel Kartoffeln) besser bekommen als beispielsweise aus glutenfreier Pasta oder Brot. Oft werde ich nach Pasta und Co. am nächsten Morgen schwer wach; ich fühle mich wie gerädert. Ich fühle mich nach Süßkartoffeln, Roter Bete oder Kartoffeln am nächsten Morgen beschwingter. Esse ich glutenfreie Nudeln, beispielsweise zum Mittag, hat das keinen Einfluss auf meinen nächsten Morgen. Teste es für dich selbst aus.

Geringe KH-Zufuhr
Zum Abendbrot solltest du kaum Kohlenhydrate in Form von Getreide oder stärkehaltigen Produkten, wie Kartoffeln, zu dir nehmen. Am besten gönnst du dir mein Ofenhähnchen mit Pesto (Seite 220). Wenn du es gut verträgst, kann auch mein Caesar-Salat (Seite 218) ohne oder mit nur wenigen Süßkar-

toffeln ein wunderbar leckeres Abendbrot für dich darstellen. Du darfst so viel stärkearmes Gemüse essen, wie du möchtest.

Moderate KH-Zufuhr
Viele Frauen mit PCO-Syndrom, die keine Insulinresistenz haben und relativ schlank sind, neigen dazu, sich viel Stress auszusetzen. Diesen Frauen rate ich oft, abends Kohlenhydrate zu essen. Das kann das Nervensystem wunderbar beruhigen und den Schlaf verbessern. Du kannst zum Beispiel ein paar Kartoffeln zum Hühnchen oder den Caesar-Salat mit Süßkartoffel-Fritten essen.

SNACKS

Auch hier gibt es einige Unterschiede. Bei Stress kann es ratsam sein, Snacks einzubauen, um den Blutzuckerspiegel konstant zu halten und Stress durch einen Blutzuckerabfall zu vermeiden. Andere fahren besser, wenn sie weniger zwischen den Mahlzeiten snacken.

Geringe KH-Zufuhr
Generell ist es für Frauen mit Insulinresistenz besser, auf kohlenhydratreiche Snacks zu verzichten. Wenn man es bis zum Abendbrot nicht aushält, empfehle ich zum Beispiel ein Ei, Gemüse mit Hummus, eine Handvoll Nüsse oder, wenn man doch mal etwas Süßeres braucht, einen Apfel mit etwas Nussbutter.

Moderate KH-Zufuhr
Frauen in Gruppe 3, die eine Stress-induzierte Form vom PCO-Syndrom haben (PCOS-Typ 2) und/oder zu Erschöpfung neigen, kann es helfen, häufiger zu essen. So reagiert mein Körper auch viel besser auf Snacks zwischen den Mahlzeiten. Zusätzlich zu den Snack-Beispielen oben dürfen es außerdem ein paar Kohlenhydrate sein. Besonders dann, wenn der Körper viel Energie braucht und zu Unterzuckerung neigt. Daher gibt es manchmal einen Keks, einen frischen Smoothie oder eine heiße Schokolade bei mir.

GESTALTE DEINEN TAG INDIVIDUELL

All diese Beispiele sind Richtwerte und nicht das Nonplusultra. Dein Körper zeigt dir immer, was er braucht. Im nächsten Schritt möchte ich dir zeigen, wie du von dieser Basis aus arbeiten kannst, um deine ganz persönliche Kohlenhydratlast im Alltag zu finden. Wie immer gilt, dass jede Frau sehr individuell ist. Die genannten Tipps und Beispiele sollen dir dabei helfen, einen besseren und vor allem gesunden Umgang mit deinem Essen und dem Konsum von Kohlenhydraten zu etablieren. Bemerkst du allerdings, dass dir etwas nicht ganz so gut bekommt, dann halte nicht daran fest, weil du es in diesem Buch gelesen hast. Höre auf deinen Körper, denn du kennst ihn immer noch am besten.

Tipp: Obst ist gut!

Obst ist übrigens nicht dein Feind. Solange du keine Fruktosemalabsorption oder -unverträglichkeit hast, darfst du Obst essen. Sieh Obst als deinen Freund an. Zähle es einfach zu deinen Kohlenhydraten hinzu. Achte dabei auf die Menge an Kohlenhydraten in den verschiedenen Obstsorten und wie du ein bestimmtes Obst verträgst. Früchte enthalten so viele gute Nährstoffe, und sie schmecken einfach unglaublich frisch und lecker.

Einigen Frauen wird es guttun, frühmorgens auf Kohlenhydrate zu verzichten oder das Frühstück zu überspringen. Meist sind es Frauen mit Insulinproblemen, die einen großen Vorteil bei dieser Methode verspüren. Hier kann es ratsam sein, die »Fastenzeit«, die ja automatisch über Nacht passiert, noch etwas zu verlängern. Das kann sich positiv auf den Darm und auf die Insulinausschüttung auswirken. Doch im Laufe des Tages möchte dein Körper ein paar Kohlenhydrate haben. Am besten eignen sich dazu Lebensmittel mit Stärke (zum Beispiel Kartoffeln oder Reis). Die komplexen Kohlenhydrate der Stärke wirken sich positiv auf deine Schilddrüse aus und können dein Nervensystem beruhigen. Außerdem mögen die guten Bakte-

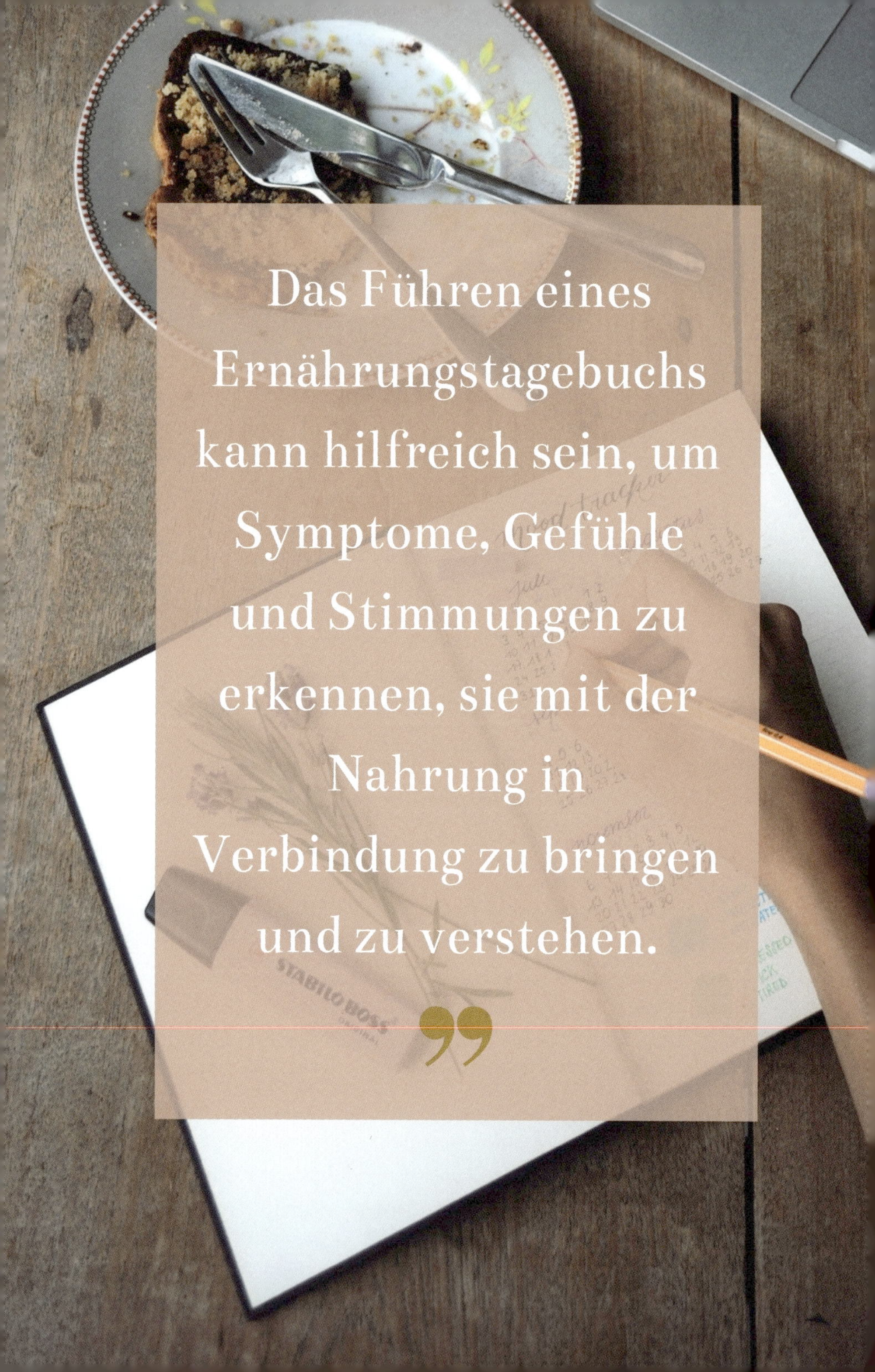

Das Führen eines Ernährungstagebuchs kann hilfreich sein, um Symptome, Gefühle und Stimmungen zu erkennen, sie mit der Nahrung in Verbindung zu bringen und zu verstehen.

”

rien in deinem Darm die Ballaststoffe der stärkehaltigen Lebensmittel sehr gern und unterstützen so einen gesunden Östrogenstoffwechsel.

Im nächsten Schritt geht es darum, zu experimentieren und deine Erfahrungen festzuhalten. Es geht um dein individuelles Wohlfühllevel an Kohlenhydraten und darum, wann du sie am besten verträgst.

Schritt 3: Finde dein persönliches KH-Level

Von deinem persönlichen Startpunkt aus gilt es nun zu experimentieren. Manchmal wird sich die Kohlenhydratmenge zu gering, manchmal zu hoch anfühlen. Es ist ganz normal, dass man am Anfang kaum ein Gespür dafür hat, wie sich ein Essen anfühlt. Man kann die Verknüpfung noch nicht herstellen. Über die Zeit, mit geübtem Bewusstsein und viel Geduld kommt dieses Gefühl. Das Aufschreiben von Mahlzeiten in einer Art Tagebuch, in Verbindung mit Symptomen, kann sehr hilfreich sein. Ich weiß, es scheint eine sehr anstrengende und überwältigende Aufgabe zu sein. Doch dieser Schritt ist sehr wichtig und sollte keinesfalls übersprungen werden. Das Aufschreiben und die Fähigkeit, Mahlzeiten mit Symptomen und Stimmungen in Verbindung zu bringen, ist heilsam und der wichtigste Schritt, um deine optimale Kohlenhydratzufuhr zu finden. Worauf solltest du also achten?

Deine Kohlenhydratmenge ist vermutlich zu hoch, wenn:

- dein Blutzuckerspiegel zu hoch ansteigt.
- du nach der Mahlzeit Heißhunger auf etwas Süßes hast, obwohl du voll bist.
- dich das typische Nachmittagstief oder allgemeine Müdigkeit heimsucht.
- du Verlangen nach Kaffee verspürst.
- du unter Stimmungsschwankungen leidest (nach dem Essen geht es dir meist besser, wenige Minuten oder Stunden später sackt deine Stimmung ab).

Deine Kohlenhydratzufuhr ist vermutlich zu gering, wenn:

- du dich träge, lustlos oder langsam fühlst.
- du Probleme während des Sports hast (zum Beispiel kaum Energie in einem Workout, wo du für gewöhnlich sehr gut abschneidest).
- du wenige Zeit nach oder zwischen den Mahlzeiten unter Nervosität, Ängsten oder innerer Unruhe leidest.
- du Erschöpfung oder Schwäche verspürst.
- du unter typischen Unterzuckerungserscheinungen, wie Schwindel, Kopfschmerzen und/oder Zittern leidest.
- du am Haaransatz schwitzt und/oder dein Herzschlag sich beschleunigt.

Vermutest du, dass du mit der Ausgangssituation zu viele Kohlenhydrate isst, passe sie nach unten an. Hast du hingegen das Gefühl, dass du mit deinem Basiswert zu wenige Kohlenhydrate isst, passe ihn nach oben an. Achte auf die Reaktionen deines Körpers, und protokolliere sie. Am Ende wirst du den »Sweet Spot« für dich finden, der anders als bei deiner besten Freundin aussehen kann. Und dieser ideale Punkt kann auch von Tag zu Tag variieren. Wenn du aktiver bist, wirst du mehr Energie brauchen. Daher esse ich zum Beispiel an Trainingstagen mehr Kohlenhydrate. Achte immer auf die Auswirkungen der einzelnen Mahlzeiten.

Wer sich kurze Zeit nach dem Mittag müde fühlt oder Heißhunger auf Süßes hat, hatte vermutlich zu viele Kohlenhydrate zum Mittagessen oder einfach nicht die »richtige« Art der Kohlenhydrate. Iss am nächsten Tag etwas weniger Kohlenhydrate zu dieser Mahlzeit oder probiere eine andere Kohlenhydratquelle aus (zum Beispiel Kartoffeln anstatt Pasta).

Wer hingegen im Laufe des Tages nervös wird und innere Unruhe verspürt (und aus diesem Grund einen Riesenappetit hat), hatte eventuell bis dahin zu wenige Kohlenhydrate. Iss am nächsten Tag eine Kartoffel mehr zum Mittag oder schon etwas mehr zum Frühstück. Eventuell musst du einen Snack einbauen.

Beispiel eines Ernährungstagebuchs

Montag		
Frühstück	Smoothie mit Blaubeeren & 1 Banane	Unruhig & nervös am Vormittag
Mittag	Salat mit Hähnchen & 1 Ofenkartoffel	Alles gut!
Abendbrot	Salat mit Kichererbsen	Ich hatte am Abend wieder Hunger & war unruhig
Abendsnack	½ Tafel Schokolade	Völlegefühl, wach – einschlafen fiel schwer

Dienstag		
Frühstück	Porridge mit Blaubeeren	Satt bis zum Mittag
Mittag	Curry mit Hühnchen & etwa 100 g Reis	Gegen 15:30 schlapp & müde. Morgen weniger Reis!
Abendbrot	Salat mit Kichererbsen + Blumenkohl aus dem Ofen	☺
Abendsnack	Goldene Express-Milch	Hat mich beruhigt & Appetit besänftigt. Super geschlafen!

Tipp: Testosteron nach dem Training senken

Iss nach dem Training eine Kleinigkeit oder deine nächste größere Mahlzeit. Während des Trainings neigt unser Körper dazu, vermehrt Testosteron auszuschütten. Das ist ganz normal und sollte nicht dazu führen, das Trainieren einzustellen. Wer nach dem Training immer fastet und zu lange mit der nächsten Mahlzeit wartet, kurbelt sein eh schon hohes Testosteronlevel allerdings unter Umständen noch mehr an. Es wurde gezeigt, dass eine Mahlzeit mit etwas Kohlenhydraten und Protein nach dem Training den Testosteronspiegel wieder senken kann.

Achte darauf, wie gut du schläfst. Manchen können Kohlenhydrate zum Abendbrot helfen, besser zu schlafen, da sie das Nervensystem beruhigen können. Andere schlafen viel besser, wenn sie am Abend weitestgehend auf Kohlenhydrate verzichten. Ein Heißgetränk nach dem Abendbrot und kurz vor dem Schlafengehen kann Heißhunger stillen und ebenfalls beim Einschlafen helfen.

Meine persönliche Geschichte mit den Kohlenhydraten

In der Vergangenheit habe ich sehr gern Pasta mit Tomatensoße gegessen. Schon damals fiel mir auf, dass ich nach dem Teller Nudeln zwar richtig voll war, doch mein Hunger auf Nachtisch war groß. Ich musste unbedingt etwas Süßes haben. Am Nachmittag hatte ich dann ein extremes Tief, wo nur ein Nachmittagsschlaf half. Wie du siehst, war das ein typisches Zeichen dafür, dass ich zu viele Kohlenhydrate zum Mittag hatte. Gemüse hat bei diesem Gericht fast komplett gefehlt.

Es bestand beinahe zu 100 Prozent aus Kohlenhydraten, die mein Körper nicht handhaben konnte. Heute esse ich solche Pastagerichte nicht mehr.

Meine Pestopasta aus Zucchinispaghetti und einer kleinen Handvoll glutenfreier Spaghetti (zum Beispiel Reispasta) sind allerdings eine optimale Mahlzeit für mich.

Eine Zeit lang verzichtete ich massiv auf Kohlenhydrate, da ich unbedingt eine ketogene Ernährung ausprobieren wollte. Mein Trainingspensum war zu diesem Zeitpunkt sehr hoch, und schon bald sollte ich mich im Training ohne Energie wiederfinden. Auch außerhalb des Trainings waren meine Muskeln erschöpft. Es war kein Muskelkater mehr. Es war pure Erschöpfung, was ich selbst beim Fahrradfahren und Treppensteigen merkte. Schon normales Laufen war anstrengend. Mein Körper hing auf einem Plateau fest. Ich hätte eigentlich extrem athletisch aussehen müssen, doch im Gegensatz dazu nahm ich an Fett zu. Ich stellte auch an mir selbst fest: Eine ketogene Ernährung ist für Frauen in den meisten Fällen absolut nicht ratsam. Macht man sie zu lang, kann das sogar zur Nebennierenschwäche und Mitochonrienpathie (siehe Infobox) führen.

Mitochondrienpathie

Mitochondrien sind die Kraftwerke unserer Zellen, die aus Kohlenhydraten und Fetten Energie in Form von ATP herstellen. Dabei bevorzugen sie Glukose. Bekommen sie zu wenig »Nahrung« zugeführt, können sie gewissermaßen krank werden. Wir fühlen uns dann erschöpft und schlapp. Unsere Leistungsfähigkeit nimmt ab. Deswegen sind Kohlenhydrate besonders für sportlich sehr aktive Menschen extrem wichtig.

So habe ich also mit massivem Kohlenhydratverzicht und gleichzeitigem Aufrechterhalten meines Trainingspensums mein Stresslevel noch mehr gesteigert. Damals wusste ich natürlich noch nicht, dass die ketogene Ernährung auch eine sehr negative Seite hat. Ich habe es zum Glück rechtzeitig gemerkt, korrigierte meine Kohlenhydratmenge nach oben, aber meine Nebennieren waren schon etwas angeschlagen. Erst mit viel Ruhe, noch mehr Kohlenhydraten und vielen gesunden Nährstoffen aus Obst und Gemüse wurde es langsam wieder besser.

Heute merke ich, wenn ich zu wenige Kohlenhydrate esse. Ich bin ängstlicher und fühle mich sehr nervös. Im Workout spüre ich die Erschöpfung. Ein klares Zeichen, mir eine Banane als Snack zu gönnen. Kohlenhydrate machen mir keine Angst mehr, da ich weiß, wie wichtig sie für meinen Körper sind.

Kurzfassung: In drei Schritten zu deiner idealen Kohlenhydratzufuhr

Schritt 1: Finde deinen Ausgangspunkt. Die Art von PCOS und andere Vorerkrankungen, Symptome und dein Level an Aktivität am Tag entscheiden im Wesentlichen, wie viele Kohlenhydrate du pro Tag brauchst. Ermittle mithilfe der Tabelle auf Seite 74 dein Basislevel.

Schritt 2: Integriere die Kohlenhydrate in deinen Tag. Im zweiten Schritt fängst du an, mit deinem Ausgangspunkt zu leben. In der Regel gilt, dass du zum Mittag die meisten Kohlenhydrate brauchst. Je nachdem, welche Art vom PCO-Syndrom du hast, kann es für dich besser sein, abends die Kohlenhydrate durch mehr stärkearmes Gemüse zu ersetzen.

Schritt 3: Finde dein persönliches KH-Level. Es gibt eindeutige Zeichen des Körpers, die dir verraten, ob du zu viele oder zu wenige Kohlenhydrate isst. Schau, wie sich dein Ausgangspunkt für dich anfühlt. Fühlst du dich besser, dann bleibe dabei. Fühlst du dich ängstlich oder nervös, erhöhe die Kohlenhydrate etwas. Hast du Heißhunger auf Süßes oder das bekannte Nachmittagstief, iss am nächsten Tag weniger Kohlenhydrate.

Zero Zucker – Zero Vorteile

In meiner Arbeit als Coach fällt mir auf, dass viele zwar auf Softgetränke verzichten, aber dann gern auf Säfte oder »Zero-Getränke« zurückgreifen. Doch Softgetränke – also Limonaden jeglicher Art (auch Cola) – sollten vom Ernährungsplan gestrichen werden. Gegen ein Glas auf der Party ist nichts einzuwenden, aber sobald es zur Gewohnheit wird oder sie »lediglich« am Wochenende getrunken werden, kann es problematisch werden. Softgetränke enthalten unglaublich viel Zucker und versteckte Kalorien, die wir oft nicht einberechnen. Sie sind wahre Kalorienbomben, denn schnell ist ein ganzer Liter (420 Kilokalorien, über 100 Gramm Zucker!) getrunken. Ich rate von Softgetränken ab.

Da die meisten wissen, dass Softgetränke gesundheitsschädlich sind, greifen so einige auf Zero-Getränke zurück, die keinen Zucker enthalten. Jedoch möchte ich auch von diesen abraten. Sie enthalten zwar keinen Zucker, werden stattdessen aber mit synthetischen Süßungsmitteln versetzt. Hierbei gibt es mehrere Probleme: Zum einem wird dem Körper durch die Süße vorgegaukelt, dass er etwas Süßes zugeführt bekommt. Da er es aber nicht bekommt, könnte das unseren Appetit anheizen, und wir essen mehr als nötig. Zum anderen können künstliche Süßstoffe (ähnlich wie Farbstoffe) gesundheitsschädlich sein. Oft werden mehrere Süßstoffe gleichzeitig in einem Produkt eingesetzt. Die Wechselwirkung dieser Stoffe ist aber meist nicht untersucht worden, und vor allem die Langzeitfolgen sind unbekannt. Studien weisen darauf hin, dass ein täglicher Konsum dieser Light-Getränke Nierenschäden zur Folge hat.[23] Außerdem zeigt sich, dass künstliche Süßstoffe die Darmbakterien negativ beeinflussen.[24] Ein Ungleichgewicht in den Darmbakterien wiederum wurde mit Übergewicht, Lebensmittelunverträglichkeiten, Glukoseintoleranz und demensprechend auch mit Diabetes in Verbindung gebracht.[25] Das ist ein Problem, da Menschen natürlich zu diesen Getränkealternativen greifen, weil sie gern Zucker und Kalorien einsparen möchten. Doch diese Getränke schaden dem Körper genauso stark.

Schon wenn in einem Zeitraum von einer Woche Light-Getränke konsumiert werden, kann sich das Darmmilieu negativ verändern und sich die Intoleranz gegenüber Glukose erhöhen. Es wird auch spekuliert, dass Süßstoffe Krebs, Allergien und Kopfschmerzen verursachen können, das ließ sich bisher allerdings noch nicht wissenschaftlich belegen. Aus all diesen Gründen rate ich vom Konsum diverser Light- und Zero-Produkte ab. Wenn sie einen so negativen Einfluss auf den Körper haben, können sie sich natürlich auch negativ auf unsere Hormone auswirken, denn alles im Körper ist vernetzt.

Die bessere Alternative

Die besten Getränke, die auch tatsächlich den Durst löschen und gesund für den Körper sind, sind simples Wasser und ungesüßter Tee. Möchte man sich allerdings erst mal den Konsum von geschmackshaltigen Getränken abgewöhnen, können diese Alternativen ganz schön fad schmecken. Man kann sich das Wasser dann mit ein paar frischen Kräutern oder Obst aufpeppen, und auch ein kleiner Teelöffel Honig im Tee wird nicht schaden. Wer sich wirklich schwer mit Wasser und Tee tut, dem rate ich zu Kokosnusswasser oder Saftschorlen. Bei Saftschorlen ist ein Verhältnis von einem Drittel Saft und zwei Dritteln Wasser zu empfehlen. Es ist besser, dass du diese Varianten trinkst, als deine Gesundheit mit zuckerhaltigen Limonaden oder süßstofflastigen Zero-Getränken zu gefährden. Taste dich schrittweise an ein Leben ohne diese Softdrinks heran, und zerbrich dir bitte nicht den Kopf über den Zuckergehalt von Saftschorlen. Ja, sie enthalten Fruktose, aber betrachte sie als Übergangslösung. Versuche, dir auf Dauer Wasser schmackhafter zu machen. Ich habe früher auch kein Wasser getrunken und fand Tee ohne Zucker grauenvoll. Heute empfinde ich es als den besten Durstlöscher, und es schüttelt mich bei süßen Getränken. Deine Geschmacksnerven passen sich an!

Darf man überhaupt noch Obst essen?

Eine der häufigsten Fragen, die mich erreicht, ist: »Julia, darf ich Obst essen? Da steckt ja so viel Fruchtzucker drin, und der sei schlecht für die Gesundheit.« Viele Frauen sind verunsichert. Obst – eigentlich so gesund und doch gefährlich?

Fruchtzucker, auch Fruktose genannt, wird im Körper anders verstoffwechselt als Glukose. Die Wissenschaft hat festgestellt, dass Fruchtzucker die Leber schädigen kann und vermehrt zu Übergewicht führt. Doch was wir nicht bedenken, ist die Tatsache, dass hier Fruchtzucker in seiner isolierten und hoch konzentrierten Form untersucht wurde. Das bedeutet, dass man zum Beispiel zuckerhaltige Softdrinks auf der einen Seite und Lebensmittel mit Fruktose-Glukose-Sirup auf der anderen Seite genommen hat, um deren Auswirkung auf unseren Körper nachzuweisen.[26] Fruktose wird sehr häufig und gern zum Süßen in verarbeiteten Lebensmitteln eingesetzt, weil es eine starke Süßkraft hat. Doch ist diese Fruktose die gleiche wie Fruchtzucker in Obst? Nein! In Obst finden wir den Fruchtzucker niemals in isolierter und hoch konzentrierter Form. Mit in Früchten enthalten sind Ballaststoffe, Wasser, Vitalstoffe und sekundäre Pflanzenstoffe. Diese Zusammensetzung verlangsamt die Aufnahme der Fruktose und ist im Ganzen sogar richtig gesund.

Obst ist das wahre Leben!

Wir brauchen die Ballast-, Vital- und sekundären Pflanzenstoffe und sogar die kleinen Bakterien, die sich auf der Oberfläche einer jeden Frucht befinden (es sei denn, sie wurde stark mit Pestiziden behandelt!) für einen gesunden Körper und einen frischen Teint.

Du bist, was du isst! Im Kapitel über Gemüse gehe ich etwas genauer auf die wichtigen und lebensspendenden Inhaltsstoffe ein. Insgesamt gilt: Iss mehr Gemüse als Obst. Hab jedoch keine Angst vor Früchten. Obst ist besser als jeder Softdrink und jede Tafel Schokolade. Greif also lieber zu Obst als zu Fertigprodukten. Sie werden dir und deiner Gesundheit tausendmal besser tun. Da sich viele dennoch einen kleinen Anhaltspunkt wünschen, bekommst du ihn hier:

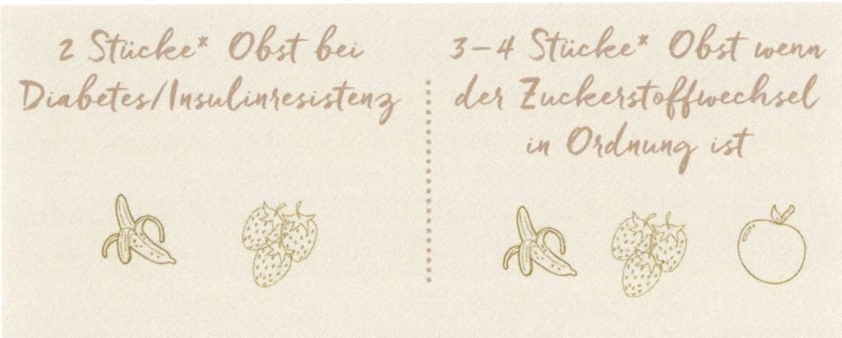

*ein Stück = z.B. 1 Banane, 100g Beeren, 1 Apfel, 1 Pfirsich

Erfolgsgeschichte

Michaela hat durch die Anpassung ihrer täglichen Kohlenhydratmenge und den Genuss von mehr grünem Gemüse einen besseren Stuhlgang, mehr Energie, reinere Haut und eine regelmäßige Periode bekommen.

Als Michaela zu mir kam, hatte sie nicht nur mit PCOS zu kämpfen, sondern litt auch sehr unter Hypoglykämie (niedriger Blutzuckerspiegel). Sie bekam deswegen das Zuckermedikament Metformin. Sie hat einen sehr anstrengenden Job und fühlte sich oft gestresst. Sie war erschöpft, weil sie ständig auf den Beinen war. Ihre Verdauung war sehr träge, und sie litt unter ständigen Verstopfungen. Weil es vielen Frauen bei PCOS geraten wird, versuchte sie, auf Kohlenhydrate zu verzichten. Stattdessen aß sie sehr viel tierische Produkte und trank viel Kaffee.

Doch ihr Blutzuckerspiegel machte ihr das Leben schwer. Durch den Verzicht auf Kohlenhydrate sank er ständig ab, was sie nur erschöpfter, zittrig und total vernebelt machte. Natürlich gingen damit auch Heißhungerattacken einher, und am Ende aß sie oftmals doch wieder sehr viele Kohlenhydrate. Dazu schlief sie sehr schlecht, weil sie unruhig und nervös war und sogar unter Herzrasen und Atemnot litt.

Als wir anfingen zusammenzuarbeiten, war der erste Schritt, ihre tägliche Kohlenhydratmenge langsam zu erhöhen. Wir begannen mit dem Frühstück, nahmen uns dann das Mittagessen vor und führten am Ende auch Kohlenhydrate am Abend ein. Sie stellte fest, dass sie über den Tag keine starken Blutzuckerabfälle mehr hatte. Früher war sie oft aufgewacht und hatte bereits gespürt, dass ihr Blutzucker zu niedrig war. Das Zufügen von

Zimt zu ihrem Frühstück stabilisiert nun ihren Blutzuckerspiegel zusätzlich – ein Effekt, der gut spürbar für sie ist. Sie schläft jetzt viel besser, weil wir uns außerdem auf die Stressreduktion konzentriert haben – hier helfen ihr Dankbarkeitsübungen und ruhige Yin-Yoga-Einheiten zu Hause. Und auch hier hatten die Kohlenhydrate ihren positiven Effekt, da stärkehaltige Lebensmittel am Abend das Nervensystem beruhigen können.

Kaffee braucht Michaela nun nicht mehr, um durch den Tag zu kommen. Sie stellte sogar fest, dass sich Kaffee ganz negativ auf sie auswirkt und sie sich damit gar nicht wohlfühlt. Er brachte ihren Blutzuckerspiegel nur noch mehr durcheinander und kreierte zusätzlichen Stress für ihren Körper. Nun trinkt sie lieber Tee und Wasser.

Den größten Teil ihres Tellers macht mittlerweile Gemüse aus. Tierische Produkte hat sie sehr reduziert, und Milchprodukte lässt sie weg. Dadurch hat sich ihre Verdauung stark gebessert, und auch ihre Haut profitierte von der Ernährungsumstellung. Sie ist nicht mehr entzündlich verändert, und die Hautunreinheiten sind viel weniger geworden. Ihre Periode bekommt sie nun auch wieder regelmäßig alle achtundzwanzig bis neunundzwanzig Tage. Metformin braucht sie nicht mehr.

Gluten

Die Verwirrung um Gluten ist hoch. Viele Menschen verzichten auf Gluten oder zumindest auf Weizen, mich eingeschlossen. Doch sollten alle Frauen mit dem PCO-Syndrom unbedingt dem Gluten Goodbye sagen? Was ist dran am ganzen Gluten-Gerede?

Was ist Gluten und wo steckt es drin?

Gluten ist ein Protein, das in Getreide vorkommt. Wir finden es in den üblichen Getreideprodukten aus Weizen, Roggen, Dinkel oder Gerste, in Produkten wie Bulgur und Couscous. Gluten ist das Protein, das Brot und Brötchen gut bindet und sie relativ fluffig macht. Doch Gluten steckt auch in vielen anderen Produkten, in denen wir es kaum vermuten würden: zum Beispiel in Fleischprodukten (nicht zuletzt, weil viele Tiere mit Getreide anstatt frischem Gras gefüttert werden), in Soßen, Marinaden und Bier.

Eine direkte Verbindung zwischen Gluten und dem PCO-Syndrom gibt es nicht. Ohne Frage sollten alle Menschen mit Zöliaki (einer chronischen Erkrankung des Dünndarms) Gluten vermeiden. Doch gibt es eine Reihe von Menschen, die von sich behaupten, dass sie sensibel auf Weizen oder Gluten reagieren, ohne Zöliakie zu haben. Ich denke, die Ursache hierfür liegt in einem ungesunden Darm mit einer durchlässigen Darmwand, auch »Leaky-Gut-Syndrom« genannt. Die Darmwand besteht aus einer Zellschicht mit für gewöhnlich dicht gepackten Zellen. Das bedeutet, dass keine Lücke zwischen den einzelnen Zellen vorhanden ist und somit keine unverdauten Nahrungsstücke, Giftstoffe oder Mikroorganismen in den Blutkreislauf gelangen können. Gleichzeitig besitzen die Zellen der Dünndarmschleimhaut kleinste fingerartige Fortsätze, Zotten genannt, sowie Einsenkungen, welche die Oberfläche der Zellen vergrößern. Durch diese vergrößerte Oberfläche werden kleinste Nahrungsbestandteile, zum Beispiel Aminosäuren (die kleinsten Bausteine von Proteinen) oder aufgespaltene Kohlenhydrate, in die Zelle aufgenommen und »auf der andere Seite« in den Blutkreislauf abgegeben. Nicht alles gelangt in die Zellen. Unverdaute Nahrung wäre zu groß, Giftstoffe schädlich. Diese würden für gewöhnlich im Darm verbleiben und beim nächsten Gang zur Toilette ausgeschieden werden. Kein großes Ding! Ein Problem besteht allerdings dann, wenn es auf einmal zu Lücken zwischen den Zellen kommt. Diese Lücken führen dann dazu, dass größere unverdaute Nahrungsstücke in den Blut- oder Lymphkreislauf gelangen können.

Aber wie kommt es zu diesen Lücken? Die Wand des Darm kann durch diverse Faktoren durchlässig werden. Zum Beispiel:

- eine Ernährung mit zu vielen Fertigprodukten und Zucker,
- zu viel Stress,
- Alkoholkonsum,
- Gebrauch von Antibiotika,
- eine Dysbalance der Bakterien im Darm (zu wenige von den guten und eventuell zu viele von den schlechten Bakterien),
- bakterielle Infektionen.

Studien zeigen, dass Frauen mit dem PCO-Syndrom häufiger eine bakterielle Dysbalance im Darm aufweisen und Anzeichen dafür zeigen, dass ihre Darmwand durchlässig ist.[27] Eine durchlässige Darmwand ermöglicht es, dass unverdaute Proteine und Pathogene (zum Beispiel Bakterien) die Darmwand durchqueren. Gelangen diese Moleküle in den Blutkreislauf, schlägt das Immunsystem Alarm. Unsere körpereigene Abwehr erkennt diese Moleküle als fremde Eindringlinge und aktiviert so eine Abwehrpatrouille, um sie zu bekämpfen. Ist unser Immunsystem so aktiv, dann werden Entzündungsprozesse hochgefahren.

Hashimoto

Einige Frauen mit dem PCO-Syndrom leiden auch an Hashimoto-Thyreoiditis – einer Autoimmunerkrankung, welche die Schilddrüse betrifft. Es besteht eine enge Verbindung zwischen Hashimoto und dem PCO-Syndrom, bei der zuallererst einmal das Hashimoto behandelt werden sollte. Viele denken bei Hashimoto an eine Schilddrüsenerkrankung. Das stimmt so allerdings nicht ganz. Es ist eine Erkrankung des Immunsystems, bei der es sich gegen körpereigenes Gewebe (hier die Schilddrüse) richtet. Das Immunsystem läuft dann auf Hochtouren und muss besänftigt werden. Eine antientzündliche Ernährung kann hier von großem Vorteil sein.

Das PCO-Syndrom ist an sich schon eine Krankheit, die in den meisten Fällen durch eine chronische Entzündung des Körpers gekennzeichnet ist. Daher kann es für manche Frauen von Vorteil sein, Gluten (oder zumindest Weizen) aus der Ernährung zu nehmen, um das Immunsystem zu beruhigen. Für mich persönlich sind Backwaren ein großes Problem, und ich merke an meiner Haut, dass mein Immunsystem damit nicht zurechtkommt. Merkst auch du, dass du sensibel auf Backwaren reagierst oder stellst du andere Unverträglichkeiten fest, sollte dein Augenmerk auf einer Heilung des Darms liegen, was eine Vermeidung von Gluten und/oder Weizen beinhaltet.

Ich habe erst durch diesen Test gemerkt, dass sich Brot und glutenhaltige Nahrung wie Steine in meinem Magen anfühlen. Außerdem zeigt sich eine entzündungsfördernde Ernährung auch immer in geröteter Haut mit vermehrten Pickeln in meinem Gesicht.

Mach den Selbsttest: Sind Gluten und/oder Weizen ein Problem für dich?

Um herauszufinden, ob du eventuell sensibel auf Gluten oder Weizen reagierst, kannst du einen simplen Selbsttest durchführen. Verzichte für mindestens dreißig Tage auf Gluten. Die Rezepte in diesem Buch sind alle glutenfrei und unterstützen dich bei diesem Vorhaben. Gleichzeitig zeige ich dir, wie einfach es ist, ohne Gluten auszukommen. Nach mindestens vier Wochen konsequenten Verzichts auf Gluten und Weizen, iss eine glutenhaltige Mahlzeit, zum Beispiel Roggenbrot. Achte hierbei darauf, dass sie noch kein Weizen enthält, und beobachte an diesem Tag, wie es dir nach dem Essen geht, aber auch am Morgen danach. Hast du Bauchschmerzen, fühlst du dich aufgebläht, hast du Blähungen oder fühlt sich deine Nase eventuell verstopft an? Hast du Ausschläge oder vermehrte Pickelbildung? Wie geht es dir am nächsten Morgen – bist du schlecht gelaunt, traurig oder depressiv? Hast du Verstopfung oder Durchfall? Das alles können Anzeichen für eine Glutensensibilität sein.

Merkst du nichts, dann iss für die nächsten drei Tage jeweils diese glutenhaltige Mahlzeit (ohne Weizen!), und beobachte weiter. Symptome können sich eventuell erst nach ein paar Tagen einstellen. Bemerkst du aber einen negativen Einfluss dieser Lebensmittel, heißt es für dich, hier zu stoppen. Du scheinst auf Gluten zu reagieren. Merkst du allerdings immer noch nichts, dann verträgst du Gluten vermutlich ganz gut und kannst nun versuchen, in den nächsten drei Tagen jeweils eine weizenhaltige Mahlzeit zu essen. Beobachte wieder, wie du darauf reagierst. Bemerkst du keine negativen Auswirkungen, dann wirst du Weizen und Gluten wahrscheinlich gut vertragen. Reagierst du nur auf Weizen, aber beispielsweise nicht auf Roggen, dann wird Weizen sehr wahrscheinlich ein Problemlebensmittel für dich sein. Manchmal ist es auch eine Frage der Menge. Unter Umständen können kleine Mengen durchaus toleriert werden.

Tipp: Noch besser kannst du deine Erfahrungen und Symptome mit deinem Ernährungstagebuch auswerten.

Mir fiel außerdem auf, dass ich am nächsten Morgen ganz gerädert aufwachte und ich ein Gefühl von Schwere in meiner Magengegend wahrnahm. Dennoch kann ich nicht mit Sicherheit sagen, ob Gluten und eine durchlässige Darmwand eine Mitursache von meinem PCO-Syndrom waren.

Zusammenfassend gibt es hier keine Faustregel, und es gilt, den Selbsttest zu machen. Wer ganz auf Nummer sicher gehen möchte, könnte einen Lebensmittelreaktionstest machen lassen. Den kann man sich nach Hause bestellen und sogar beim Gastroenterologen vornehmen lassen, obwohl Letzterer bei Beschwerden im Magen-Darm-Trakt aktiv wird. Eine Lebensmittelunverträglichkeit kann sich jedoch auch anders bemerkbar machen. Nicht immer muss es den Magen-Darm-Trakt betreffen.

Für mich ist klar, dass ich auf Gluten verzichte. Hast du einmal den Test gemacht und gemerkt, wie du dich ohne und mit diesen Lebensmitteln fühlst, kannst du das für dich selbst entscheiden.

Alternativen zu glutenhaltigem Getreide

- Buchweizen
- Quinoa
- Amaranth
- Mais (non-GMO)
- Hirse
- Reis

Bitte iss kein glutenfreies Junkfood! Mit dem Trend, glutenfrei zu essen, kommen immer mehr Produkte auf den Markt, die zwar glutenfrei sind, aber dafür andere unschöne Stoffe beinhalten. Wähle immer echte Lebensmittel und keine stark verarbeiteten!

Keine Angst vor Fett

Fett hatte lange einen sehr schlechten Ruf. Zum Glück ändert sich das gerade. Denn gesunde Fette sind essenziell für einen gesunden Körper und haben auch auf hormonelle Störungen einen wesentlichen Einfluss.

Welche Rolle spielen Fettsäuren in unserem Körper?

- Unsere Zellwände bestehen daraus.
- Viele Hormone, wie Östrogen, Progesteron und Testosteron, benötigen Fette (Cholesterol), um in den richtigen Mengen produziert zu werden.
- Es gibt Vitamine, die nur mit Fett aufgenommen und durch den Körper transportiert werden können. Dazu zählen Vitamin A, D, E und K.
- Unser Gehirn besteht zum Großteil aus Fett.

Wie du siehst, ist Fett ein essenzieller Baustein im menschlichen Organismus. Daher ist es sehr wichtig, dass wir ausreichend gesunde Fette zu uns nehmen. Fette verbessern die Stimmung und sind gut für Haare und Haut. Aus diesem Grund sollten gesunde Fette in jeder Mahlzeit zu finden sein.

Im Moment sind die ketogene Ernährung und »Low Carb, High Fat«-Diäten sehr hoch im Trend. Ich habe diese Ernährungsformen auch ausprobiert und in einigen Fällen können sie für einen kurzen Zeitraum empfehlenswert sein. Es sind jedoch keine Diäten fürs Leben – besonders nicht für uns Frauen. Erhöht man einen Makronährstoff zu sehr (hier Fett), dann spart man üblicherweise an einem anderen Makronährstoff (hier Kohlenhydrate). Es ist jedoch selten gut, einen Nährstoff für lange Zeit beinahe komplett aus dem Ernährungsplan zu streichen, weil es unserem Körper vorgaukelt, dass wir nicht genug Nahrung »finden«. Diese Art von Stress kann sich auf Dauer negativ auswirken, nicht zuletzt auf unsere Hormone. Der Körper möchte bei Stress nämlich auf keinen Fall Nachwuchs in die Welt setzen, was dazu führt, dass unser Zyklus für diesen Zeitraum aus dem Gleichgewicht gerät oder sogar komplett ausfällt.

Ich hatte mit der ketogenen Ernährungsweise keine Energie, Muskelschwäche, Sodbrennen, entzündete Haut und habe meinen Hormonen damit leider mehr geschadet als geholfen. Eigentlich wollte ich mit dieser Ernährungsform etwas Fett verlieren. Das Gegenteil war der Fall. Ich habe so viel Stress auf meinen Körper ausgeübt, dass er mehr Fett ansetzte.

Das soll nicht bedeuten, dass Fett schlecht ist. Es soll dir nur zeigen, dass Extremernährungen eben dies sind: extrem. Es ist viel wichtiger, mit deinem Körper zusammenzuarbeiten. Fett ist wichtig und wird vom Körper gebraucht. Die richtige Menge an guten Fetten ist gesund und lebenswichtig. Außerdem sorgen Fette in der Mahlzeit dafür, dass die Kohlenhydrate langsamer in den Blutkreislauf gelangen. So steigt der Blutzuckerspiegel langsamer an und bleibt konstanter.

Tipp: Gib Fett dazu!

Schon ein bis zwei Esslöffel Leinsamen oder Kokosöl im Porridge können es viel verträglicher machen. Mit etwas Fett halten uns Mahlzeiten länger satt.

Einigen Frauen mit dem PCO-Syndrom kann es helfen, etwas mehr Fette zu sich zu nehmen, anderen hilft es nicht so sehr. Es gibt Studien, die darauf hindeuten, dass manche von uns Fette besser vertragen als Kohlenhydrate.

Das deckt sich mit unserer Erkenntnis aus dem vorigen Kapitel »Kohlenhydrate: Best buddy oder worst enemy?«, denn nicht jede Frau verträgt Kohlenhydrate in größeren Mengen. Frauen mit einer Insulinresistenz sollten die Menge an Kohlenhydrate herunterfahren, dürfen dafür aber etwas mehr Fette zu sich nehmen. Diese werden von ihnen meist besser vertragen und können ihnen sogar beim Abnehmen helfen. Das zeigen auch Studien.[28] Wer jedoch zu den schlanken PCOS-Typen gehört und keine Insulinresistenz (und somit eine relativ hohe Insulinempfindlichkeit) aufweist, wird vermutlich besser auf eine Low-Fat-Ernährung und eine höhere Zufuhr von Kohlenhydraten ansprechen.[29]

In Kurzfassung: Hast du eine Insulinresistenz, dann schraube deine Kohlenhydrate runter (wie vorher beschrieben) und dafür die Zufuhr von gesunden Fette etwas hoch. Hast du keine Insulinresistenz, dann iss gesunde Fette in gemäßigter Menge, und setze lieber auf vollwertige Kohlenhydrate.

Fette sind nicht gleich Fette

Vielleicht hast du gemerkt, dass ich von »gesunden Fetten« gesprochen habe. Transfette in Schokolade, Gebäck, Fertig- und Fast-Food-Produkten wie Wurst und Würstchen sind keine gesunden Fette. Auch bin ich kein großer Fan von diversen Pflanzenölen (zum Beispiel Rapsöl oder Sonnenblumenöl). Sie gehören meist zu den ungesättigten Fettsäuren und sind daher instabil und/oder haben einen hohen Gehalt an Omega-6-Fettsäuren. Da ungesättigte Fettsäuren bereits während ihrer Herstellung oder beim Erhitzen oxidieren, können freie Radikale (= Stress) entstehen und so die Entzündungswerte im Körper erhöhen.

Auch Omega-6-Fettsäuren wirken in großer Menge entzündungsförderlich. Omega-6-Fettsäuren sind zwar essenziell und müssen unbedingt über die Ernährung aufgenommen werden, aber einen Mangel gibt es recht selten. Eher im Gegenteil: Wir befinden uns häufig im Omega-6-Überschuss. Dazu betrachtet man das Verhältnis von Omega-3- zu Omega-6-Fettsäuren im Körper, das idealerweise bei 1:1 bis 1:4 liegt. Heute jedoch weisen viele Menschen ein Verhältnis von 1:15 bis 1:20 auf.[30] Dabei gelten Omega-6-Fette als pro-inflammatorisch und Omega-3 als anti-inflammatorisch. Viele neigen durch ein massives Ungleichgewicht an diesen beiden Fettsäuren zu chronischen Entzündungen.

Tipp: Omega-3-Fettsäuren

Omega-3-Fettsäuren wirken stark entzündungshemmend und sollen sogar beim Abnehmen helfen. Du findest sie vorrangig in fettem Fisch. Wer Fisch nicht so gern mag, kann Fischöl oder Algenöl (auch in Kapseln) zu sich nehmen, um seinen Körper zu unterstützen. Ich nehme täglich Omega-3 zu mir.

Tierische Lebensmittel enthalten oftmals viele Fette. Dabei kann sich das Fettsäureprofil stark unterscheiden, je nachdem, was die Tiere zu fressen bekommen haben. Tierische Produkte aus der Massentierhaltung sind reich an Omega-6-Fettsäuren. Das liegt daran, dass sie mit Mais, Soja oder Weizen gefüttert werden. Das ist kostengünstig und macht die Tiere satt. Doch schon das Getreide enthält ein ungünstiges Verhältnis von Omega-6- zu Omega-3-Fetten, was sich später im tierischen Produkt (Ei, Fleisch, Milch) wiederfindet. Tiere aus artgerechter Haltung, die beispielsweise auf der Weide grasen können, zeigen ein deutlich günstigeres Verhältnis von Omega-6- zu Omega-3-Fettsäuren.

Auch Samen und Nüsse sollten nicht in Massen konsumiert werden. Sie enthalten im Schnitt viele Omega-6-Fettsäuren. Komplett meiden müssen wir sie aber nicht, es sei denn, du hast eine Unverträglichkeit gegen Nüsse. Eine Handvoll am Tag ist in den meisten Fällen okay und leistet mit reichlich Ballaststoffen und wichtigen Nährstoffen einen wichtigen Beitrag für eine gesunde Ernährung.

Für eine antientzündliche Ernährungsweise ist es also ratsam, weniger Fette von Fertigprodukten, einigen Pflanzenölen (wie Rapsöl) oder tierischen Produkten aus Massentierhaltung zu sich zu nehmen.

Gesunde Fette

Anstatt dich zu sehr auf die bisher genannten Fette und Lebensmittel zu konzentrieren, die du besser nicht essen solltest, konzentriere dich lieber auf die vielen anderen gesunden Arten. Versuche mehr von den folgenden Fetten in deinen Alltag zu integrieren:

- kalt gepresstes Olivenöl (eher kalt zu Salaten)
- kalt gepresstes Kokosnussöl (zum Braten und Backen)
- Avocado (eher kalt zu Salaten)
- Weidebutter oder Ghee (zum Braten und Backen)
- Nüsse und Samen (maximal eine Handvoll am Tag), ich bin großer Fan von Chia- und Leinsamen
- fetter Fisch (zum Beispiel Lachs) oder Fischöl
- Algen oder Algenöl

Tipp: Leinsamen

Ich verwende gern Leinsamen in meinem Porridge. Doch meist kommt die Verdauung dabei nicht an die guten Fette heran. Es gibt bereits geschrotete Leinsamen, von denen ich aber abrate. Durch die Aufspaltung in der Fabrik und die lange Lagerung in der Verpackung oxidieren die Fette und werden zu freien Radikalen (Stress!). Besser ist es, ganze Leinsamen frisch und kurz vor dem Verzehr in einer alten Kaffeemühle oder im Mixer zu schroten. So wird die Oxidation verringert und wir können die gesunden Fette besser aufnehmen.

Verkompliziere deinen Konsum an Fetten nicht. Füge lediglich eine Portion an gesunden Fetten zu jeder deiner Mahlzeiten hinzu und gern etwas mehr, wenn du eine Insulinresistenz hast und/oder noch andere Erscheinungen des Metabolischen Syndroms aufweist. Eine Portion könnte zum Beispiel eine halbe Avocado oder ein Esslöffel flüssiges Kokosöl im Smoothie sein. Anstelle des Fertigdressings misch dir ein leckeres Dressing aus einem Esslöffel Olivenöl, Zitrone und Salz. Fang einfach an, die Fette, die du bisher verwendet hast, gegen die genannten »guten« Öle und Fette auszutauschen. Schritt für Schritt.

Müssen wir uns bei PCOS vegan ernähren?

Tierische Produkte und das Thema Veganismus sind heiß diskutiert. Es gibt so einige, die behaupten, dass man als Veganerin das PCO-Syndrom nicht loswerden könnte, und dann gibt es die anderen Stimmen, die behaupten, dass gerade mit Veganismus das PCO-Syndrom besiegt werden kann. Noch weiter könnten die Meinungen nicht auseinanderliegen. Das verunsichert ungemein. Doch was ist denn nun richtig?

Während es für einige undenkbar ist, auf Fleisch zu verzichten, bekommen andere ein Gräuel, wenn sie nur daran denken, ein tierisches Produkt in die Hände zu nehmen. Ich bin der Meinung, dass es kein Richtig oder Falsch gibt, sondern dass es auf das Individuum ankommt. Ich denke, man muss nicht zum Veganer werden, um das PCO-Syndrom zu managen. Ich sehe die Gründe für eine Verbesserung der Symptome darin, dass beim Veganismus wesentlich mehr frische und gesunde Lebensmittel gegessen werden. Frisches Gemüse (wie du später lernen wirst) ist der Schlüssel zu einem gesunden Leben und unterstützt die körpereigene Entgiftung. Auch empfehle ich vielen Frauen, auf Milchprodukte zu verzichten. Hier könnte eine vegane Ernährung ebenfalls positiven Einfluss auf das PCO-Syndrom haben, da auf Milchprodukte komplett verzichtet wird, wenn man sich vegan ernährt.

Wenn du dich aus ethischen Gründen für eine vegane Ernährung entscheidest, ist das super. Ich möchte nur, dass du weißt, dass Veganismus nicht immer die Lösung beim PCO-Syndrom ist.

Der Proteinhunger will gestillt sein

Studien zeigen, dass wir so lange essen, bis unser Proteinhunger gestillt ist. Bas Kast umschreibt in seinem Buch *Der Ernährungskompass* ein ganz wundervolles Experiment: Zehn Menschen wurden zu einer kleinen Studie eingeladen, wo ihnen für zwei Tage zu jeder Mahlzeit ein gemischtes Büfett zur Verfügung gestellt wurde. Sie suchten frei aus und mussten das Essen nur abwiegen lassen. Nach zwei Tagen teilte man die Teilnehmer in zwei Gruppen ein, wobei sich die erste Gruppe an einem proteinreichen Büfett und die zweite Gruppe an einem proteinarmen Büfett bedienen durfte. Jeder durfte immer so viel essen, wie er wollte und bis er satt war, musste jedoch bei seinem ihm zugeteilten Büfetttisch bleiben. Auch hier wurde wieder abgemessen, wie viel die Teilnehmer aßen. Man stellte am Ende fest, dass die Teilnehmer, die sich an Tag drei und vier am proteinreichen Tisch bedienen durften, im Schnitt 38 Prozent *weniger* Kalorien zu sich nahmen als an den Tagen, wo sie vom gemischtem Büfett aßen. Die andere, proteinarme Gruppe nahm hingegen im Durchschnitt 35 Prozent *mehr* Kalorien zu sich als an Tagen des gemischten Büfetts. Dieses Experiment zeigt, dass wir tendenziell immer so lange essen, bis unser Proteinhunger gestillt ist.[31]

Das veranschaulicht die Wichtigkeit des Nährstoffs Protein. Während Kohlenhydrate und Fette als Energielieferanten dienen, stellen Proteine primär Bausteine für die Instandhaltung des Organismus dar. Sie sind Grundstoff unserer Muskeln, viele Hormone und Enzyme und so weiter. Wir brauchen also ein Mindestmaß an Proteinen in unserer Ernährung, da unser Körper ansonsten »abbauen« würde. Das erklärt auch unser Verlangen nach Proteinen. Sie sind essenziell für das Leben.

Nun allerdings schreibt Bas Kast in seinem Buch auch von einer sogenannten Eiweißverdünnung unserer Ernährung. Das meint, dass wir heutzutage Lebensmittel zu uns nehmen, die im Schnitt weniger Proteine beinhalten, dafür aber mehr Fett und/oder Kohlenhydrate. Dadurch tendieren wir dazu, uns kalorisch zu überessen, weil unser Eiweißhunger nicht so schnell befriedigt wird. So ist der relative Eiweißanteil in vollwertigen Lebensmitteln (zum Beispiel Fleisch mit etwa 52 Prozent Protein) viel höher als in verarbeiteten Lebensmitteln (zum Beispiel Wurst mit nur etwa 32 Prozent Proteinanteil). Auch Kartoffeln enthalten mit etwa 10 Prozent mehr Protein als Pommes oder Kartoffelchips, die im Schnitt nur einen Proteinanteil von 5 Prozent aufweisen.

Je natürlicher ein Lebensmittel ist, desto weniger »proteinverdünnt« ist es. Selbst Gemüse enthält verhältnismäßig viele Proteine und meist mehr als viele der verarbeiteten Lebensmittel.

Das wird besonders dann wichtig, wenn wir gern abnehmen möchten. Hier können wir uns nämlich den Effekt von sättigenden Proteinen zunutze machen, denn proteinreiche Diäten führen in der Regel zu einem stärkeren Gewichtsverlust als proteinarme Diäten.[32] Bevor wir jetzt aber Eier, Hühnchen und Co. ohne Ende auftischen, schauen wir uns noch die andere Seite der Medaille an.

Fleisch wird überbewertet

Ich bin nicht unbedingt für eine vegane Ernährung. Allerdings denke ich, dass wir in unserer heutigen Zeit sehr viel Fleisch essen und das Protein zwar notwendig, aber überbewertet ist. Wir können so viel darüber diskutieren, wie wir wollen, ob unsere Vorfahren Fleisch gegessen haben oder nicht (das Paleo-Argument). Fakt ist, dass sie es mit Sicherheit nicht im Ausmaß der heutigen Zeit getan haben. Wir müssen uns vorstellen, dass es damals sehr viel Arbeit gemacht hat, ein Tier zu erlegen. Schau dir doch mal eine Tierdokumentation über Afrika an. Selbst ein Löwe ist nicht immer erfolgreich darin, seine Beute zu schlagen. Es ist verdammt viel Arbeit! Nun stell dir den Menschen vor, der viel langsamer ist. Wie viel Energie die Jagd wohl damals gekostet hat? Durch unseren Intellekt und unsere Fähigkeiten haben wir natürlich einen Vorteil gehabt. Aber Fakt ist auch, dass pflanzliche Produkte damals viel leichter zu »erbeuten« waren.

Ich bin davon überzeugt, dass unsere Vorfahren zwar Fleisch und andere tierische Produkte gegessen haben, aber nicht jeden Tag. Das Erlegen eines Tieres war mit Sicherheit etwas ganz Besonderes, und von so einem Tier wurde lange gezehrt und alles verwertet. Heute sind wir da eher selektiv und essen nur die »schönsten« Stücke. Das ist verschwenderisch. Ich bin großer Fan davon, auch mal Leber zu essen oder Knochen für eine tolle und originale Brühe (also nicht aus der Tüte) zu verwenden. Fleisch muss aber nicht zum Zentrum unseres Tellers werden, und ein Gericht ist nicht nur dann vollständig, wenn ein tierisches Produkt enthalten ist. Gemüse sollte immer den Großteil auf unserem Teller ausmachen, und es braucht nicht immer Fleisch, um ein Gericht richtig nahrhaft zu machen. Auch pflanzliche Produkte enthalten Protein.

Es sei zudem gesagt, dass ein Zuviel an Protein vom Körper problemlos in Zucker umgewandelt werden kann. Der Bedarf an Protein ist sicherlich von Person zu Person unterschiedlich, und darauf verzichten sollten wir nicht, aber Eiweiß steckt in so viel mehr Lebensmitteln als nur in tierischen Produkten. Und eine Unmenge an Fleisch braucht es sowieso nicht, um unseren täglichen Proteinbedarf zu decken.

Viel oder wenig Protein?

Heutzutage wird eine Ernährung mit viel Protein als besonders gesundheitsförderlich angesehen, da es – wie schon erwähnt – beim Abnehmen helfen kann. Jedoch sehe ich in einer Ernährung, die zu mehr tierischen Proteinen als notwendig rät, große Probleme. Genauso wie ein Übermaß an Kohlenhydraten schlecht für den Körper sein kann, kann es auch ein Übermaß an vor allem tierischen Eiweißen sein. Besonders in der Fitnessindustrie wird ein hoher Konsum an Proteinen (meist in Form von Hühnchen, Eiern und Eiweißshakes) propagiert. Doch er kann Entzündungsprozesse im Körper fördern, und zwar auf verschiedenen Ebenen:

Giftiges Ammoniak und unsere Niere

Proteine bestehen aus Aminosäuren. Diese werden im Energiestoffwechsel unseres Körpers benötigt. Bevor sie genutzt werden können, muss jedoch eine stickstoffhaltige Aminogruppe abgespalten werden. Das ist Ammoniak, was zudem ein sehr starkes Zellgift ist. Zum Glück gibt es unsere Leber, die Ammoniak in den ungiftigen Harnstoff umwandeln kann. Dies benötigt unglaublich viel Energie, was eine eiweißhaltige Diät so effektiv macht.

Eine Energierechnung

100 Kalorien aus Eiweiß entsprechen nur ungefähr 75 aufgenommenen Kalorien, weil etwa 25 Prozent dieser Energie für die Umwandlung von Ammoniak zu Harnsäure gebraucht werden.

Der Harnstoff wird dann durch die Nieren ausgeschieden. Bei einer proteinreichen Diät müssen Leber und Niere sehr stark arbeiten. Das hält nicht jeder Körper aus. Die Überlastung kann zu chronischen Entzündungen und Krankheiten führen. Ich kenne jemanden persönlich, der durch eine Sportlerdiät (Reis, Brokkoli und Hühnchen, Eiweißshakes) mit Anfang zwanzig Nierenprobleme entwickelt hat. Dieser Zusammenhang ist natürlich nur meine persönliche Annahme. Aber wer viel Protein isst, sollte zumindest immer viel Wasser trinken, damit die Nieren mit der Reinigung des Körpers hinterherkommen.

Wachstumsfaktoren und das PCO-Syndrom

Protein ist der Makronährstoff, der Dinge in unserem Körper wachsen lassen soll. Aminosäuren liefern die Bausteine für Proteine, woraus unsere Zellen bestehen. Das bedeutet, dass unser Körper Aminosäuren und somit Eiweiße unbedingt braucht, damit zum Beispiel Kinder oder unsere Muskelzellen nach dem Training wachsen können. Außerdem werden sie zur Zellerneuerung benötigt. Jede Zelle muss irgendwann erneuert werden – Hautzellen alle zehn bis dreißig Tage, rote Blutkörperchen alle vier Monate, Dünndarmzellen alle zwei bis vier Tage. Das macht Proteine unerlässlich.

Nehmen wir Protein auf, produziert unsere Leber den insulinähnlichen Wachstumsfaktor (IGF-1), der unseren Zellen signalisiert, dass es nun Zeit ist zu wachsen. Je mehr Protein wir zu uns nehmen, desto mehr wird von IGF-1 ausgeschüttet. Dieses Phänomen macht man sich beim Kraftsport zum Vorteil, da es dort darum geht, Muskelmasse aufzubauen. Es wurde in Studien nachgewiesen, dass besonders Protein aus tierischen Quellen diesen Faktor erhöht und aber auch das Risiko für Volkskrankheiten steigen lässt.[33] Nun werden bei diesen Wachstumsprozessen nicht nur Muskelzellen zum Wachstum angeregt, sondern auch Krebszellen profitieren davon.[34] Sie sind Körperzellen, die sich unkontrolliert teilen und vermehren. Warum erwähne ich das? Ich möchte, dass du verstehst, was allgemein gut für deine Gesundheit ist, und ich denke, wir können uns darauf einigen, dass sich eine Ernährungsform, die das Krebsrisiko erhöht (auch wenn das gerade wenig mit dem PCO-Syndrom zu tun haben scheint), im Allgemeinen negativ in deiner Gesundheit und auch Fruchtbarkeit widerspiegeln kann.

Gleichzeitig hat die Erhöhung des IGF-1 einen direkten Link zum PCO-Syndrom. Frauen mit dem Syndrom wurden immer wieder mit einem geringen Level an IGF-Bindungsproteinen (IGFBP-1) in Verbindung gebracht.[35] Das sind Proteine, die sich an IGF-1 binden und es in ihrer Wirkung einschränken. Je weniger wir von IGFBP-1 in unserem Blut haben, desto mehr freie Wachstumsfaktoren können ihr Unwesen in unserem Körper treiben. Das ist insofern ungünstig, da IGF-1 die Ovarien anregen kann, vermehrt

Androgene zu produzieren. Testosteron ist immerhin das Hormon, das den Körper zu Wachstum anregen soll, und es ist bei den meisten Frauen mit dem PCO-Syndrom erhöht. Des Weiteren sorgt Insulin dafür, dass die Zellen unserer Eierstöcke sensibler auf IGF-1 reagieren. Frauen mit dem PCO-Syndrom tendieren allerdings häufig zu erhöhten Insulinwerten im Blut.[36]

Von daher kann der Konsum von zu viel tierischem Protein IGF-1 in unserem Blut erhöhen, das bei einem geringen Level an IGF-Bindungsproteinen nicht ausreichend »neutralisiert« werden kann. Somit ist das Risiko erhöht, dass es die Eierstöcke anregt, mehr Testosteron zu produzieren. Das wird durch einen erhöhten Insulinwert noch angetrieben.

Das bedeutet allerdings nicht, dass wir Protein meiden müssen, sondern es geht von einem Zuviel an tierischem Protein aus, das Wachstumsprozesse im negativen Sinne anregt. Es spielen immer noch andere Faktoren eine Rolle. In einer Studie steigt das Risiko stark an, wenn 20 Prozent oder mehr des täglichen Kalorienbedarfs aus tierischem Eiweiß bestehen. Das wären bei einer »Standardfrau« mit 2000 Kalorien am Tag 400 Kilokalorien, die von Fleisch, Eiern und Milchprodukten kommen. Das würde in etwa 95 Gramm reinem tierischem Eiweiß am Tag entsprechen (1 Gramm Eiweiß = 4,1 Kilokalorien). Eine moderate Proteineinnahme liegt zwischen 10 und 19 Prozent des täglichen Kalorienbedarfs und eine geringe Proteinaufnahme dementsprechend bei unter 10 Prozent.

Aus diesem Grund ist der Richtwert der Deutschen Gesellschaft für Ernährung e. V. (DGE) von 0,8 Gramm Protein pro Kilogramm Körpergewicht ein relativ guter Wert. Das würde bei einer 60 Kilo schweren Frau 48 Gramm Protein entsprechen. Nun kann der Proteinbedarf von Person zu Person sehr unterschiedlich sein. Jedoch sollte jeder mindestens 0,5 Gramm Protein pro Kilogramm Körpergewicht zu sich nehmen, was bei einer Standardfrau mit 60 Kilo 30 Gramm Eiweiß entspricht. Dieser Bedarf ist sehr schnell gedeckt: Dazu braucht es oft nur Haferflocken zum Frühstück und ein Hähnchenbrustfilet zum Mittag.

Auch wenn rotes Fleisch den IGF-1 Wert mehr ansteigen lässt als pflanzliches Protein, unterstützt die Studienlage hier meine Empfehlung, tierisches Protein nicht überzubewerten, doch auch nicht unbedingt aus dem Speiseplan zu streichen. Je höher dein Proteinkonsum ist (also je mehr du über 20 Prozent hinausgehst), desto mehr steigt dein Risiko für erhöhte IGF-1-Werte. Hier sei auch gesagt, dass der Körper einiger Menschen mit tierischen Eiweiß viel besser umgehen kann als mit pflanzlichen Proteinen, und wiederum gibt es Menschen, die mit pflanzlichem Protein besser umgehen können als mit tierischem. Erstere sind oft schlanke Personen, die schwer an Gewicht zulegen können, etwas mehr Protein benötigen und sehr schnell ungewollt abbauen würden, wenn sie auf tierisches Eiweiß verzichten würden.

Eine interessante Herangehensweise findet man hier im Ayurveda (der traditionellen indischen Heilkunst), wo jeder Mensch individuell angeschaut wird. Personen mit einem dominanten Pitta-Anteil (sie haben für gewöhnlich eine sehr kraftvolle Verdauung) vertragen und benötigen danach mehr Protein als Menschen mit einem hohen Vata- oder Kapha-Anteil. Ayurveda boomt. Möchtest du mehr über die indische Heilkunst und die drei Typen, die Doshas, wissen, musst du nur die Suchmaschine anwerfen. Ich empfehle dir zu diesem Thema den amerikanischen Heilpraktiker Dr. Stephen Cabral und seine Podcasts.[37]

Proteine bei schwacher Verdauung

Auch die Gesundheit deines Verdauungssystems spielt eine große Rolle. Ist dein Magen zum Beispiel nicht in der Lage, ausreichend Magensäure zu produzieren, kann das beim Verzehr von viel Protein unangenehm werden – besonders Fleisch wird dann zum Problem, da es mehr Protein enthält. Die Magensäure wird benötigt, um Eiweiße aus der Nahrung aufzubrechen und für den Körper brauchbar zu machen. Proteinreiche Nahrung kann andernfalls sehr schwer im Magen liegen. Der Körper kann mit erhöhten Entzündungswerten reagieren, und insbesondere Akne und Rosazea können durch zu wenig Magensäure begünstigt werden.

Erfahrungsbericht

Linh kam wegen dem PCO-Syndrom zu mir und vermutete ein paar Lebensmittelunverträglichkeiten, die ihre Symptome verschlimmerten. Eines dieser Lebensmittel war Fleisch.

Durch das Führen eines Ernährungsprotokolls konnten wir Linhs Symptome relativ schnell mit dem Verzehr von Fleisch und Tomaten in Verbindung bringen. Aus diesem Grund versuchte sie, diese Lebensmittel erst mal aus ihrem Ernährungsplan zu streichen. Das half ihrer Haut und zeigte uns, dass die unterschwellige Entzündung abnahm.

Jedoch fiel es Linh schwer, genügend Protein in ihre Ernährung zu integrieren, was sich bei ihr in einem Gewichtsverlust bemerkbar machte. Nehmen wir zu wenig Protein zu uns, baut unser Körper ab – bei eh schon schlanken Menschen auch gern Muskelmasse. Obwohl das Abnehmen für viele ein positiver Nebeneffekt ist, war es für Linh nicht gut, denn sie versuchte nie, Gewicht zu verlieren, da sie schon immer schlank war. Wir mussten also alternative Proteinquellen für sie finden. Fisch, Eier und die Integration von Hülsenfrüchten machten es ihr fortan leichter, und die Symptome besserten sich weiter. Für Linhs Körper scheint es sehr wichtig zu sein, dass sie ausreichend Proteine isst.

Auch hier sehe ich eine Verbindung zur positiven Wirkung von veganer Ernährung. Das liegt aber nicht an dieser Kost per se, sondern eher an einer Fehlfunktion des Verdauungstrakts. Vielmehr sollte das Magen-Darm-System geheilt werden. Die meisten Programme konzentrieren sich allerdings lediglich auf eine Darmsanierung und lassen die Wichtigkeit der Magensäure außen vor. Ich fand heraus, dass mir besonders rotes Fleisch Probleme bereitet – aufgrund von mangelnder Magensäure. Da die Magensäure nicht nur für die Verdauung von Protein wichtig ist, sondern auch als Schutz vor Bakterien und Keimen, empfehle ich, ihre Produktion zu unterstützen.

Tipp: Essig für den Magen

Deine Magensäure kannst du natürlich durch Apfelessig oder eingelegtem Ingwer, wie es beim Sushi Tradition ist, boosten. Einfach zwanzig Minuten vor einer proteinreichen Mahlzeit etwas eingelegten Ingwer essen oder einen Teelöffel oder Esslöffel Apfelessig in Wasser aufgelöst trinken.

»Jedes Böhnchen gibt ein Tönchen«

Nun gibt es aber auch Stimmen, die behaupten, Hülsenfrüchte wären die Übeltäter unserer Ernährung. So ist vor allem die Paleo-Bewegung dafür bekannt, Hülsenfrüchte aus der Ernährung zu streichen. Grund dafür sind einerseits die in ihnen enthaltenen Lektine und andererseits die Kohlenhydrate.

LEKTINE

Lektine sind die natürlichen Abwehrstoffe der Pflanzen. Hülsenfrüchte sind im Prinzip Samen, aus denen eine Pflanze entstehen soll. Als Schutz vor Fressfeinden hat sich die Natur Lektine einfallen lassen, damit die jungen Samen nicht sofort aufgefressen werden, bevor das Pflänzchen überhaupt eine Chance hat zu entstehen. Im menschlichen Körper sollen Lektine dazu in der Lage sein, die Darmdurchlässigkeit zu beeinflussen und können so im Verbund mit anderen problematischen Stoffen in unseren Blutkreislauf gelangen. Dort aktivieren sie das Immunsystem, was Entzündungen auslösen kann. Allerdings können die Lektine durch die richtige Zubereitung der Hülsenfrüchte deaktiviert bzw. in ihrer Aktivität gemindert werden.

KOHLENHYDRATE ALS FODMAPS

Hülsenfrüchte enthalten nicht nur viel Protein, sondern auch relativ viele Kohlenhydrate. Und es sind gerade die Kohlenhydrate, die einigen Menschen Probleme bereiten können, denn die meisten zählen zu den sogenannten FODMAPs. Hinter diesem Kürzel verbirgt sich fermentable oligosaccharides, disaccharides, monosaccharides and polyols. Diese kurzkettigen Kohlenhydrate können nicht von jedem komplett verdaut werden, was dazu führt, dass die Darmbakterien sie dann fermentieren. Dieser Fermentierungsprozess ist die Ursache für Verdauungsbeschwerden wie Blähungen.

Je gesünder der Verdauungstrakt und je besser die Zusammensetzung der Darmbakterien ist, desto weniger Probleme treten allerdings auf. Du siehst also, dass eine vegane Ernährung genauso Probleme bereiten kann wie eine nichtvegane. Ob wir etwas vertragen oder nicht, hängt zum Großteil von der Zubereitung und der Gesundheit unseres Verdauungssystems ab. Ich bin der Meinung, dass man (fast) alles in Maßen essen kann, wenn sich der Verdauungstrakt mit seinen Darmbakterien bester Gesundheit erfreut.

Probleme mit Fleisch und/oder Hülsenfrüchten?

Du musst keine Veganerin werden, um das PCO-Syndrom in den Griff zu bekommen. Wenn du Probleme mit Fleisch hast und mit seinem Verzehr deine Symptome in Verbindung bringst, dann schau, wie viel du davon isst und welche Qualität es hat.

- Isst du vielleicht zu viel tierisches Protein im Verhältnis zu Gemüse?
- Woher kommen deine tierischen Produkte? Aus Massentierhaltung mit Antibiotikaeinsatz? Oder aus artgerechter und biologischer Haltung?
- Ist deine Verdauung/dein Darm in Ordnung?
- Könnten Lebensmittelunverträglichkeiten Ursache deiner Symptome sein? Gegen Fisch, Fleisch und/oder Ei vielleicht?

Stell dir diese Fragen, und geh der Ursache auf den Grund. Wenn dein Darm beeinträchtigt ist und du Lebensmittelunverträglichkeiten hast, empfehle ich dir, dich an eine erfahrene Heilpraktikerin oder einen Heilpraktiker zu wenden und deinen Darm zu reparieren.

Was die Hülsenfrüchte betrifft: Ich denke, dass sie ein wichtiger Bestandteil einer gesunden Ernährung sind, da ihre löslichen Ballaststoffe unserem Darm und den dort lebenden Bakterien guttun. Lösliche Ballaststoffe sind sogenannte Präbiotika, die unsere guten Darmbakterien nähren.[38] Wir essen heutzutage allerdings zu wenig davon. Brot und kultiviertes Gemüse bieten nicht so viel, wie wir vielleicht denken. Die Jäger und Sammler früher aßen vermutlich über 100 Gramm an löslichen Ballaststoffen pro Tag. Heute kommen wir selten auf 11 Gramm. Hülsenfrüchte enthalten aber viele dieser gesunden Ballaststoffe, deswegen integriere ich sie gern in meine Ernährung.

Da Hülsenfrüchte neben Eiweißen aber auch Kohlenhydrate enthalten, solltest du die Menge gegebenenfalls im Auge behalten – gerade beim PCO-Syndrom mit Insulinresistenz. Doch sind auch diese Art Kohlenhydrate im Vergleich mit Zucker und Teigwaren gut. Hast du Probleme mit der Verdauung von Hülsenfrüchten, dann stell dir auch hier wieder Fragen:

- Wie viel an Hülsenfrüchten isst du täglich?
- Welche Qualität haben deine Hülsenfrüchte? Stammen sie aus biologischem oder konventionellem Anbau?
- Bereitest du deine Hülsenfrüchte richtig zu?
- Ist deine Verdauung/dein Darm in Ordnung?

Die Verdaulichkeit von Hülsenfrüchten ist tatsächlich so eine Sache und hast du sie noch nicht so wirklich in deine Ernährung integriert, kann es gern zu Gasbildung und Blähungen kommen. Das kann unangenehm sein, und es liegt an deinem Darmmilieu, das noch nicht auf diese Art Nahrung in großer Menge ausgerichtet ist. Ich rate zum Einschleichen. Fang also mit kleinen Mengen an, und arbeite dich hoch, um der Gasbildung entgegenzuwirken. Studien zeigen, dass sich die Verdauung nach wenigen Wochen an die neuen Lebensmittel anpasst. So erfuhren 50 Prozent der Teilnehmer einer Studie, die Gasbildung im Zusammenhang mit Hülsenfrüchten untersuchte, vermehrte Blähungen. Nach acht Wochen legten sich diese jedoch bei allen Teilnehmenden wieder, obwohl sie weiterhin Hülsenfrüchte aßen.[39]

Die richtige Zubereitung macht Hülsenfrüchte besser verdaulich

Hülsenfrüchte sind fester Bestandteil in der Ernährung vieler alter Völker. In Südamerika zum Beispiel sind Bohnen ein Grundnahrungsmittel. Unsere Vorfahren haben sich viele Gedanken um die richtige Zubereitung gemacht und sich Zeit zum Kochen genommen. Etwas, was wir heute nicht mehr wirklich tun. In Ländern, wo Hülsenfrüchte heute noch traditionell gegessen werden, werden sie über mehrere Stunden oder Tage eingeweicht, quellen gelassen, lange gekocht oder fermentiert. Das alles erhöht ihre Verdaulichkeit. Je besser sie vor- und zubereitet wurden, desto weniger Verdauungsbeschwerden sollten sie verursachen.

Ich empfehle, getrocknete Hülsenfrüchte über Nacht einzuweichen und dann länger zu kochen (wie in meinen Rezepten im dritten Teil des Buches), anstatt die Dosenvariante zu verwenden. Das ist einerseits preiswerter und schont andererseits die Umwelt und deinen Körper, da Metalldosen Schadstoffe an die Hülsenfrüchte abgeben können. Das Selberkochen mag zwar zeitaufwendig sein, lohnt sich aber. Durch das Einweichen und Kochen werden zum Beispiel die Lektine deaktiviert. Verträgst du die Hülsenfrüchte

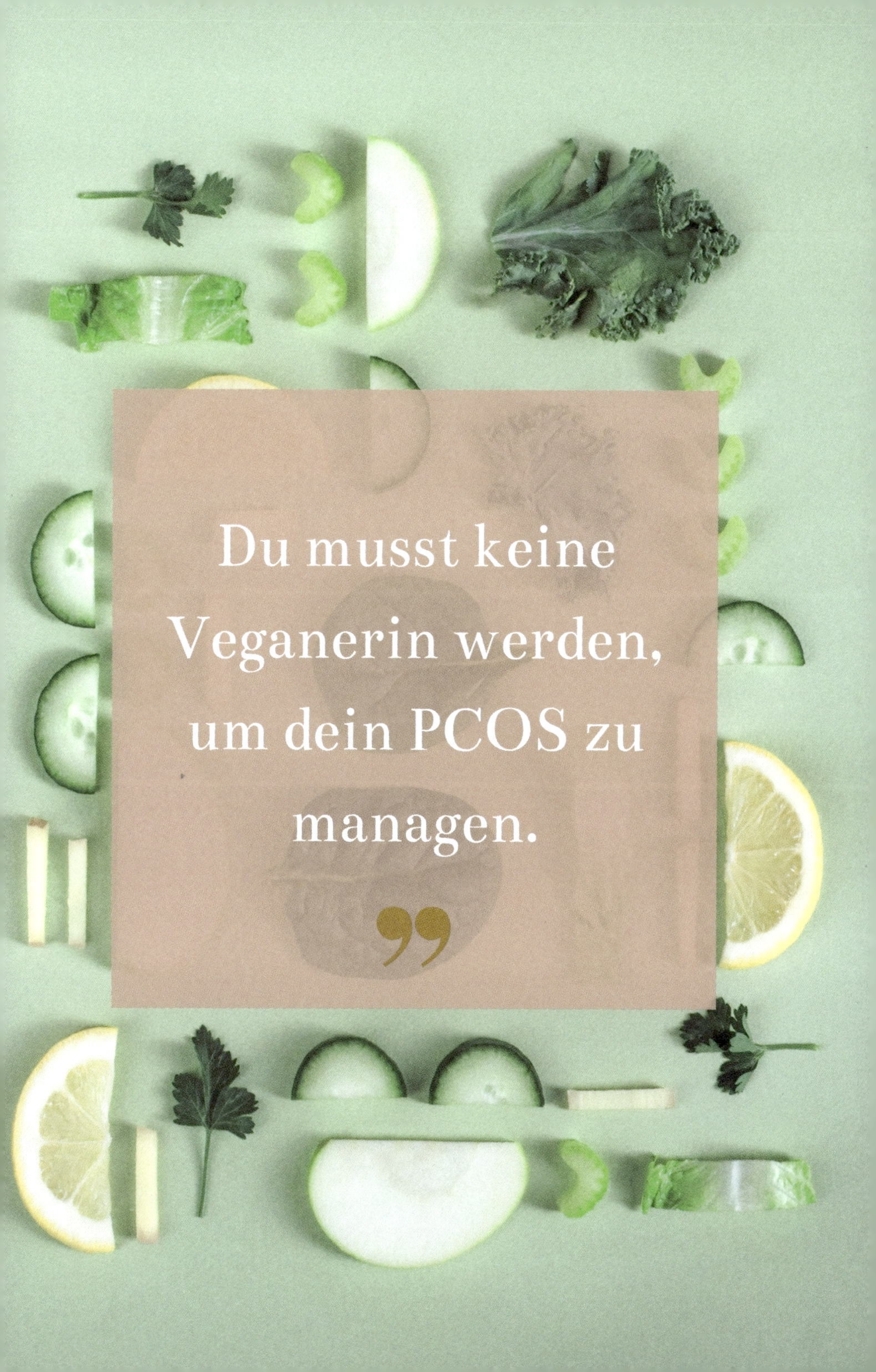

Du musst keine Veganerin werden, um dein PCOS zu managen.

”

nach der richtigen Zubereitung immer noch nicht so gut, dann wird es auch hier Zeit, sich um die Gesundheit deines Darms zu kümmern. Ein erfahrener Heilpraktiker oder eine Heilpraktikerin kann dir dabei weiterhelfen.

Soja – gut oder schlecht beim PCO-Syndrom?

Soja gilt als umstrittenes Lebensmittel. Viele raten bei Hormonstörungen vom Konsum ab. Doch gehen wir dem mal nach. Soja kommt von der Sojabohne. Die ist reich an Protein und enthält alle neun essenziellen Aminosäuren. Sie könnte aus diesem Grund also eine gute Proteinquelle für viele Veganer und Vegetarier sein. Zudem enthalten Sojabohnen wichtige Vitalstoffe, wie zum Beispiel Vitamin C. Sie haben in der asiatischen Kultur eine lange Tradition. Aber auch bei uns finden sich unzählige Sojaprodukte und waren eine lange Zeit die einzige pflanzliche Alternative zu Joghurt, Käse und Milch.

Nun müssen wir aber unterscheiden: Traditionell wurde und wird in Asien wenig verarbeitetes sowie fermentiertes Soja konsumiert. Bei uns sieht das schon ganz anders aus, denn oft findet man hochverarbeitete und unfermentierte Sojaprodukte in den Supermarktregalen, die wenig mit der natürlichen und traditionellen Herstellung von Soja zu tun haben.

Nicht oder wenig verarbeitete Sojaprodukte	**Stark verarbeitete Sojaprodukte**
Natto (fermentiert)	Sojamilch
Tempeh (fermentiert)	Sojakäse
Miso (fermentiert)	Sojaprotein
Sojasoße (fermentiert)	Fleischersatz aus Soja
Tofu	Sojajoghurt
Sojabohnen	

Warum steht Soja in der Kritik?

Sojaprodukte enthalten sogenannte Phytoöstrogene. Das ist ein natürlicher sekundärer Pflanzenstoff, der dem körpereigenen Östrogen sehr ähnlich ist. Das allein könnte bei empfindlichen Frauen den Hormonhaushalt durcheinanderbringen und einen Einfluss auf die Fruchtbarkeit haben. Man sagt, dass die Phytoöstrogene in Soja Östrogenrezeptoren im Körper entweder aktivieren oder hemmen können, da sie sich anstelle der aktiven körpereigenen Östrogene an sie binden. So kann sich die Östrogenaktivität im Körper steigern, weil die Rezeptoren aktiviert werden. Aber es kann auch die Östrogenaktivität im Körper senken, da die Östrogenrezeptoren für die aktiven Östrogene blockiert werden.

Die Studienlage zum Zusammenhang von Soja und dem PCO-Syndrom ist nicht eindeutig. Es gibt eine Studie, die zeigt, dass der Konsum von Sojaflavonoiden die Insulinausschüttung reduzieren kann und wichtige Marker, wie Triglyceride und Cholesterol, verbessert. Auch eine Reduktion von Androgenen (hier Testosteron und DHEAS) konnte festgestellt werden.[40] Eine weitere Studie weist darauf hin, dass Soja Hormonwerte bei PCOS verbessern könnte, in dem es LH, Testosteron und DHEAS senkt, ebenfalls LDL und Triglyceride.[41] Auch wird Soja mit verbesserter Fruchtbarkeit und höherer Schwangerschaftswahrscheinlichkeit in Verbindung gebracht.

Wird allerdings zu viel Soja konsumiert, kann das wiederum einen negativen Effekt auf die Eierstöcke haben und die Fruchtbarkeit senken. Aus diesem Grund wird eine geringe bis moderate Menge an Soja empfohlen: ein bis zwei Portionen pro Woche.[42]

Klingt ja alles richtig toll, oder? Aber es gibt auch noch ein paar Dinge zu beachten. So könnte ein sehr hoher Sojakonsum bei Frauen mit Schilddrüsenproblemen kontraproduktiv sein und zu einer Schilddrüsenunterfunktion führen bzw. sie begünstigen.[43] Ist das bei dir der Fall, solltest du Sojaprodukte eher in geringen Maßen und nach Absprache mit deinem Arzt zu dir nehmen.

GMO-Soja

Außerdem solltest du darauf achten, woher deine Sojaprodukte stammen. Soja ist ein Naturprodukt, das im großen Umfang genetisch manipuliert wurde (GMO), um Pestiziden und Co besser standzuhalten. Dementsprechend ist nicht nur seine Wirkung auf den Menschen auf längere Sicht unklar, sondern es wird häufig mit einer Unmenge an Pestiziden (zum Beispiel Glyphosat) besprüht. Diese wirken als Hormondisruptoren und sind somit eine große Sorge für Frauen mit dem PCO-Syndrom. Immer gilt außerdem: Je stärker verarbeitet ein Produkt ist (zum Beispiel Fleischersatz oder Sojajoghurt), desto mehr Zusatzstoffe müssen in der Herstellung verwendet werden, und das ist nie gut. Je natürlicher, desto besser!

Wann Soja auch in geringen Mengen schaden kann

Ich habe ja nun schon öfter die Darmgesundheit und das Immunsystem erwähnt. Ist der Darm geschädigt, können Lebensmittelunverträglichkeiten entstehen und genau wie Weizen, Gluten und Milchprodukte ist auch Soja ein typisches Lebensmittel dafür. Isst du schon seit längerer Zeit Soja, lohnt sich auch für dieses Lebensmittel eine Eliminationsdiät (wie auf Seite 100 für Gluten und Weizen beschrieben), um herauszufinden, ob dein Körper darauf negativ reagiert. Solange du Lebensmittel isst, die dein Immunsystem aktivieren und somit stille Entzündungen fördern, kann es deine Hormonbalance beeinträchtigen. Du wirst feststellen, dass ich Soja im Rezeptteil komplett meide. Es ist für mich kein typisches Produkt in Deutschland und Europa. Ich denke, dass die ethnische Herkunft eines Menschen bei der Wahl der richtigen Lebensmittel definitiv berücksichtigt werden sollte. Soja ist ein traditionell asiatisches Produkt. Nichtsdestotrotz lehne ich Soja auch für uns hier nicht komplett ab, und auch ich esse sehr selten mal Sojaprodukte, bin aber kein Fan davon.

Meine Empfehlung: Wenn du Sojaprodukte essen möchtest, verwende wenig verarbeitete Sojaprodukte (am besten fermentiert) in Bio-Qualität in geringen Mengen. Das beutetet etwa ein bis zwei Portionen Tempeh, Miso oder Ähnliches pro Woche. Bei Schilddrüsenproblemen sollte dazu der Arzt befragt werden.

Das Problem mit der Milch

Eine gängige Empfehlung für Frauen, bei denen das PCO-Syndrom diagnostiziert wurde, ist der Verzicht auf Milchprodukte. Es gibt viele Gründe, warum wir Milchprodukte meiden sollten. Genau wie Gluten, können sie nämlich Entzündungsprozesse im Körper anregen. Da das PCO-Syndrom an sich schon ein Zeichen für einen sehr gestressten Körper mit chronischer Entzündung ist, kann der Konsum von Milchprodukten diesen Stress nur erhöhen. Da diese Nahrungsmittel in einer veganen Ernährung weggelassen werden, könnte auch hier der Grund dafür liegen, dass manche mit einer veganen Ernährung Erfolge beim PCO-Syndrom erzielen. Milchprodukte können mit vielen Problemen einhergehen, wie die folgenden Absätze zeigen.

Milch kann viele Hormone enthalten

Wir müssen uns klarmachen, dass die Milch von Tieren, genauso wie die Milch von Menschen, für deren Nachwuchs gemacht ist. Milchprodukte sollen den Nachwuchs nähren und sein Wachstum anregen. Daher können auch natürliche weibliche Hormone in der Milch enthalten sein (denn möglicherweise waren die Kühe wieder trächtig) und in unserem Körper ein Ungleichgewicht kreieren. Auch Hormone, die das Wachstum der Kälber fördern, sind präsent. So finden wir in Milchprodukten Testosteron und andere Androgene,[44] die in Frauen mit dem PCO-Syndrom ohnehin schon erhöht sind. Männliche Hormone stellen häufig die Hauptursache für Akne dar – und Milchprodukte sind laut Studien eng mit Akne verbunden.[45] Das Weglassen von Milch kann das Hautbild verbessern.

Milch kann insulinähnliche Wachstumsfaktoren erhöhen

Über insulinähnliche Wachstumsfaktoren (IGF-1) haben wir bereits in Verbindung mit Protein gesprochen. IGF-1 ist ein Protein in deinem Körper, das Wachstumsprozesse anregen soll. Das macht sehr viel Sinn, wenn wir bedenken, dass Milch für Säuglinge gedacht ist. Wie der Name schon sagt, ist IGF-1 dem Hormon Insulin sehr ähnlich und kann dessen Ausschüttung erhöhen. Vermehrtes Insulin wiederum kann die Produktion von männlichen Sexualhormonen steigern.

Auch Kühe sind, was sie essen

Dem Futter von Tieren wird eine Menge beigemischt, das wir so indirekt mitkonsumieren. In konventioneller Tierhaltung werden oft Antibiotika als Vorsorge mit ins Futter gemischt, damit sich bakterielle Infektionen nicht ausbreiten können. Spuren von Antibiotika können daher auch in Milchprodukten nachgewiesen werden. Doch Antibiotika können unseren Darm und somit unser Immunsystem schädigen. Außerdem grasen die meisten Kühe nicht auf der Wiese, sondern werden im Stall mit Getreide oder auch Sojaprodukten gefüttert. Das verändert den Fettgehalt der Milch, sodass mehr Omega-6-Fettsäuren enthalten sind, die im Übermaß Entzündungen im Körper fördern. Ein weiteres großes Problem ist, dass konventionelle Bauern nicht so viel Acht auf die Qualität des Futters ihrer Kühe legen. So kann das gefütterte Getreide zusätzlich mit Pestiziden und anderen Chemikalien belastet sein. Diese finden sich später in der Milch wieder und können auf unsere Zellen wirken.

Unser Immunsystem kann bei Kasein Alarm schlagen

Viele Krankheiten beginnen mit einem ungesunden Darm. Wird dieser zu irgendeinem Zeitpunkt in unserem Leben durchlässig, dann können größere

Essensmoleküle in den Blutkreislauf gelangen. Unser Immunsystem schlägt hier allerdings Alarm. Das Milchprotein Kasein kann dabei von ihm als Schädling angesehen werden. Dies führt zu unterschwelligen Entzündungen im Körper und trägt dazu bei, dass unser Körper aus dem Gleichgewicht gerät.

Du siehst, was Milch in unserem Körper anrichten kann und welche Rolle es bei hormonellen Störungen, wie dem PCO-Syndrom, einnimmt. Ich persönlich habe mich gegen den Konsum von jeglichen Milchprodukten entschieden. Für mich war es eine sehr gute Entscheidung. Mein Körper kommt ohne Milchprodukte viel besser zurecht.

Am besten machst du einfach den Selbsttest, ob Milchprodukte einen Effekt auf deinen Körper haben. Meine Rezepte kommen alle ohne sie aus. »Pflanzenmilch« aus Kokosnüssen oder Mandeln sind sehr gute Alternativen und schmecken hervorragend. Kokosnussjoghurt ist für mich die beste Alternative zu Joghurt und für alle, denen es schwerfällt, auf Käse zu verzichten, gibt es im Rezeptteil leckere vegane Käseideen.

Aber wir brauchen doch Milch für unsere Knochen!

Milchprodukte werden sehr häufig für starke Knochen beworben: Sie enthalten Kalzium, das für unsere Knochen extrem wichtig sei, ansonsten könne es im Alter zu Osteoporose kommen. Das ist ein sehr großer Mythos! Fakt ist, dass Milchkonsum die Knochenstärke nicht steigert oder Knochenbrüche minimiert. Im Gegenteil! Studien weisen sogar darauf hin, dass der Konsum von Milcherzeugnissen Knochenbrüche um 50 Prozent wahrscheinlicher macht.[46] Betrachtet man die Ernährung der gesamten Weltbevölkerung, haben Völker, die kaum Milchprodukte zu sich nehmen, ein viel geringeres Risiko für Osteoporose als die milchtrinkende westliche Welt. Wir können Kalzium genauso gut über dunkelgrünes Gemüse zu uns nehmen. Wir brauchen also keine Milch, um uns vor zerbrechlichen Knochen im Alter zu schützen. Ausreichend Vitamin D scheint laut Studien eine viel größere Rolle für starke Knochen zu spielen.[47]

Mach den Selbsttest: Ist Milch ein Problem für dich?

Verzichte für mindestens dreißig Tage auf jegliche Milchprodukte. Die Rezepte in diesem Buch sind alle frei davon und unterstützen dich bei diesem Vorhaben. Schau nach vier Wochen konsequenten Verzichts auf Milchprodukte, wie sich deine Haut verhält. Sind eventuelle Unreinheiten weniger geworden? Oft wirkt sich Milch auch auf den Nasen- und Rachenraum aus. Stellst du hier Veränderungen fest, zum Beispiel weniger Schleim? Gibt es andere positive Veränderungen?

Manche Frauen mit dem PCO-Syndrom (aber nicht alle!) vertragen Milchprodukte aus Ziegen- oder Schafsmilch. Nach einer Phase des Weglassens kannst du daher zum Beispiel Ziegenkäse in Bio-Qualität in deine Ernährung integrieren. Beobachte, wie es dir dabei geht und welche Zeichen dir dein Körper gibt. Verändert sich auf einmal dein Stuhlgang, fühlst du dich aufgebläht oder hast wieder mehr Unreinheiten auf der Haut? Fühlt sich dein Nasen- und Rachenraum verschnupft oder verschleimt an? Dann solltest du lieber ganz auf diese Produkte verzichten. Merkst du, dass du sie super verträgst, könntest du dich nun – neben dem Ziegenkäse – an einen leckeren Schafsjoghurt trauen. Beobachte wieder, wie es dir damit geht.

Führe immer nur ein Produkt nach dem anderen ein, um wirklich schauen zu können, wie sich dein Körper verhält. Fängst du nach dem Verzicht von null auf hundert an, kannst du kaum genaue Rückschlüsse ziehen. Manchmal kommt es tatsächlich auch nur auf die Menge an Milchprodukten an. Mit ein bisschen kann dein Körper eventuell umgehen.

Es gibt viele Gründe, warum eine vegane Ernährung gut für dich sein kann. Doch musst du nicht zu einer Veganerin werden. Den Verzicht auf Milchprodukte halte ich für wichtig, doch der Verzicht auf Fleisch ist nicht unbedingt notwendig, da hiermit häufig auch ein Mangel an bestimmten Vitaminen und Mineralien einhergeht. Typische Mängel sind Vitamin B12 und Eisen.

Allerdings denke ich, dass der Konsum von Tieren aus Bio-Haltung (oder Wild) zu bevorzugen ist. Die Menge macht's aber auch dabei, und ein Übermaß an Fleisch ist nicht ratsam. Genauso wenig ist eine vegane Ernährung mit zu viel Getreideprodukten ratsam. Wer viele vegane Fertigprodukte und dazu Backwaren, aber wenig Gemüse verzehrt, wird kaum gesund sein oder werden. Schnell kann man sich bei einer veganen Ernährung an Kohlenhydraten überessen, was beim PCO-Syndrom mit Insulinresistenz nicht von Vorteil ist.

Iss mehr Gemüse

Nachdem wir in den vorangegangenen Kapiteln besprochen haben, was du eher nicht so viel essen solltest, möchte ich dir nun den »heiligen Gral« unserer Ernährung zeigen. Etwas, wovon du so viel essen kannst, wie du möchtest, und was bei mir persönlich und meinen Coaching-Klienten den größten Unterschied für die Hormone gebracht hat: Gemüse. Und vor allem grünes.

Bei allem Clean Eating (wo meine Reise durch die Hormonstörung eigentlich begonnen hatte) und »gesunder Ernährung«, war die Erhöhung meines Gemüsekonsums sicherlich die Komponente, die besonders viel für mich gerichtet hat.

Wenn ich meine Klienten zu Beginn unseres Coachings frage, ob sie denn ausreichend Gemüse essen würden, sagen die meisten »Ja«. Schaue ich mir aber ihr Ernährungsprotokoll an und lasse mir berichten, was sie genau für Gemüse essen, stelle ich meist fest, dass es noch viel zu wenig Gemüse ist und erst recht zu wenig von dem wunderbaren Gemüse, das ich dir in diesem Kapitel gern empfehlen möchte.

Warum »Clean Eating« für mich nicht ausreichte

Selbst wenn ich durch das Clean Eating meinen Anteil an Gemüse schon deutlich hochgefahren hatte, machten »gesunde Vollkornprodukte« und »gutes« Fleisch noch den größten Teil meiner Mahlzeiten aus. Es hat meine Hormone definitiv in die richtige Richtung gelenkt, denn Zucker hatte ich (auch durch das Weglassen von Fertigprodukten) drastisch reduziert. Doch meine Verdauung war trotz Clean Eating noch eine Katastrophe. Ich litt sehr häufig an Verstopfungen, was für mich schon normal war. Ich kannte nichts

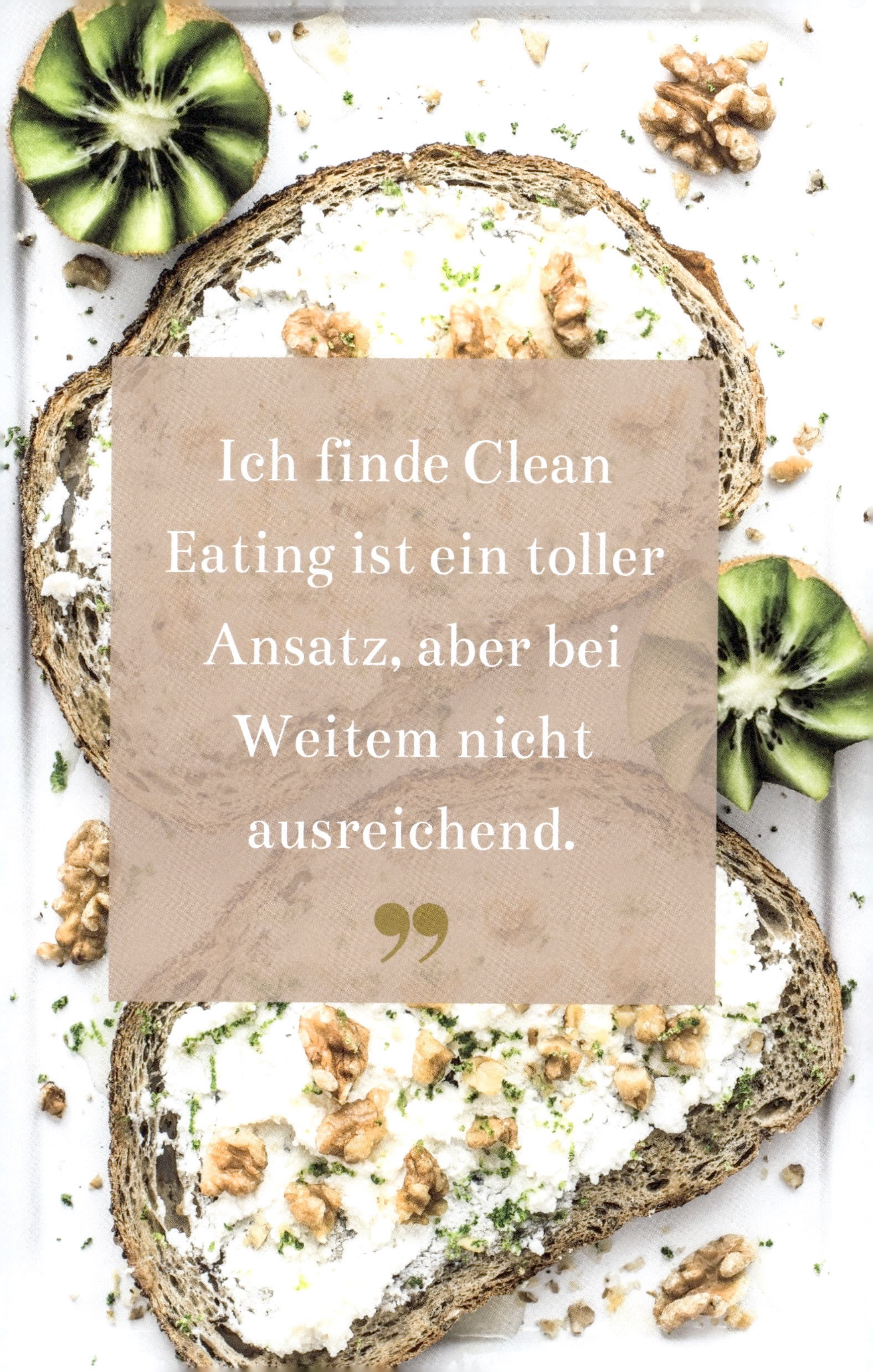

Ich finde Clean Eating ist ein toller Ansatz, aber bei Weitem nicht ausreichend. ”

anderes, denn selbst als Kind ging ich vielleicht nur alle drei Tage auf die Toilette und konnte sogar eine ganze Woche ohne »Business« auskommen. Heute weiß ich, dass meine körpereigene Entgiftung dadurch regelrecht lahmlag. Können all die Giftstoffe nicht raus, ist das im wahrsten Sinne des Wortes »scheiße«.

Auch stellte ich später fest, dass Milchprodukte und Gluten (alles Dinge, die bei Clean Eating gang und gäbe sind) bei mir sehr viele Probleme auslösten und zum Beispiel mitverantwortlich für meine Akne waren. Diese Lebensmittel können außerdem, wenn wir sie nicht vertragen, die Entzündungsneigung im Körper erhöhen, was beim PCO-Syndrom absolut nicht von Vorteil ist.

Und dann entdeckte ich den »heiligen Gral«. Erinnerst du dich noch, wie die Aktion »5 am Tag« ganz groß bei uns war? Bis heute stellt sie eine allgemeine Ernährungsregel dar: Fünf Portionen Obst und Gemüse am Tag werden empfohlen, drei Gemüse, zwei Obst. Das Problem bei dieser Aktion ist, dass sie eigentlich noch viel zu wenig verlangt.

Und was ist eine Portion überhaupt? Laut dieser Aktion ist es etwa eine Handvoll. Meine Hand ist aber nicht wirklich groß. Ich finde das viel zu wenig. Ich esse *mindestens* sechs Portionen Gemüse und ein bis zwei Portionen Obst am Tag. Außerdem würde ich eine ganz andere Auswahl an Gemüse zusammenstellen, als meist empfohlen wird.

Warum Gemüse so toll ist

Es hat kaum Kalorien

Erst einmal hat es kaum Kalorien, und wir können davon beinahe so viel essen, wie wir möchten, ohne wirklich davon dick zu werden. Das ist besonders für diejenigen unter uns wichtig, die an Übergewicht leiden. Schon eine geringe Gewichtsreduktion kann vielen übergewichtigen Frauen helfen, ihre Regelblutung und ihre Fruchtbarkeit wiederzuerlangen. Gemüse füllt den Magen, ohne groß Kalorien zu liefern.

Es steckt voller Vitalstoffe

Dafür enthält es jede Menge Vitamine und Mineralien, die wir von kaum einer anderen Lebensmittelkategorie bekommen. Wir denken viel zu oft in Kalorien und viel zu wenig in Vitalstoffen. Doch gerade diese haben es in sich. Wir brauchen die richtigen Vitamine und Mineralien, um Prozesse im Körper aufrechtzuerhalten. Sie helfen bei der Entgiftung und unterstützen unseren Körper bei der Produktion von Hormonen. So kann ein Mangel an Vitamin B6 zu einem Mangel an Progesteron führen, das häufig auch beim PCO-Syndrom zu gering ausfällt. Auch Vitamin C kann bei der Fruchtbarkeit helfen und die Produktion von Progesteron fördern. Ein Zuviel an Kupfer (was schnell durch die Pille, die Kupferspirale oder das Trinken von Leitungswasser passieren kann) steht häufig mit einer Östrogendominanz und einem Mangel an Zink im Zusammenhang. Diese Beispiele sollen dir zeigen, wie wichtig Vitamine und Mineralien für unsere weibliche Gesundheit sind.

Eine weitere Kategorie von Vitalstoffen, die du nur in Pflanzen findest, sind sogenannte sekundäre Pflanzenstoffe, bioaktive Substanzen. Es gibt unglaublich viele von ihnen. Die genaue Zahl ist unbekannt, aber man geht von bis zu 60 000 unterschiedlichen Stoffen aus. Auch wenn man annimmt, dass sie nicht notwendig für unser Überleben sind – sie haben keine lebenserhaltenden Funktionen –, spielen sie eine bedeutende Rolle für unsere Gesundheit. Es sind Alkaloide, Polyphenole, Isoprenoide, Glycoside und viele mehr, und sie übernehmen in den Pflanzen wichtige Funktionen. Sie schützen sie beispielsweise vor Sonnenlicht, Schädlingen und Krankheiten. Sie geben den Pflanzen ihre Farben. So gibt es über sechshundert verschiedene Carotinoide, welche die Pflanzenteile gelb, orange oder rot färben. In unserem Körper wirken sie als Antioxidantien, die freie Radikale abfangen, die andernfalls unsere Körperzellen schädigen könnten.

Karotten und ihr Carotin

Vielleicht hast du auch eine Freundin, die das Karottenexperiment durchgeführt hat. Wer über einen gewissen Zeitraum viele Möhren zu sich nimmt, kann einen orangefarbigen Stich in der Haut entwickeln. Grund dafür ist das Betacarotin der Möhren, das bei einer erhöhten Aufnahme in den Zellen von Leber und Haut gespeichert werden kann. Als Pigment in der Haut kann es als geringer Sonnenschutz dienen.

Es gibt aber noch viele weitere sekundäre Pflanzenstoffe, die laut Studien sehr gesundheitsförderlich sein sollen und sogar bei der Krebsvorsorge unterstützen können.[48] Der Farbstoff Curcumin in Kurkuma zum Beispiel ist ein Polyphenol, das entzündungshemmend wirkt und somit viele gesundheitsfördernde Aktionen im Körper unterstützen kann. Resveratrol, das man in der Haut von roten Trauben findet (und das immer als Argument für das Trinken von Wein herhalten muss), kann sich durch seine entzündungshemmende Eigenschaft positiv auf unser Herz-Kreislauf-System auswirken.

So gibt es unendlich viele Pflanzenstoffe, die uns in unserer Gesundheit und vor allem bei der Genesung unterstützen können. Auch wenn sie nicht als lebensnotwendig angesehen werden, sehe ich in ihnen das pure Leben. Sie geben unserem Obst und Gemüse die unfassbaren Farben, die sie einerseits anziehend für uns machen, aber für die Pflanze selbst haben diese Stoffe andererseits eine wichtige Funktion: Schutz und somit Sicherung des Überlebens. Und genau das tun diese Stoffe dann auch für uns, wenn wir sie essen. Sei dir außerdem bewusst, dass sich viele dieser Stoffe in der Schale von Obst und Gemüse befinden. Iss die Schale also wann immer möglich mit.

Gemüse steckt voller Ballaststoffe

Eine ganz tolle Sache an grünem Gemüse, die ich sehr schätzen gelernt habe, ist der Gehalt an Ballaststoffen. Ballaststoffe gehören ebenfalls zu den sekundären Pflanzenstoffen. Sie sind unverdauliche Pflanzenstoffe, die uns satt machen, Giftstoffe binden und auszuschleusen helfen, da sie letztlich unseren Stuhl bilden. Und darin liegt die Magie. Ich muss ehrlich sagen, ich weiß nicht, wie ich früher ohne grünes Gemüse leben konnte. Ist es mir heute an einem Tag nicht möglich, genügend grünes Gemüse zu essen (das passiert meist nur, wenn ich auswärts esse, da es leider nicht üblich ist, viel davon anzubieten) merke ich den Unterschied sofort. Ich kann nicht auf Toilette gehen, meine Haut hat mehr Unreinheiten, ich fühle mich weniger wohl.

Jedoch darf es auch etwas mehr Farbe auf deinem Gemüseteller geben. Lila vom Rotkohl, Rot von Tomaten und Weiß vom Blumenkohl oder Fenchel sollten nicht fehlen. Die Farbstoffe stellen verschiedene wichtige Pflanzenstoffe dar, die auch deinem Körper guttun. Iss den Regenbogen, aber gib »Grün« etwas mehr Gewichtung.

Auf der folgenden Seite findest du einige Beispiele an Gemüse, das du gern in großer Fülle essen darfst.

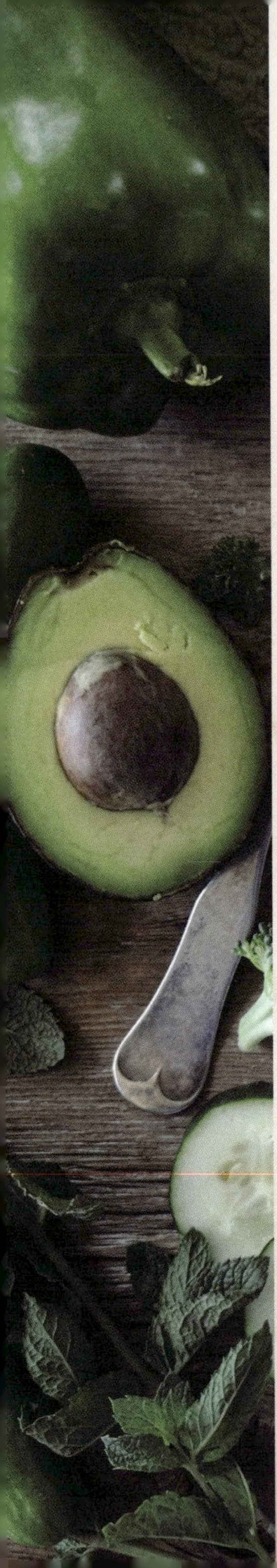

Grünes Gemüse

- Salat (Eisbergsalat eher weniger)
- Spinat
- Mangold
- Gurke
- Zucchini
- Brokkoli
- Rosenkohl
- Grünkohl
- Pak Choi
- Bohnen
- Erbsen
- Küchenkräuter (Petersilie, Basilikum, Koriander ...)
- Avocado
- Spargel
- Stangensellerie

Andere tolle Gemüsesorten, die auch nicht zu kurz kommen sollten

- Fenchel
- Paprika
- Tomate
- Pilze
- Radieschen
- Rotkohl
- Blumenkohl
- Zwiebel
- Knoblauch

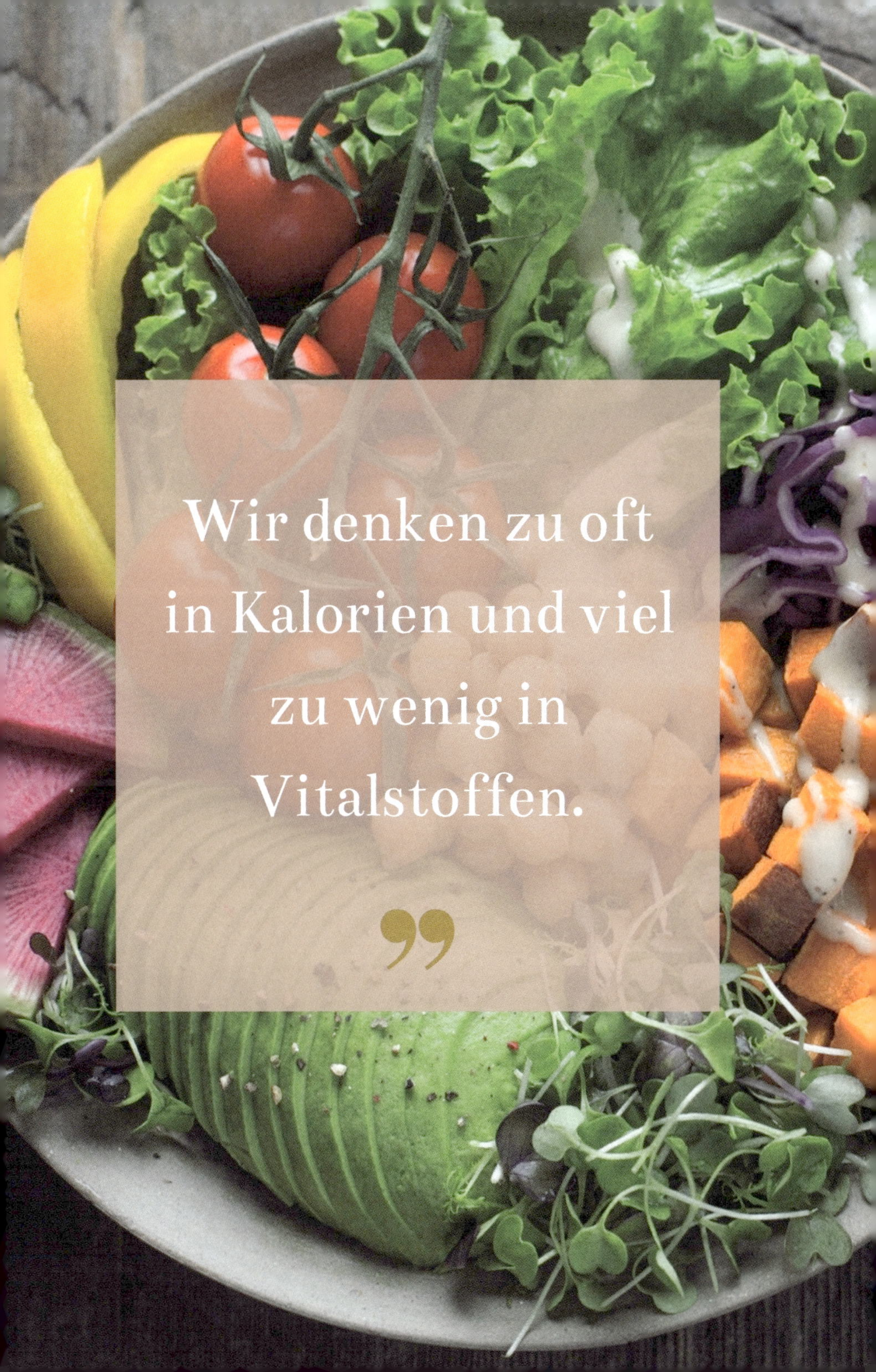

Wir denken zu oft in Kalorien und viel zu wenig in Vitalstoffen.

”

Die Rolle der Leber und der Verdauungsorgane

Zu den Aufgaben der Leber, des Lymphsystems und unserer Verdauung gehört es unter anderem, Abfallstoffe aus dem Körper zu schleusen. Stell dir vor, das würde nicht mehr einwandfrei funktionieren. Die Abfallprodukte würden im Körper bleiben. Der Körper müsste in sich selbst Abfalldeponien finden oder den Müll über die Haut ausscheiden. Unreine Haut, Verstopfungen, hormonelle Störungen und Erschöpfung können Zeichen sein, dass die Leber und/oder die Verdauung nicht richtig rund laufen. Außerdem speichert der Körper den Abfall in Fett- und Bindegewebe.

Deine Leber hat unglaublich viele Aufgaben. Viele wissen gar nicht, wie wichtig dieses Organ eigentlich ist. Hier ein paar der vielen Jobs, die von der Leber übernommen werden:

- Produktion von Gallenflüssigkeit, um Fette im Darm zu verdauen und Abfallprodukte über das Verdauungssystem abzutransportieren.
- Speichern und Umwandeln von Glukose in Glykogen und umgekehrt.
- Produktion von Cholesterin, um Fette im Blut zu transportieren.
- Verarbeitung von Hämoglobin und Speicherung von Eisen.
- Umwandlung von giftigem Ammoniak (Endprodukt vom Proteinstoffwechsel) zu harmlosem Harnstoff, der über die Niere ausgeschieden werden kann.

- Abfangen, Umwandeln und Ausscheiden von Giftstoffen (beispielsweise Pestiziden).
- Abbau von Alkohol und Medikamentenrückständen.
- Auffangen, Abbauen und zum Ausleiten vorbereiten von überschüssigen Hormonen aus dem Blutkreislauf.

Wie du siehst, übernimmt die Leber zahlreiche wichtige Aufgaben im Körper. Und gerade, weil sie so viele Jobs hat, ist es wichtig, dass wir sie nicht überlasten. Die Stärke der Leber und des Verdauungssystems ist von Person zu Person sicherlich unterschiedlich. Eine schlechte Ernährung mit zu viel Zucker, Fett und/oder Protein kann die Leber aber in jedem Fall überlasten. Zu viele Giftstoffe, zum Beispiel durch den Verzehr von konventionellen Lebensmitteln oder auch das Auftragen von Kosmetika, überlasten sie ebenfalls. Unsere Ausscheidungsorgane müssen so ständig Überstunden leisten und kommen mit anderen Aufgaben, wie dem Abbau und dem Ausscheiden von Hormonen, nicht hinterher. Diese Hormone und andere Giftstoffe können dann im Körper verbleiben und ihn im wahrsten Sinne des Wortes blockieren. Verstopfung kann eine der Folgen sein. Aus diesem Grund lege ich im Coaching immer viel Wert darauf, die Organe der Verdauung zu entlasten und zu optimieren. Über unsere Ernährung können wir das sehr gut tun. Alle Ansätze und Rezepte in diesem Buch zielen auf die Verbesserung der Organe hin, die für eine gute Verdauung und Ausscheidung zuständig sind. Dass sie besser arbeiten, ist ein positiver Nebeneffekt, der sich ganz automatisch einstellen wird.

Muss es bio sein?

Studien zeigen, dass Bio-Lebensmittel nicht unbedingt mehr Nährwerte haben als konventionelle.[49] Sie enthalten also für gewöhnlich nicht mehr Vitamine und Mineralstoffe als herkömmliche Produkte. Andere Studien widersprechen hier, aber auf diesen Punkt kommt es letztendlich vielleicht auch gar nicht so sehr an. Der große Unterschied liegt nämlich darin, was du zusätzlich zu der konventionell angebauten Kartoffel bekommst. Lebensmittel, die nicht aus ökologischem Anbau stammen, werden mit Pestiziden und anderen Chemikalien besprüht, die ein großes Problem für Körper und Hormonsystem darstellen können. Viele blockieren die Leber und haben Strukturen, die ähnlich zu denen von Östrogen wirken können. Sie werden oft als Xenoöstrogene bezeichnet und sind somit endokrine Disruptoren, die die hormonelle Kommunikation in deinem Körper stören können.

Auch in der Tierhaltung gibt es einen großen Unterschied. In der Massentierhaltung werden oft Antibiotika eingesetzt, ohne dass die Tiere wirklich krank sind. Sie werden zur Vorbeugung zugeführt, doch ihr Überkonsum hat Nebenwirkungen. Auch wir nehmen diese Antibiotikarückstände auf und gefährden damit unsere Darmflora, die aus Millionen von Bakterien besteht. Wir brauchen sie, wir leben in Symbiose mit ihnen. Sicher, nicht alle Bakterien sind uns gegenüber positiv gestimmt. Studien zeigen, dass bestimmte Bakterienstämme in unserem Darm zum Beispiel die Wahrscheinlichkeit erhöhen, dass wir dick werden[50], andere Stämme finden sich besonders bei schlanken Menschen wieder. Was wir essen, verändert die Darmflora natürlich entscheidend. Ein häufiger Verzehr von Antibiotikarückständen aus Tieren, gepaart mit einer unausgewogenen Ernährung, kann unsere Darmflora auf Dauer sehr negativ beeinflussen und dafür sorgen, dass die Darmwand sogar durchlässig für Giftstoffe und große Essensmoleküle wird – das bereits erwähnte Leaky-Gut-Syndrom. Das wiederum steigert die Aktivität des Immunsystems, das mit Entzündungen reagiert. All das, ich kann es nur wiederholen, ist besonders beim PCO-Syndrom absolut nicht von Vorteil. Außerdem werden Tiere in konventioneller Tierhaltung meist mit Futter, das mit Pestiziden und anderen Chemikalien behandelt wurde, gefüttert. Diese Rückstände befinden sich dann auch im Fleisch und anderen tierischen Erzeugnissen wie Eiern und Milchprodukten.

All diese Schadstoffe umgeht man weitgehend, wenn man darauf achtet, dass die Produkte aus artgerechter und ökologischer Haltung stammen.

Nun möchte ich nicht, dass du dich deswegen zu sehr unter Druck setzt. Tatsächlich kann eine starke Fixierung auf gesunde Lebensmittel zu einer Sucht werden, die auch Orthorexia nervosa genannt wird. Ich habe mich auch schon in dieser Sucht wiedergefunden und die Angst davor, die falschen Lebensmittel zu essen, hat mein Leben ziemlich erschwert und es teilweise sogar bestimmt. Gerade am Anfang verfällt man schnell in die Annahme, man müsse alles zu 100 Prozent perfekt umsetzen. Für mich war es daher sehr schwer, außerhalb meines sicheren Hafens entspannt zu essen. Das schien nur bei mir zu Hause zu gehen, wo ich die volle Kontrolle über mein Essen hatte. Doch unser Körper ist in gewissen Maßen dazu in der Lage, Giftstoffe auszufiltern und auszuscheiden. Wenn du dich in deinem Alltag zum größten Teil gesund und ökologisch ernähren kannst, ist das super. Im Laufe der Zeit wird dein Körper stärker werden und kann auch kleine Ausreißer wegstecken. Was bedeutet das?

Nehmen wir an, du hast die Möglichkeit, so viel wie möglich frisch und in Bio-Qualität zu kaufen, sagen wir 80 Prozent. Wenn du nun zu Omas Geburtstagsfeier in ein Restaurant gehst oder einfach mal keine Zeit hattest, Bio-Kartoffeln zu besorgen, dann werden diese 20 Prozent keinen großen Schaden anrichten, und dein Körper wird wunderbar damit zurechtkommen. Er ist mit der Zeit stark geworden und kann schädliche Stoffe viel besser eliminieren. Mehr dazu im nächsten Kapitel. Du musst nicht zu 100 Prozent bio essen, um das PCO-Syndrom in den Griff zu bekommen, und ich rate dir, dich am Anfang noch nicht zu sehr auf bio oder nicht bio zu konzentrieren. Folge lieber den anderen Ratschlägen in diesem Buch. Der Rest kann später kommen.

»Ich kann mir bio nicht leisten!«

Viele geben nicht gern mehr Geld für Bio-Produkte aus. Das ist allerdings eine Sache der Betrachtung. Ich muss ganz ehrlich sagen, dass die Lebensmittel in Deutschland extrem günstig sind. Ich empfand das Essen in allen anderen Ländern, in die ich gereist bin, als sehr viel teurer. Wir können so dankbar für tolle Lebensmittel in hoher Qualität sein. Und wir wählen mit unserem Geldbeutel, wovon wir mehr in unserem Leben und in unserer Welt haben wollen.

Wie viel bist du dir selbst wert? Was ist dir deine Gesundheit wert?

Diese Fragen kannst nur du für dich beantworten. Für mich bedeutet es, so oft bio zu kaufen, wie es mir möglich ist. Das ist für mich auch nicht immer leicht, denn ich wohne etwas ländlich in Norwegen. Hier ist das Bio-Angebot etwas beschränkt. In Deutschland finden wir aber sogar in immer mehr konventionellen Supermärkten eine gute Auswahl an Bio-Produkten, und es gibt mittlerweile viele große Bio-Supermärkte. Um uns das Leben etwas zu erleichtern, bringt die EWG (Environmental Working Group) jährlich eine Liste an Lebensmittel heraus, die man besser in Bio-Qualität kaufen sollte, und zeigt auch die auf, die man ohne größere Bedenken ohne Bio-Gütesiegel im normalen Supermarkt kaufen kann.

Als Faustregel gilt meist, dass Lebensmittel, bei denen du die Schale mitisst, besser in Bio-Qualität verzehrt werden sollten. Lebensmittel, bei denen du die Schale vor dem Verzehr entfernst, können auch aus konventionellem Anbau sein. Das schont zu Anfang den Geldbeutel. Damit du nicht viel recherchieren musst, habe ich dir zwei Listen zusammengestellt. Eine enthält Produkte, die häufig und stark mit Pestiziden belastet sind und daher besser bio gekauft werden sollten. Die zweite Liste zeigt dir Lebensmittel, die du ohne große Überlegung kaufen kannst – ob bio oder nicht.

Diese Lebensmittel solltest du in Bio-Qualität kaufen

- Beeren (Blaubeeren, Erdbeeren, Himbeeren etc.)
- Äpfel
- Birnen
- Pfirsiche
- Nektarinen
- Pflaumen
- Sellerie
- Kartoffeln
- Spinat und Blattsalate
- Tomaten
- Weintrauben
- Paprika
- Gurke
- unbedingt alle tierischen Produkte

Diese Lebensmittel sind meist weniger mit Pestiziden und Chemikalien belastet

- Avocado
- Ananas
- Papaya
- Mango
- Spargel
- Aubergine
- Kohlsorten
- Kiwi
- Melone
- Zwiebeln

Erfolgsgeschichte

Marie ist keine Kundin von mir, sondern eine liebe Instagram-Freundin geworden. Sie war auch schon bei mir im Podcast und hat über ihre inspirierende Geschichte berichtet. Sie litt an PCOS und hat es ganz natürlich besiegt.

Aufgrund chronischer Rückenschmerzen setzte sich Marie sehr stark mit ihrem Körper und ihrer Gesundheit auseinander. Für sie bedeutete das damals, zu einer veganen und zu 100 Prozent cleanen Ernährung zu wechseln, die keinen Spielraum für Abweichungen zuließ. Marie beschreibt, dass sie in diesem Zeitraum sogar zunahm, obwohl sie nur gesundes Gemüse, Obst und keine unverarbeiteten Lebensmittel aß. Ihre Periode war bereits für über zwei Jahre ausgeblieben. Gefühlt machte sie alles richtig, aber für ihren Körper stimmte irgendetwas nicht. Sie geriet zudem oft in Stress, da besonders Treffen mit der Familie und Freunden schwierig mit ihrer Ernährungsweise zu vereinen waren. Sie setzte sich mit dem Wunsch, perfekt und gesund zu essen, unter Druck und bezeichnet ihr Verhalten im Nachhinein als Essstörung.

Erst als Marie anfing, nicht mehr so streng mit sich zu sein, und sich besonders beim Auswärtsessen wieder erlaubte, »normal« zu essen, konnte sich ihr Körper endlich entspannen. Das bedeutet, dass sie sich auch mal das Eis gönnte, was ihr früher ein schlechtes Gewissen machte, wenn sie es aß, oder das sie komplett ablehnte. Damals führte sie die 80/20-Regel ein (80 Prozent clean, 20 Prozent »Gönnung«), die sie heute noch einhält. Mit dieser Methode nahm Marie überraschenderweise ganz einfach ab und bekam sogar kurze Zeit später ihre Periode wieder. Was für eine Story![51] Die ganze Geschichte findest du auch als Podcast unter www.juliaschultz.net/22-podcast/. Marie findest du auf ihrem Blog www.feelmoveheal.de.

Für die Hormonbalance ist der reibungslose Ablauf der körpereigenen Entgiftung essenziell.

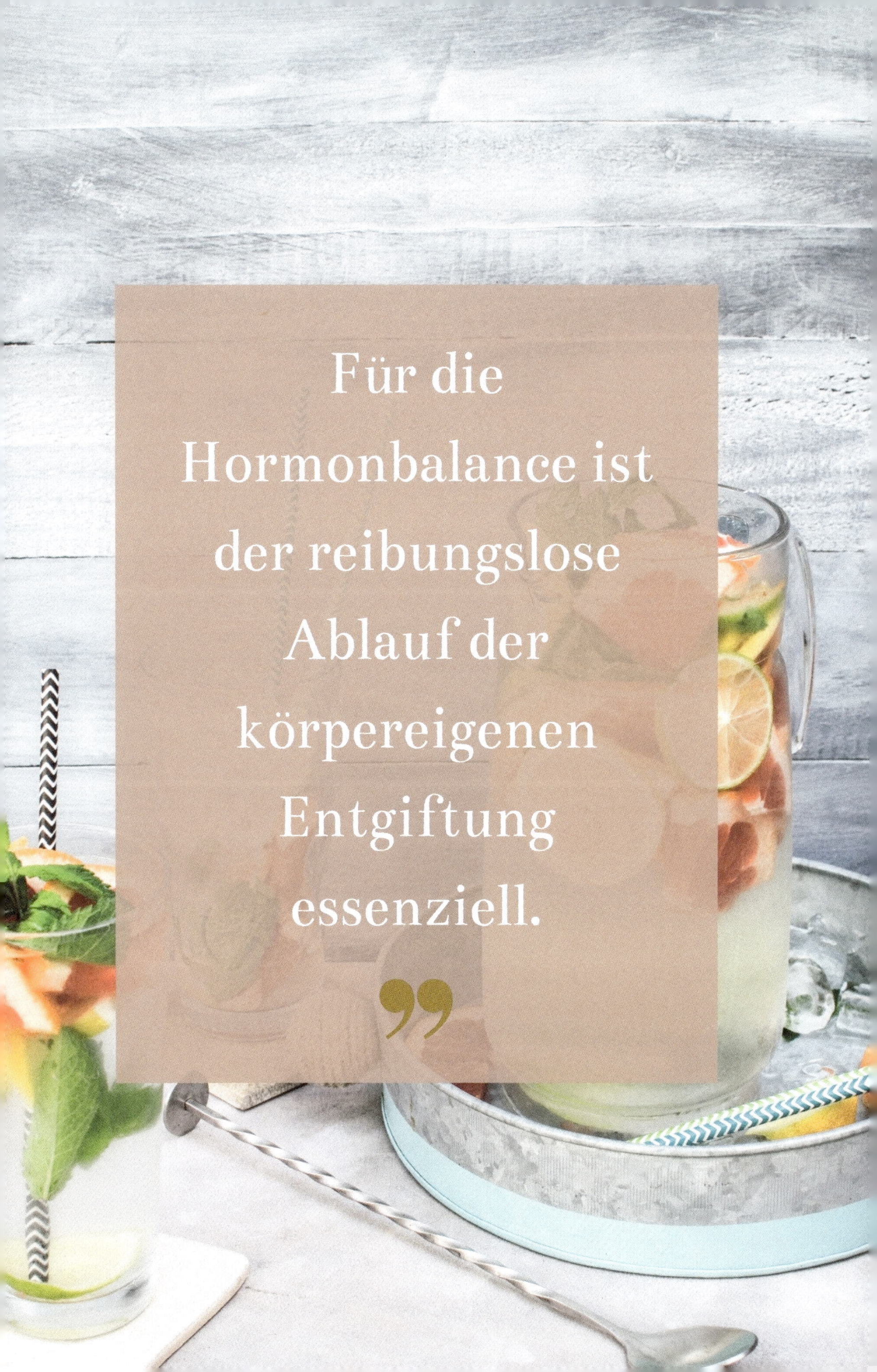

Wie du deine Leber zusätzlich unterstützen kannst

Die Entgiftung durch die Leber erfolgt in zwei Phasen. Es müssen beide Phasen einwandfrei funktionieren, damit wir uns rundum wohlfühlen können und gesund bleiben. In diesen zwei Phasen werden nicht ausscheidbare Stoffe, wie zum Beispiel Testosteron, Medikamentenrückstände oder Pestizide, in ausscheidbare Stoffe umgewandelt.

In Phase eins (auch Giftung genannt) werden einige Toxine neutralisiert, wasserlöslich gemacht und andere in Zwischenprodukte umgewandelt. Bei diesem Schritt werden die Stoffe in eine noch aktivere Form gebracht. Daher können sie zunächst teilweise noch giftiger sein als das eigentliche Toxin (daher der Name der Phase: Giftung). Sie könnten so noch mehr Schaden anrichten. Aus diesem Grund ist es sehr wichtig, dass auch die nächste Phase reibungslos durchlaufen wird.

In Phase zwei (auch Konjugation genannt) werden die giftigeren Zwischensubstanzen noch einmal umgewandelt (konjugiert). Hierbei werden sie beispielsweise an Mineralien und/oder Aminosäuren gebunden, was sie wasserlöslich macht. So können diese Stoffe sicher über den Urin oder die Gallenflüssigkeit, die in den Darm gelangt, ausgeschieden werden.

Du kannst dir sicherlich vorstellen, wie schädlich es für deinen Körper ist, wenn eine dieser zwei Phasen nicht vollständig funktioniert. Stell dir nur mal vor, Phase eins läuft reibungslos und sogar ziemlich schnell ab, während Phase zwei gehemmt ist. Viel giftigere Stoffe verbleiben so im Körper und können noch größeren Schaden anrichten als die anfänglichen Toxine. Aus diesem Grund müssen wir *für* unsere Leber essen und beide Phasen gut unterstützen.

Die Entgiftungsprozesse der einzelnen Phasen sind von bestimmten Nährstoffen abhängig. Sind die nicht vorhanden oder fehlt nur ein einziger Nährstoff, verschlechtert sich die Entgiftungsleistung unserer Leber und somit unseres gesamten Körpers. Eine ausgewogene Ernährung mit vielen Mineralstoffen und Vitaminen ist daher äußerst wichtig, um die körpereigene Entgiftung zu unterstützen. Aus diesem Grund ist viel Gemüse und etwas Obst unabdingbar.

Ich möchte dir nun zeigen, welche Lebensmittel deine Leber und somit deine körpereigene Entgiftung unterstützen können – meist essen wir davon zu wenig. Und ich möchte auch die Lebensmittel nennen, die wir noch nicht angesprochen haben und von denen du weniger essen oder trinken solltest. Das beginnt mit dem Kaffee.

Kaffee

Ich bin der Meinung, dass Frauen mit Hormonstörungen keinen Kaffee trinken sollten, auch wenn sie ihn gut vertragen. Koffein wirkt sich negativ auf die Nebennieren (Stressdrüsen) aus und fördert die Ausschüttung von Stresshormonen. Das wiederum kann ein Zeichen für den Körper sein, dass die Zellen unbedingt Nahrung brauchen, und fördert die Umwandlung von Glykogen in Glukose, was den Blutzuckerspiegel ansteigen lässt und die Insulinausschüttung ankurbelt. Kaffee ist daher wirklich kein Muss in der menschlichen Ernährung. Steige lieber auf grünen Tee um, und trinke diesen nur nach dem Frühstück, nie auf leeren Magen. Grüner Tee enthält auch Koffein, aber zusätzlich andere Pflanzenstoffe, die förderlich für den Körper sein können. Doch trinke auch ihn nicht im Übermaß. Das Gleiche gilt für Alkohol. Er wird von der Leber entgiftet und blockiert sie. Zigaretten haben bekanntermaßen ebenfalls einen sehr negativen Einfluss auf den Körper.

Tipp: Löwenzahnwurzeltee statt Kaffee

Eine super Kaffeealternative ist gerösteter Löwenzahnwurzeltee – das Rezept findest du am Ende dieses Buches. Er schmeckt ähnlich wie Kaffee, enthält kein Koffein und unterstützt durch die Bitterstoffe die Leber und die Fettverdauung. Trinke diesen Tee vor dem Frühstück, um deiner Verdauung einen Boost zu geben. Eine andere Alternative ist Lupinenkaffee.

Kohlgemüse

Kohlgemüse aus der Familie der Kreuzblütler aktiviert und unterstützt unsere Leber. Wessen Leber im Allgemeinen sehr schlapp arbeitet (und das tut sie bei den meisten Menschen mit Hormonstörung), sollte täglich eine Portion aus dieser Pflanzenfamilie essen. Hier sind einige Beispiele:

- Brokkoli
- Blumenkohl
- Rosenkohl
- Grünkohl
- Chinakohl
- Wirsingkohl
- Pak Choi
- Brokkolisprossen

Kurkuma

Der in der gelben Knolle enthaltene Wirkstoff Kurkumin fährt interessanterweise Phase ein etwas herunter, während es Phase zwei der Leber etwas anheizt. Das ist dann gut, wenn die Leber besonders mit der zweiten Phase hinterherhinkt und sie die noch giftigeren Zwischenprodukte nach Phase eins nicht rechtzeitig abbauen kann. Das kann zum Beispiel der Fall sein, wenn du viel Kaffee trinkst und keinen Effekt spürst oder nach einer Tasse Kaffee ohne Proleme schlafen könntest. Dann ist deine Leberphase eins sehr aktiv. Reagierst du allerdings sehr sensibel auf Kaffee, grünen Tee oder Schokolade, die alle Koffein beinhalten, dann ist deine Leberphase eins vermutlich sehr langsam.

Lebensmittel mit Schwefel

Lebensmittel wie Kohlsorten, rohe Zwiebeln, Knoblauch oder auch Eier enthalten Schwefel. Das wird vom Körper benötigt und kann besonders die zweite Phase der Leberentgiftung positiv beeinflussen. Daher wirken diese Lebensmittel sehr reinigend.

Außerdem gut für die Leber

- Zitrone
- Rote Bete
- Bittere Lebensmittel, wie Chicorée, Artischocke, Mariendistel, Kardamom
- Küchenkräuter, wie Kresse, Rucola, Petersilie

Iss für deine Leber, denn sie trägt im Wesentlichen zu deiner Gesundheit bei. Funktioniert sie nicht richtig, ist auch deine Verdauung beeinträchtigt, und dein Körper kann die vielen Giftstoffe und überschüssigen Hormone nicht ausscheiden. Sie verbleiben im Körper und machen dich noch kränker.

Wie du deinen Darm am besten unterstützen kannst

Ein gesunder Darm ist essenziell für einen gesunden Körper. Studien zeigen, dass Frauen mit dem PCO-Syndrom fast immer unter einer Dysbiose der Darmflora, also einem ungesunden Verhältnis von »guten« zu »schlechten« Darmbakterien, leiden.[52] Was bedeutet das?

Wir Menschen werden von Bakterien besiedelt. Sie sitzen auf unserer Haut, auf unseren Schleimhäuten und eben auch in unserem Darm. Man sagt, dass wir von mehr Bakterien besiedelt werden, als es Zellen in unserem Körper gibt. Dabei sind Bakterien an sich natürlich nicht schlecht. Unsere Darmbakterien zum Beispiel helfen dabei, bestimmte Lebensmittel zu verdauen, Vitamine zu bilden (zum Beispiel Vitamin K und einige B-Vitamine), und sie können Substanzen produzieren, die unsere Zellen nähren und schützen. Dabei gibt es eine Vielzahl an unterschiedlichen Bakterien, die in Bakterienstämme eingeteilt werden. Es ist ganz normal, dass wir in unserem Darm oder anderswo an und in unserem Körper auch immer ein paar »ungesunde« Bakterien finden, zum Beispiel vom Typ *Streptococcus*, aber wenn wir insgesamt ein gesundes Bakterienmilieu aufrechterhalten können, werden sie in Schach gehalten. Erst wenn sie die Gelegenheit haben, sich intensiv zu vermehren und auf einmal in Vielzahl auftreten, haben wir ein Problem.

Schaut man sich die Darmbakterien anhand einer Stuhlprobe von gesunden, schlanken Menschen an sowie die Darmbakterien von übergewichtigen (und vielleicht auch kranken) Menschen, stellt man große Unterschiede fest. Kranke und/oder übergewichtige Menschen weisen meist ein ungünstiges Verhältnis an Darmbakterien auf – sie beherbergen vermehrt Bakterien im Darm, die sich negativ auf die Gesundheit auswirken können. Außerdem ist die Vielzahl der Bakterienstämme eingeschränkt. Man hat herausgefunden, dass gesunde Menschen häufig eine große Varietät an Darmbakterien aufweisen. Im Umkehrschluss lässt eine geringe Varietät an Darmbakterien auf Übergewicht und Erkrankungen des Verdauungstraktes sowie anderen Störungen im Körper schließen.

Je größer die Vielfalt an Bakterien im Darm ist, desto gesünder sind der Darm und der Mensch.

Nicht zuletzt stehen unsere Darmbakterien eng im Verhältnis mit unseren Hormonen. Besonders Östrogen scheint hier eine große Rolle zu spielen. Es gibt Darmbakterien, die dazu in der Lage sind, Östrogen zu verstoffwechseln – sie werden Estrobolom genannt. Für gewöhnlich wird Östrogen im Blut von der Leber umgebaut und über die Galle in den Darm transportiert, wo es letztendlich ausgeschieden werden soll. Die Bakterien der Kategorie Estrobolom können die umgebauten, inaktiven Östrogene jedoch verwerten. Dabei spalten sie mithilfe von Enzymen angehängte Verbindungen von den umgebauten Östrogenen wieder ab. Es entstehen wieder reine, aktive Östrogene, die von den Darmzellen resorbiert werden und dabei zurück ins Blut gelangen. Für gewöhnlich haben wir genau die richtige Menge Estrobolom in unserem Darm. Vervielfältigen sie sich jedoch, können vermehrt umgebaute Östrogene reaktiviert werden – eine Östrogendominanz kann die Folge sein. Haben wir jedoch zu wenig Estrobolom, kann möglicherweise zu wenig Östrogen resorbiert werden. Das kann dazu führen, dass wir unter Umständen zu wenig Östrogen im Körper haben.

Ähnliche Bakterien soll es für die männlichen Hormone geben, obwohl das noch nicht gut genug untersucht ist. Es gibt eine Studie, die darauf hinweist, dass das Bakterium *Clostridium scindens* vermutlich Testosteron metabolisieren kann. Man geht also davon aus, dass es ebenfalls ein »Testrobolom« geben könnte – Darmbakterien, die in Vielzahl zu einer Veränderung (hier Erhöhung) von Testosteronwerten führen könnten.[53] Das dürfte besonders für Frauen mit dem PCO-Syndrom eine große Rolle spielen.

Welche Bakterien genau jeweils ein Problem sind, ist meist nicht wichtig. Bedeutend ist die Erkenntnis, dass es allgemein Darmprobleme bei Frauen mit PCO-Syndrom gibt und dass positive Veränderungen in der Darmflora zu einer Verbesserung der Beschwerden führen können.[54] Daher sollte jede Frau mit PCO-Syndrom etwas für eine gesündere Darmflora tun.

Tipp: Kein Stress beim Essen

Stress wirkt sich sehr negativ auf unseren Darm aus, und auch unsere Darmbakterien reagieren darauf sehr sensibel. Nimm dir daher viel Zeit für deine Mahlzeiten, und vermeide es zu essen, wenn du dich abgekämpft fühlst. Unser Körper ist nicht darauf programmiert, sich in stressigen Situationen auf die Verdauung zu konzentrieren.

Unsere Darmflora passt sich an unseren Lebensstil an, und wir bestimmen mit jedem Bissen, wie sich die Bakterien in unserem Darm entwickeln. Somit beeinflussen wir auf lange Sicht, wie unsere Darmflora aufgebaut ist. In den vorigen Kapiteln hast du immer mal wieder Tipps bekommen, was gut (Gemüse) und was weniger gut (Softdrinks) für deine Darmflora ist. Bei ihrem Aufbau gilt es, die guten Darmbakterien zu füttern. Tust du das nicht, dann haben sie keinen Grund zu bleiben. Sie verhungern förmlich. Mit zu viel Zucker, Fertigprodukten und Co fütterst du nämlich die Darmbakterien, die vor allem mit Übergewicht und Volkskrankheiten in Verbindung gebracht werden. Haben sie genug Futter, breiten sie sich in deinem Darm aus und lassen keinen Platz für die »Guten«.

Viele versuchen, ihren Darm mit Probiotika auf Vordermann zu bringen: Sie schlucken Bakterienpräparate. Das bringt allerdings nur so lange etwas, wie du diese neuen Darmbakterien auch fütterst. Wenn sie nicht die richtige Nahrung haben, dann können sie auch nicht bleiben und kommen gleich unten wieder raus. Das Geld kannst du dir sparen, es sei denn, du stellst parallel deine Ernährung in der Weise um, wie ich sie dir in den vorangegangenen Kapiteln vorgestellt habe. Ich möchte nun aber noch einen Ernährungstipp geben, der deine Darmflora richtig gut nährt.

Ballaststoffe

Ich habe schon mehrmals die Ballaststoffe erwähnt. Man unterteilt sie in zwei verschiedene Arten: lösliche und unlösliche Ballaststoffe. Unlösliche Ballaststoffe lassen sich – wie es der Name schon vermuten lässt – nicht in Wasser lösen. Essen wir sie, werden sie kaum in ihrer Struktur verändert und von uns wieder ausgeschieden. Wir finden sie zum Beispiel als Cellulose in Kleie oder als resistente Stärke in Hülsenfrüchten, Kartoffeln oder Reis, wenn sie erhitzt und wieder abgekühlt wurden. Sie helfen uns dabei, das Volumen unseres Stuhls zu erhöhen, was die Darmtätigkeit anregt. Das bedeutet gleichzeitig auch eine bessere Entgiftungsleistung des Körpers.

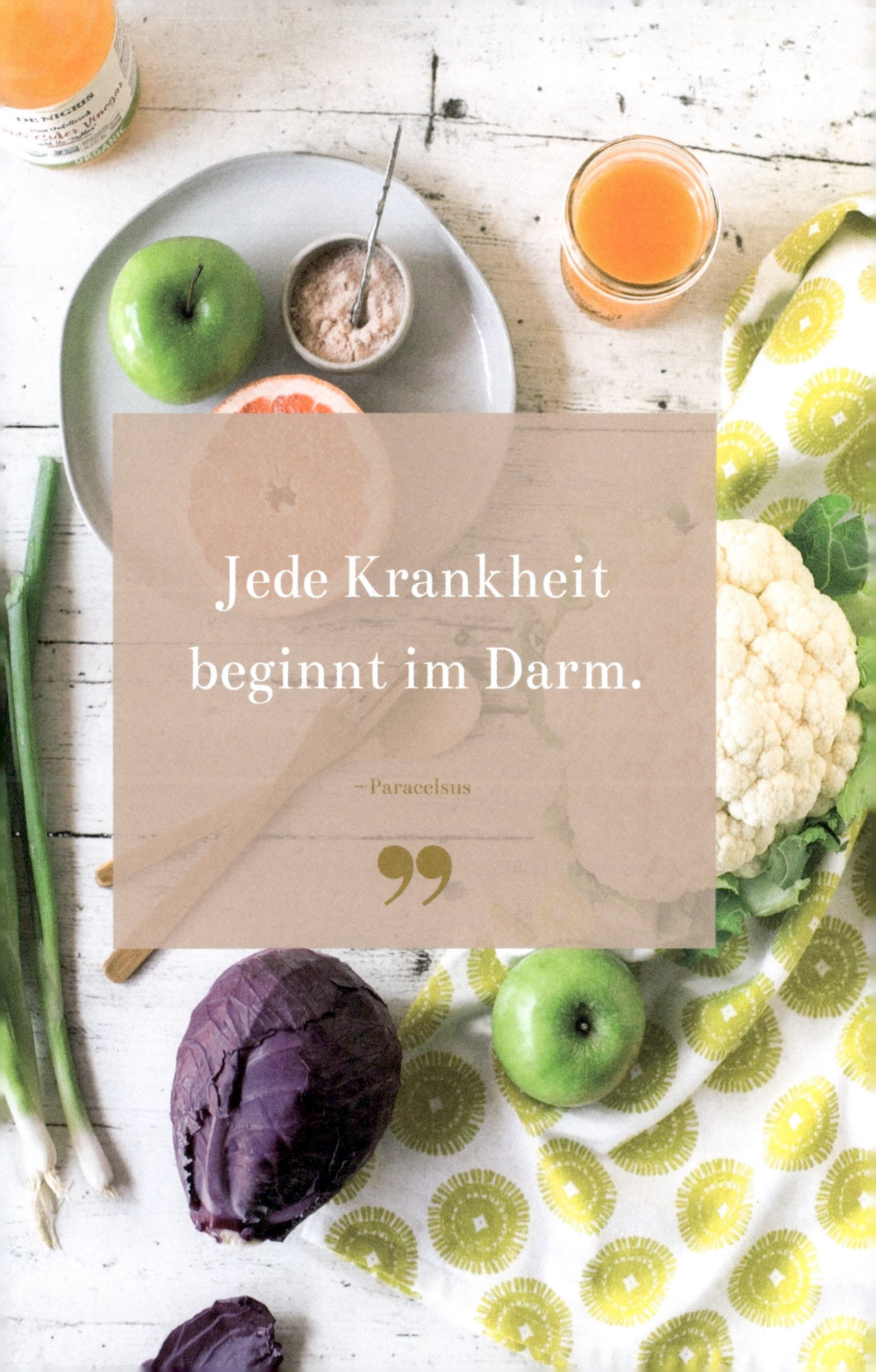

Jede Krankheit beginnt im Darm.

~ Paracelsus

Lösliche Ballaststoffe hingegen lassen sich in Wasser lösen. Sie ziehen es förmlich an und quellen dadurch auf. Das hast du bestimmt schon mal bei Leinsamen oder Flohsamenschalen beobachtet, wenn diese mit Flüssigkeit in Berührung kommen. Zu den löslichen Ballaststoffen zählen beispielsweise Pektin in Leinsamen und Äpfeln, Beta-Glucan in Haferflocken, Guar in Guarkernmehl und Inulin in Artischocken. Lösliche Ballaststoffe können von unseren Darmbakterien (den »Guten) verwertet werden, weswegen sie auch Präbiotika genannt werden. »Gute« Darmbakterien lieben Präbiotika, sie sind ein wahres Festessen für sie. Die Butyrate, das sind kurzkettige Fettsäuren, die sie daraus herstellen, sind von großem Vorteil für unsere Darmzellen und auch für alle andere Zellen in unserem Körper. Sie können dabei helfen, stille Entzündungen einzudämmen, das Risiko für Insulinresistenz zu mindern bzw. eine bestehende Insulinresistenz zu lindern, und sie können uns bei der Gewichtsabnahme unterstützen.[55]

Das Problem ist, dass wir heutzutage kaum noch lösliche Ballaststoffe zu uns nehmen. Wie schon einige Seiten zuvor erwähnt, verzehrten prähistorische Jäger und Sammler über 100 Gramm löslicher Ballaststoffe am Tag. Mit unser westlichen Ernährung können wir da nicht mithalten und kommen lediglich auf etwa 11 Gramm am Tag. Das liegt daran, dass man früher anders aß als heute. So kam es vor, dass zum Beispiel Wurzeln verzehrt wurden, die sehr reich an löslichen Ballaststoffen waren. Das kann man bei einigen ursprünglich lebenden Völkern heute noch beobachten. So aßen die Indianer der Westküste Amerikas die Wurzeln der sogenannten essbaren Prärielilie. Sie enthält allein schon 11 Gramm lösliche Ballaststoffe auf 100 Gramm. 100 Gramm Weizenvollkornbrot hingegen fassen lediglich 2 Gramm dieser Ballaststoffe.[56]

Hier mal eine kleine Übersicht:

Nahrungsmittel	Lösliche Ballaststoffe in g / 100 g Frischgewicht
Tomate	0,5
Apfel	1,2
Brokkoli	1,3
Kartoffel	1,3
Weizenvollkornbrot	2
Artischocke	4
Roggenknäckebrot	4,1
Haferflocken	4,5
Getrocknete Pflaumen	4,9
Kidneybohnen	5,1
Knoblauch	16

Für diese Übersicht habe ich die Nahrungsmittel der verschiedenen Lebensmittelkategorien herausgesucht, die verhältnismäßig viele lösliche Ballaststoffe enthalten (außer den Tomaten). Heutzutage bekommen wir die meisten löslichen Ballaststoffe aus Getreideprodukten, doch die verträgt aufgrund des Glutens nicht jeder. Auch kommen wir selten auf ein optimales Maß an löslichen Ballaststoffen. Hülsenfrüchte können hier eine gute Quelle für die sogenannten Präbiotika sein. Ich empfehle deshalb, jeden Tag ein paar Hülsenfrüchte zu essen. Besonders reich an löslichen Ballaststoffen sind weiße Bohnen und Kidneybohnen. Doch Vorsicht: Da die Darmflora in den meisten Fällen nicht auf lösliche Ballaststoffe ausgelegt ist – die guten Darmbakterien, die sie verwerten können, müssen sich ja erst mal in Vielzahl ansiedeln –, kann es vorübergehend zu Turbulenzen kommen, oft in Form von Blähungen. Diese legen sich nach einer gewissen Zeit, oder aber du schleichst die löslichen Ballaststoffe ein, nimmst also allmählich immer mehr davon in deinen Speiseplan auf. Gleichzeitig macht es Sinn, eine Vielzahl an Lebensmitteln zu sich zu nehmen – sie also regelmäßig rotieren zu lassen, statt immer nur das Gleiche zu essen. Es gibt verschiedene Ballaststoffe, und jedes Bakterium mag eine andere Form davon lieber. Und wir wollen ja eine Vielzahl an Bakterienarten in unserem Darm »heranzüchten«, weil das mit Gesundheit in Verbindung gebracht wird. Deshalb ist es sinnvoll, einen ganzen Regenbogen an Unterschiedlichem zu essen und immer wieder abzuwechseln.

Da lösliche Ballaststoffe so gut für uns sind, lohnt es sich, sie auch in Form eines Pulvers zu sich zu nehmen. Ganz preiswert geht das mit Flohsamenschalenpulver. Das enthält allerdings nur Inulin. Da eine Vielzahl an verschiedenen löslichen Ballaststoffen eher zum Erfolg führt, nehme ich jeden Tag ein Präbiotikum mit mindestens vier unterschiedlichen löslichen Ballaststoffen zu mir. Eine kleine Auswahl findest du auf meiner Website unter: www.juliaschultz.net/nem.

Hast du deine Ernährung umgestellt und lieferst deinen Bakterien die Nahrung, die sie brauchen, dann kannst du über einen Darmfloraaufbau mit Probiotika nachdenken. Auch hier gilt es, ein Produkt zu wählen, das reich an verschiedenen Bakterienstämmen ist. Ich verwende eins mit rund dreißig Stämmen. So viele haben die wenigsten Produkte auf dem Markt. Achte ebenfalls darauf, dass die Probiotika »aktiv« sind. Wenn sie in Kapselform kommen, sind sie »inaktiv« und überwinden so wahrscheinlich nicht das stark saure Milieu deines Magens. Du kannst die Kapsel jedoch öffnen und den Inhalt in Wasser einrühren. Lass es zehn Minuten stehen, und trinke es anschließend. So kannst du dein Probiotikum in den meisten Fällen ganz einfach aktivieren und sorgst dafür, dass die Bakterien dort ankommen, wo sie hinsollen – im Dickdarm.

Eine Darmsanierung braucht übrigens je nach Schwere des Problems mindestens sechs Monate und kann bis zu zwei Jahre dauern. Die Darmflora lässt sich manchmal eben nur langsam ändern.

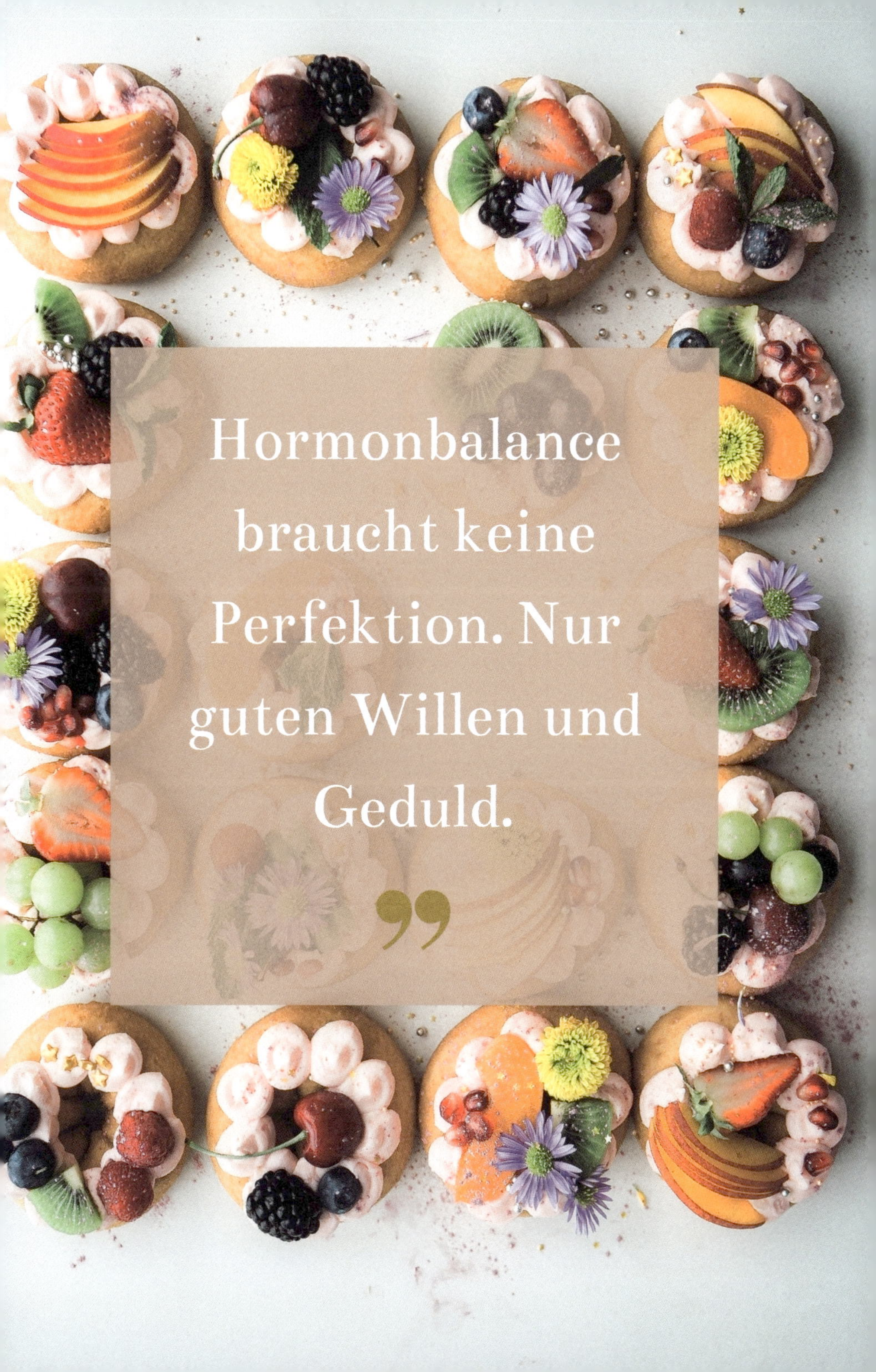

Hormonbalance braucht keine Perfektion. Nur guten Willen und Geduld.

”

Sind Cheat Days erlaubt?

Ich werde sehr oft gefragt, ob Cheat Days beim PCO-Syndrom erlaubt seien und was man in Gesellschaft mit anderen am besten essen sollte. Ich kann die Bedenken, die hinter diesen Fragen stehen, sehr gut nachvollziehen, denn lange war das auch für mich ein intensiver Schmerzpunkt. Nicht selten traf ich auf Unverständnis. Andere konnten einfach nicht verstehen, warum ich »anders« esse als sie. Das fühlte sich nie gut an, und ich hatte das Gefühl, mich rechtfertigen zu müssen. Andererseits machte ich mir zu Beginn meiner PCOS-Reise unglaublich viele Sorgen, wenn ich allein schon daran dachte, dass bald wieder ein Restaurantbesuch oder Omas Geburtstag bevorstand, wo selten auf Gluten und Milch geachtet wird.

Ich finde, dass es hier keine allgemeingültige Antwort gibt, und stelle auch fest, dass es unterschiedliche Definitionen von »Cheat Day« gibt: Für manche ist ein Cheat Day schon ein Tag, wo sie doch den glutenhaltigen Kuchen von Oma essen, für andere ist es ein bewusst gesetzter und sogar geplanter Tag pro Woche, wo maßlos alles gegessen wird, was einem über den Weg läuft. Zu Letzterem gibt es tatsächlich einige YouTube-Videos von sogenannten Fitness-YouTubern, die sich dabei filmen, wie sie an einem Tag mehr als das Doppelte ihrer Kalorien über Schokolade, Fertigprodukte, Fast Food und Co aufnehmen. Diese Methode betrachte ich kritisch. Von solcher Art »Cheat Day« halte ich wenig und rate davon ab, da sie auf ein gestörtes Essverhalten hindeuten. Nichtsdestotrotz ist es genauso schlimm, sich alles zu jeder Zeit zu verbieten. Das deutet ebenfalls auf ein gestörtes Essverhalten hin. Sei versichert, dass auch ich immer noch zur Schokolade greife. Ich würde es aber nicht als »Cheat Meal« bezeichnen.

Vielen fällt es schwer Gluten, Milchprodukte und Zucker wegzulassen. Das verstehe ich, da sich unsere heutigen Essgewohnheiten praktisch um diese drei Bestandteile drehen und in fast jeder Mahlzeit vorhanden sind. Dennoch kann das Weglassen für einige genau das sein, was sie weiterbringt. Hier kommt es darauf an, wie dein Körper ganz individuell darauf reagiert. Manche haben überhaupt keine Probleme mit Gluten, sondern nur mit Weizen. Andere vertragen ein klein bisschen von allem und merken nur etwas, wenn sie viel davon essen – das ist individuell verschieden. Wieder andere merken schon nach dem einen Stück Kuchen bei Oma die Auswirkungen. Was für dich stimmt, musst du für dich herausfinden.

Histamin

Bei mir war klar, dass ich es absolut nicht vertrage, da ich neben einer Unverträglichkeit gegenüber Gluten, Kasein, Ei und einigen Nüssen auch eine Histaminabbaustörung hatte. Histamin ist ein ganz natürlicher Stoff, der in jedem Körper und auch in Lebensmitteln vorkommt. Viele kennen Histamin, weil es an allergischen Reaktionen beteiligt ist und man bei Allergien Antihistaminika bekommt. Histamin wird im Körper selbst produziert und zum Beispiel in Mastzellen gespeichert. Es wird im Körper durch bestimmte Enzyme auch wieder abgebaut, zum Beispiel durch die Enzyme DAO oder HNMT. Isst man Lebensmittel, gegen die das Immunsystem Antikörper gebildet hat, wird Histamin ausgeschüttet. Isst man diese Lebensmittel ständig, kann es zu einer dauerhaften, geringgradigen Histaminausschüttung kommen. Wenn außerdem bestimmte Abbauwege gestört sind, kann es zu massiven Beschwerden kommen, wenn das »Histaminfass« überläuft. Histaminintoleranz ist ein sehr komplexes Thema und würde allein schon ein ganzes Buch füllen. Wenn es dich interessiert, findest du mehr Informationen in meinem Podcast Feel Femtastic: www.juliaschultz.net/38-podcast.

Ich habe es durch eine dreißigtätige Eliminationsdiät (wie in den Kapiteln über Gluten und über Milch beschrieben) herausgefunden. Du kannst es für dich aber auch abkürzen und einen Lebensmittel-Reaktionstest durchführen lassen, der nicht nur auf IgE-Antikörper testet (wie sie bei einer typischen Allergie vorkommen), sondern auch auf sogenannte IgG-IV Antikörper (typisch für Unverträglichkeiten). Ich habe die Erfahrung gemacht, dass dieser Test häufig sehr stark mit den Ergebnissen einer Eliminationsdiät korreliert. Von Ärzten wird dieser Test nur so gut wie nie durchgeführt. Du kannst ihn aber ganz einfach im Internet bestellen und zu Hause machen. Dieser Test kann dir einen guten Anhaltspunkt geben, ob und wie viel du von einem Lebensmittel oder einem bestimmten Lebensmittelbestandteil (zum Beispiel Gluten) verträgst.

Für mich kam es am Anfang absolut nicht infrage, viele Ausnahmen in Sachen Ernährung zu machen. Dazu waren meine Beschwerden beim Essen der genannten Lebensmittel einfach zu stark: Akne und brennende, gerötete Haut, Abgeschlagenheit und extreme Müdigkeit, ein unbestimmtes Gefühl, krank zu sein.

Natürlich können deine Beschwerden auch völlig anderer Natur sein. Oder du hast diese Probleme gar nicht. Zieh die Art und wie sehr dich die Beschwerden im Alltag beeinträchtigen, unbedingt in Erwägung, wenn es zu »Cheat Meals« kommt. Wenn du keinerlei Beschwerden beim Verzehr von Gluten, Weizen und Co hast, dann sind die Ausnahmen bei Oma, im Urlaub, in Restaurants usw. vollkommen okay. Es muss für dich passen. Du könntest zum Beispiel die 80/20-Regel befolgen: 80 Prozent clean, 20 Prozent Ausnahmen.

Wenn du allerdings Beschwerden – ob groß oder klein – beim Verzehr dieser Lebensmittel hast und besonders am Anfang eher auf eine hundertprozentig cleane Ernährung achten möchtest oder sogar musst, möchte ich dir gern zeigen, welche »Strategien« ich über die Jahre entwickelt habe, um mit bestimmten Situationen besser umzugehen.

Szenario 1: Dein Partner unterstützt dich nicht

Versucht man, seine Ernährung zu ändern, stößt man nicht unbedingt immer auf Verständnis. Mein Freund hatte am Anfang auch wenig für meine Ernährungsumstellung übrig. Letztendlich bin ich jedoch diejenige, die bei uns am meisten kocht. Also koche ich ganz selbstverständlich ohne die Lebensmittel, die ich nicht vertrage. Allerdings verbiete ich meinem Freund nicht, bestimmte Dinge zu essen, und ich mache sie auch für ihn, wenn er sie sich wünscht. So bekommt er von mir immer ein indisches Naan-Brot zum Curry, oder ich lasse ihn zum Mittag seine Brote und Rührei essen. Ich habe gelernt, Rezepte so anzupassen, dass sie für mich unproblematisch sind und für meinen Freund immer noch ein Gaumenschmaus. Mit meinem Süßkartoffel-Curry oder dem Shepherd's Pie im Rezeptteil kannst du deinen Partner garantiert überzeugen. Du musst anderen dabei noch nicht mal auf die Nase binden, dass in einem Essen kein Gluten und keine Milchprodukte enthalten sind.

Schwer war es am Anfang, wenn er den Kochlöffel übernahm, denn er hatte keine Ahnung von Gluten und Co. Ich habe aber die Erfahrung gemacht, dass man ganz offen und ehrlich über alles reden kann. Auch wenn das Unverständnis seinerseits erst mal überwältigend für mich war, war meine Umstellung sicherlich genauso überwältigend für ihn. Für mich zu kochen war bestimmt eine große Herausforderung. Als ich ihm aber erklärte, warum es mir so wichtig ist und was in meinem Körper passiert, wenn ich diese Lebensmittel esse, wurde er ganz »weich« und verständnisvoll.

Ein Partner, der dich liebt, möchte immer, dass es dir gut geht, und wird versuchen dich zu unterstützen. Manchmal braucht es mehrere Erklärungsversuche, doch verfluche deinen Partner dafür nicht. Geh mit offenem Herzen in solche Gespräche, und tritt ihm mit dem Respekt gegenüber, den du dir auch von ihm wünschst.

Wirf ihm nicht einfach nur an den Kopf, dass du ab heute kein Gluten und keine Milchprodukte mehr essen wirst, sondern erkläre ihm, was es für Alternativen und Möglichkeiten gibt. Zeige ihm beispielsweise Listen von glutenfreien Lebensmitteln, und er wird sehen, dass es noch so viel anderes gibt und dass es vielleicht doch gar nicht so schwer ist, weiterhin lecker zu kochen.

Irgendwann spielt man sich als Paar ein, und du kommst vielleicht auch an einen Punkt, wo dein Körper wieder mehr tolerieren kann (später dazu mehr). Heute kocht mein Freund automatisch mit Hafersahne, kauft mir meinen Haferdrink und trinkt trotzdem seine Kuhmilch zum Frühstück.

Szenario 2: Du bist auf Feierlichkeiten eingeladen

Hier kann man ebenfalls auf unangenehme Situationen treffen. Ich und meine Coaching-Kundinnen machen aber gute Erfahrungen damit, auch hier offen und ehrlich zu sein und zu erklären, warum man bestimmte Dinge nicht essen möchte oder kein drittes Stück Kuchen will. Gleichzeitig gilt einfach immer, die bestmögliche Essensentscheidung zu fällen. Auf Partys gibt es meist einen Salat und etwas Grillfleisch auf dem Büfett, was man problemlos essen kann. Dafür wird dich auch keiner komisch angucken. Wenn du dir am Tisch auftust, gilt das Gleiche: Greife vorrangig zu Gemüse, einer guten Proteinquelle und vielleicht ein paar Kohlenhydraten in Form von Kartoffeln.

Mein Tipp: Backe selbst einen Kuchen, oder frage den Gastgeber, ob du etwas zum Büfett beisteuern darfst. Dann kannst du genau das beitragen, was du dir auf einer Party oder bei Oma wünschen würdest, und lässt andere sogar daran teilhaben. Oft kommen dann ganz interessierte Fragen auf dich zu, und es entstehen sogar spannende Gespräche, weil du mit deinem neuen Lebensstil andere dazu inspirierst, genau das Gleiche zu tun. Sei eine Inspiration für andere, aber drücke ihnen deine Lebensweise nicht auf. Respekt ist das größte Geschenk für ein harmonisches Miteinander. Und wenn du etwas von allem verträgst, dann bringt dich das Stück Kuchen von Oma oder der besten Freundin nicht um. Genieße es in vollen Zügen.

Tipp: Sei präpariert

Ich habe für solche Anlässe immer ein paar Verdauungsenzyme parat, die dabei helfen können, Gluten und Milchprodukte besser zu verdauen. Sie sorgen nicht dafür, dass ich damit zubereitete Lebensmittel in Massen vertrage, aber helfen mir dabei, das Stück Kuchen meiner Gastgeber besser zu verdauen und weniger Beschwerden zu haben.

Einige belastet es sehr, immer das Gefühl zu haben, sich rechtfertigen zu müssen. Doch du musst dich für gar nichts rechtfertigen! Ein vergleichbares Thema kann der Alkohol sein. Ich wurde früher schon häufig belächelt, weil ich keinen Alkohol trinke. Schon in meiner Jugend kamen komische Sprüche, und in der Familie meines norwegischen Freundes hat man das auch als sehr seltsam wahrgenommen. Ich hatte jedoch nie das Bedürfnis, mich deswegen rechtfertigen zu müssen. Für mich ist es total normal, keinen Alkohol zu trinken. Ich lasse mich hier weder auf eine Diskussion ein noch lasse ich mir Dinge aufzwängen. Letztendlich genieße ich die Gesellschaft von Menschen auch ohne Alkohol. Ich antworte einfach nett und freundlich, dass es mir einfach nicht schmeckt (was keine Lüge ist), und damit hat sich die Sache meist. Menschen reagieren häufig mit sehr viel Respekt, wenn du offen und ehrlich zu deinen Bedürfnissen und Wünschen stehst, ohne dabei in den Rechtfertigungsmodus zu verfallen. Das gilt nicht nur für Alkohol, sondern lässt sich auch auf andere Lebensweisen übertragen.

Szenario 3: Du isst auswärts oder bist im Urlaub

Sich zu Hause zu verschanzen wegen einer Ernährungsumstellung ist keine Option! Doch leider passiert es vielen, dass sie Angst vor Restaurantbesuchen oder sogar vor dem Urlaub haben. Mach dir bewusst: In jedem

Restaurant gibt es gute Alternativen. In jeder Lebenslage gilt: Entscheide dich für die beste Option, die die Speisekarte zu bieten hat. Es gibt mittlerweile in jedem Hotel und in vielen Restaurants Alternativen. Ja, sogar glutenfreie Pizzen kann man sich heutzutage bestellen. Manchmal lohnt es sich auch, schon vor dem Urlaub verschiedene Restaurants herauszusuchen. Die Speisekarten kann man dabei meist online einsehen. Wähle das Restaurant, was viele gesunde Gerichte auf der Speisekarte hat. Meine Restaurant-Favoriten:

- Japanisch
- Vietnamesisch
- Italienisch (hier gibt es oft leckere Salate und Hähnchen oder Fisch mit Gemüse)

Ansonsten findest du in so gut wie jedem Restaurant ein Gericht, was vielleicht nicht optimal, aber immer noch am besten für dich ist. Halte dich genau an dieses Gericht oder frage ganz lieb, ob du etwas mehr Gemüse zum Hähnchen haben könntest. Trau dich zu fragen. Es wird dir keiner den Kopf abreißen, weil du einen Extrawunsch hast. Meist erfüllen die Gastronomen deine Wünsche sogar ganz gern.

Auch wenn ein Gericht nicht zu 100 Prozent deinen Vorstellungen entspricht, wähle bewusst und dann genieße! Es ist dein Urlaub oder deine Date-Night mit dem Liebsten im Restaurant. Es ist okay, wenn es mal nicht perfekt läuft. Das gehört zum Leben dazu, und es ist wichtig, auch diese Erfahrungen zu machen.

Das Schöne ist: Je länger du deinem Körper genau das gibst, was er braucht, und weniger von dem, was er nicht unbedingt toleriert, wird er sich über die Wochen und Monate erholen. Du wirst nach einiger Zeit einige Dinge wieder besser tolerieren. Selbst Unverträglichkeiten gegenüber Gluten können sich bessern. Ich kann heute sogar wieder ein oder zwei Stücke von Omas Kuchen essen, ohne Beschwerden zu haben. Trotzdem genieße ich im Alltag lieber gluten- und milchfrei – nach der 80/20-Regel.

Was du auf alle Fälle beherzigen solltest

Das waren jetzt jede Menge Infos. Hier deshalb noch mal die wirklich wichtigen Dinge in Kurzform. Das waren für mich die kulinarischen Knackpunkte – ganz einfach und simpel zusammengefasst –, die für mich vieles verändert und mir den Weg zu einem Leben ohne PCOS geebnet haben. Ich habe so viel zu diesem Syndrom gelesen, und wenn es um »die richtige« Ernährung geht, gibt es viele Meinungen. Sie sind kontrovers, widersprechen sich, klingen alle irgendwie logisch und dann auch wieder nicht. Auch wenn wir Menschen sehr ähnlich gestrickt sind, gibt es sehr individuelle Komponenten, die uns von anderen unterscheiden. Ich habe schon lange aufgehört, meiner Art zu essen einen Namen zu geben. Ich bin nicht Paleo, Primal oder Low Carb. Ich ernähre mich nach ganz einfachen und logischen Prinzipien der Natur und höre dabei auf meinen Körper. Den möchte ich nämlich nie wieder ignorieren. Schließlich sitze ich mit ihm im gleichen Boot.

Um eine Sache kommen wir aber nicht herum: das Überdenken unserer modernen westlichen Ernährung. Wir essen viel gekauftes, fertig zubereitetes Essen aus diversen Verpackungen. Nicht selten haben wir keine Ahnung, was genau sich in unserem Essen befindet. Ein Gefühl für frische und gesunde Ernährung haben wir oft verloren und fühlen uns schlecht mit dem, was wir essen. Daher könnte ich auch ganz einfach sagen:

»Iss echte Lebensmittel!
Und höre mal richtig auf deinen Körper.«

Du bist, was du isst

Aber nun doch noch die anderen und wichtigsten Knackpunkte unserer Ernährung bei PCOS. Zuerst: Was wir essen, liefert uns die Bausteine für unseren Körper. Die Zellen unseres Körpers – und davon haben wir so einige: 100 Billionen oder 100.000.000.000.000 – brauchen jeden Tag neue Energie und Nahrungsbausteine. Energie bekommen sie durch die Makronährstoffe: Kohlenhydrate, Fett und Protein. Die Mikronährstoffe bekommen sie hauptsächlich von lebendigen Dingen wie Obst, Gemüse, Eiern und so weiter. Mikronährstoffe sind zum Beispiel Magnesium, Selen oder Natrium. Während auch Toastbrot und Fertigprodukte ein paar dieser Bausteine beinhalten, liefern sie allerdings nicht genug davon. Sie versorgen uns mit mehr Energie, als wir benötigen, und viel zu wenigen Mikronährstoffen, die unsere Zellen so dringend brauchen. Außerdem haben Pflanzen wichtige sekundäre Pflanzenstoffe, die zwar nicht zum Überleben gebraucht werden, aber uns definitiv etwas mehr strahlen lassen. Und wer möchte nicht gern mehr strahlen?

Iss kein Fast Food

In den in Plastik abgefüllten Fertigprodukten befinden sich Stoffe, die im Labor hergestellt wurden, um unser Essen haltbarer, hübscher und geschmacklich attraktiver zu machen. Sie leben nicht! Sie entstammen dem Reagenzglas und wurden nicht von der Natur »geboren«. Daher ist es fraglich, ob sie wirklich in unseren Körper gehören. Sehr oft ähneln diese Stoffe Bausteinen des Körpers, zum Beispiel Hormonen. Die Zellen in unserem Körper funktionieren über Botenstoffe und Signale. Es sind Feedback-Systeme und Schlüssel-Schloss-Prinzipien, die alle Prozesse am Laufen halten.

Unnatürliche Stoffe aus dem Labor nun schalten sich in diese Kreisläufe ein, wenn sie nicht zügig von unserem Körper ausgeschieden werden, und blockieren die Wirkungsweise von Botenstoffen. So auch von Hormonen: PCOS kann entstehen. Bei der Fülle, die wir an unterschiedlichen Stoffen zu uns nehmen, kommt der Körper mit der Entgiftung gar nicht hinterher.

Mit den Nahrungsmitteln, die wir jeden Tag für unseren Körper wählen, entscheiden wir maßgeblich, ob wir unsere Zellen verhungern lassen oder ob wir sie nähren. Ob Prozesse einwandfrei ablaufen können oder ob wir sie stören.

Je bunter, desto besser

Neben dem Weglassen von Fertigprodukten gab es für mich eine weitere wichtige Grundlage, die mir dabei half, meinen Androgenspiegel zu senken: Iss den Regenbogen. Technisch gesehen kommen alle erdenklichen Farben im Regenbogen vor. Doch sehen wir eher nicht so viel weiß, braun oder beige. Das sind genau die Farben von »leeren« Lebensmitteln, wie Zucker, Weißbrot, Pasta, Pizza und Keksen. Sie sind auch nicht natürlich, nicht in der Erde oder auf einem Baum gewachsen. Gemüse und Obst allerdings kommen in den schönsten Farben zu uns.

Hierbei gilt: Je dunkler ein Lebensmittel ist, je kräftiger das Grün im Salat und je röter die Erdbeere, desto mehr »Leben« befindet sich in diesem Lebensmittel. Farben sind Indikatoren für sekundäre Pflanzenstoffe. Sie haben alle eine Wirkung auf körperliche Prozesse, und meist sind diese positiv. Ich entscheide mich jeden Tag dafür, »Leben« zu essen, um dieses Leben auf meine Zellen und meinen Körper zu übertragen. Mein Körper dankt es mir.

Das bedeutet, dass buntes und besonders grünes Gemüse und Obst der Saison den Hauptbestandteil unserer Ernährung ausmachen sollten. So hauchen wir unserem Körper jeden Tag neu Leben ein und geben ihm die Möglichkeit, sich die Bausteine herauszuziehen, die ihm beim Heilen und Überleben helfen.

Zucker? Nein, danke!

Zucker bringt unsere Hormone aus dem Takt. Besonders das Zuckerhormon Insulin leidet unter einem hohen Zuckerkonsum und stört damit leider auch viele andere Hormone in unserem Körper. So auch die männlichen und weiblichen Geschlechtshormone. Nicht selten steht das PCO-Syndrom in Verbindung mit einer Insulinresistenz. Dabei werden die Zellen resistent gegen das ausgeschüttete Insulin, das Glukose in unsere Zellen einschleusen soll, um Energie zu liefern. Um dem entgegenzuwirken, wird mehr Insulin ausgeschüttet und beeinflusst andere Hormone negativ. Außerdem macht überschüssiger Zucker dick, indem er zu Fett umgewandelt und gespeichert wird. Zucker macht süchtig und kann krank machen.

Wir brauchen keinen industriellen Zucker, um zu überleben. Doch bedeutet das, dass wir aus diesem Grund Kohlenhydrate komplett meiden sollten? Nein, Kohlenhydrate sind nicht unser Feind. Wenn wir die richtigen von ihnen und eine auf unseren Körper abgestimmte Menge verzehren, können sie uns helfen, im Gleichgewicht zu bleiben.

Fleisch kann, muss aber nicht (so viel) sein

Eine typische Empfehlung für Frauen mit PCOS ist es, der Ernährungsform Paleo zu folgen oder strikt Low Carb zu essen. Ich gebe es zu, ich habe es versucht und stellte auch eine Verbesserung meines Wohlbefindens fest. Doch rührte das gesteigerte Wohlbefinden eher vom Weglassen von Gluten, Milchprodukten und Zucker. Besonders die starke Reduzierung von Kohlenhydraten und die gesteigerte Zufuhr von (roten) Fleischprodukten kann ein Problem für Frauen mit PCOS sein, die versuchen, ihre Periode wiederzubekommen. Eine zu hohe Proteinzufuhr senkt nämlich die Produktion von SHBG (Sexualhormon-bindendes Globulin), was Frauen mit PCOS dringend brauchen, um das Testosteronlevel im Blut zu senken. Außerdem steigert zu viel Protein den Wachstumsfaktor IGF-1, der in negativer Verbindung zu Insulin und unseren Ovarien steht. Ich persönlich habe die Erfahrung gemacht, dass eine gesteigerte Zufuhr von Fleisch (Protein) keinen positiven Einfluss auf die Menstruationsblutung oder eine Gewichtsreduktion hat. Das bedeutet allerdings nicht, dass Veganismus der Weg für Frauen mit PCOS sein muss. Fleisch darf gegessen werden, sollte aber nicht in Massen auf unseren Tellern zu finden sein. Auch die Qualität ist wichtig!

Überdenke den Konsum von Milchprodukten

Milchprodukte sind sehr umstritten. Studien weisen darauf hin, dass sie eng in Zusammenhang mit PCOS und Akne stehen. Bestimmte Stoffe in Milchprodukten könnten zum Beispiel für ein Hormonungleichgewicht verantwortlich sein. Viele Frauen stellen eine starke Verbesserung ihrer Haut und auch ihrer Hormonlage fest, wenn sie auf Milchprodukte verzichten. Kannst du vielleicht heute schon deinen Milchkonsum reduzieren? Es gibt mittlerweile tolle pflanzliche Alternativen.

Iss für deine Leber

Vieles steht und fällt mit deiner Leber. Sie übernimmt eine wichtige Rolle in deinem Körper, ist aber mit der modernen Ernährungs- und Lebensweise meist überfordert. Daher ist es wichtig, dass wir sie unterstützen. Das können wir am besten tun, indem wir die simplen Ratschläge dieses Buches befolgen, zum Beispiel: Iss echte Lebensmittel, die reich an Mikronährstoffen sind.

Bitterstoffe für die Leber

Bitterstoffe mögen am Anfang wenig appetitlich sein, aber das ist eine Sache der Gewöhnung. Bitterstoffe sind nämlich das Beste, was du für deine Leber und deine Verdauung tun kannst! Iss mehr von ihnen. Du findest sie zum Beispiel in Brokkoli, Rosenkohl, Rucola und Artischocken.

Ein weiterer Punkt, den wir für die Leber umsetzen können, ist der Konsum von Bio-Lebensmitteln. Unsere Leber ist neben anderen wichtigen Aufgaben täglich damit beschäftigt, Giftstoffe aus unserem Körper zu sortieren und über den Darm auszuscheiden. Sie muss immer mehr leisten, als sie eigentlich kann. Daher wird sie irgendwann ihre Aufgaben nicht mehr zu 100 Prozent ausführen können. So können auch überschüssige Hormone im Körper verbleiben und das Hormongleichgewicht stören. Warum also nehmen wir ihr nicht eine kleine Aufgabe ab und verzichten auf die ganzen Pestizide und Chemikalien, die wir meist in herkömmlichen Lebensmitteln finden?

Stell dir deinen PCOS-Teller zusammen

Nun geht es darum, all das Gelernte in leckeren gesunden Mahlzeiten umzusetzen. Bis hierhin hast du viele allgemeine Ernährungstipps kennengelernt, die auf wissenschaftlichen Studien sowie persönlicher Erfahrung basieren. Sie sollen dir helfen, deinen Körper besser zu verstehen, denn Wissen ist Macht. Doch Wissen ist nicht immer alles. Die Umsetzung kann manchmal viel schwieriger sein. Auf den folgenden Seiten findest du daher Hinweise, wie du meine Ernährungstipps auf das wahre Leben übertragen kannst. Ich zeige dir mit meinem PCOS-Teller, wie du dir ganz einfach deine Gerichte zusammenstellen kannst und welche Lebensmittel jede Frau mit dem PCO-Syndrom unbedingt in der Küche haben sollte. Danach kommen wir zu den Rezepten, damit dir der Einstieg im Kampf gegen das PCO-Syndrom so einfach wie möglich gemacht wird.

Wenn du gerade am Anfang deiner Reise stehst, kann es dir schwerfallen, dich für die richtige Menge der Lebensmittel zu entscheiden und dir den Teller anzurichten. Doch so schwer muss es gar nicht sein. Ändere einfach etwas die Verhältnisse.

Auf den meisten Tellern sieht es so aus:

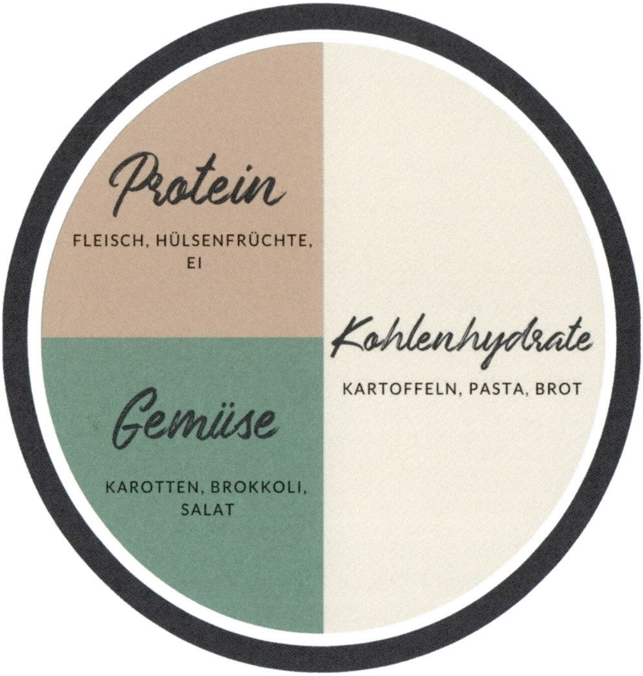
Protein
FLEISCH, HÜLSENFRÜCHTE, EI
Kohlenhydrate
KARTOFFELN, PASTA, BROT
Gemüse
KAROTTEN, BROKKOLI, SALAT

Den größten Teil machen hier die Kohlenhydrate aus. Aber oft finden wir auch Teller, auf denen sich alles um tierisches Protein dreht – zum Beispiel, wenn du ein Schnitzel bestellst. Gemüse wird oft nur als Beilage gesehen. Sieht dein Teller immer so aus (und das tat meiner in der Vergangenheit auch), dann ist das auf Dauer wahrscheinlich nicht gut für dich.

Denke also um, und fülle deinen Teller immer zuerst mit viel Gemüse – das ist die Basis. Darauf gib eine ausreichende Portion Protein (zum Beispiel Hähnchenfleisch oder Bohnen), etwas gesundes Fett (zum Beispiel eine halbe Avocado), und erst dann toppe es mit Kohlenhydraten. Dabei wird besonders die Menge der Kohlenhydrate variieren, ganz wie du es für dich in diesem Buch herausgefunden hast. Aus diesem Grund lasse ich in meinem persönlichen Beispiel etwas mehr Freiraum für die Kohlenhydrate. Wer weniger davon verträgt, wird sich in der Regel etwas mehr Gemüse und gesunde Fette auftun.

Jeder Teller, den du dir ab heute anrichtest, sollte ungefähr so aussehen wie auf der folgenden Grafik.

Der PCOS-Teller:

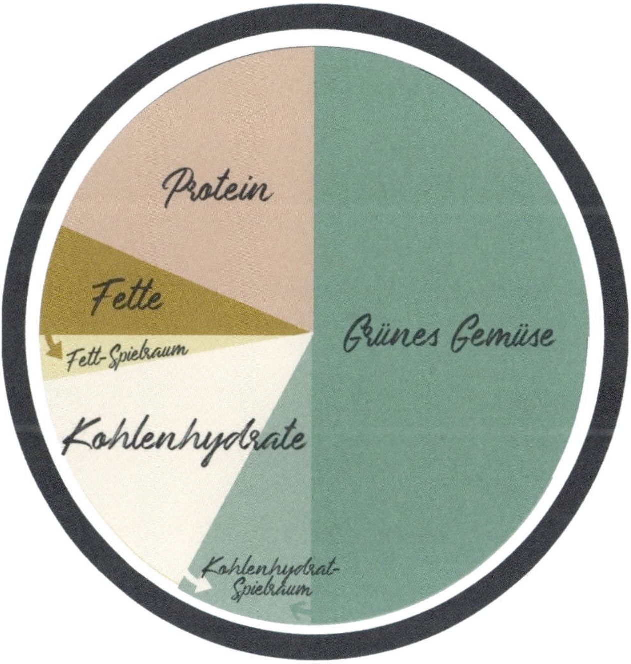

Dabei ist dieser PCOS-Teller eine Guideline. Sei dir immer bewusst, dass dein Körper individuell ist und von diesem Beispiel leicht abweichen kann. Höre auf deinen Körper, wie er reagiert und was er verlangt. Ich möchte dir nur verbildlichen, wie dein Teller aussehen könnte. Auf Dauer wird dein Körper auch andere Verhältnisse ab und an tolerieren können. Ich vertrage heute zum Beispiel wieder mehr Kohlenhydrate als früher, und meine Verdauung macht nicht gleich schlapp, wenn ich im Restaurant mal nicht so viel Gemüse bekomme.

Auf deinem Weg werden sich die Bedürfnisse deines Körpers auch immer wieder ändern, und das ist okay. Halte nicht zu starr an vorgegebenen Mustern fest, sondern lerne, die Sprache deines Körpers zu verstehen.

Ich finde, dass unser Körper besonders bei Protein einen guten Mechanismus hat, um zu erkennen, ob wir mehr oder weniger brauchen. Es kommt darauf an, wie groß unser »Proteinhunger« ist. So gab es bei mir Phasen, in denen ich absolut kein Hähnchen ausstehen konnte und insgesamt weniger Protein zu mir nahm. Und dann gibt es Phasen, wo ich richtig merke, wie mein Körper wieder mehr Protein in Form von Hähnchen haben möchte. Ich habe auch kein Problem damit, etwas auf dem Teller liegen zu lassen. Wenn ich genug habe, habe ich eben genug. Ich muss es mir nicht reinzwingen.

Wie die einzelnen Elemente deines Tellers aussehen können

BASIS: STÄRKEARMES GEMÜSE

- Salat (eine Mischung aus bitteren Salaten, dunklen und hellen Blattsalaten bietet sich hier besonders an)
- Gurke
- Kohlsorten (Grünkohl, Brokkoli, Blumenkohl, Rosenkohl)
- Zucchini
- Bohnen
- Sellerie
- Paprika
- Tomate
- Fenchel
- Kohlrabi
- Radieschen
- Küchenkräuter

PROTEIN

- Fleisch
- Hülsenfrüchte
- Ei
- (eher nicht: Milchprodukte, Wurstwaren)

GESUNDE FETTE

- Avocado
- Olivenöl
- Tahini (Sesampaste)
- Kokosöl
- Ghee
- Samen & Kerne (Leinsamen, Sonnenblumenkerne, Sesamsamen ...)

KOHLENHYDRATE

Die Menge solltest du je nach deinem persönlichen Kohlenhydratlevel und der Tageszeit anpassen.

- Kartoffel
- Süßkartoffel
- Rote Bete
- Kürbis
- Reis
- Buchweizen
- Glutenfreie Backwaren (zum Beispiel Buchweizenpasta)

FÜR MEHR GESCHMACK

- Frische Küchenkräuter
- Meersalz und Pfeffer
- Gewürze
- Nährhefe

Must-haves und Nahrungsergänzungsmittel

Bevor wir zu den Rezepten kommen, möchte ich dir noch meine liebsten Zutaten in der Küche nahebringen und einige wertvolle Nahrungsergänzungsmittel vorstellen, die dich bei der Hormonbalance unterstützen können. Viele von den Küchenzutaten und Ergänzungsmitteln verwende ich noch heute so oft wie möglich, andere habe ich besonders zu Beginn meiner PCOS-Reise in meinen Alltag integriert. Sie basieren auf meiner persönlichen Recherche zum PCO-Syndrom und haben sich bei mir und auch bei vielen meiner Coaching-Kundinnen als hilfreich erwiesen. Lass mich dir also meine Superstars kurz vorstellen.

Küchen-Must-haves

Adaptogene

Von ihnen gibt es viele verschiedene, doch eines haben sie gemeinsam: Sie helfen unserem Körper, sich an Stresssituationen anzupassen. Das steckt schon im Namen, der vom Lateinischen *adaptere* kommt, was so viel heißt wie »anpassen«. Man bekommt sie in Pulverform und kann sie so in Smoothies, Porridges und Heißgetränke geben. Manche Adaptogene wie der Vitalpilz Reishi sollen beruhigen, andere wie Maca sollen unsere Energie und

Leistungsfähigkeit steigern. Einige von ihnen können auch beim PCO-Syndrom hilfreich sein. Reishi beispielsweise wird gezielt bei Stress, Nervosität und innerer Unruhe eingesetzt. Er kann sogar beim Ein- und Durchschlafen helfen.[57] Für alle Frauen mit Hirsutismus und Haarausfall könnte es ein sehr interessantes Adaptogen sein, denn es soll das Enzym 5-Alpha-Redukatse hemmen,[58] das Testosteron in Dihydrotestosteron (DHT) umwandelt – die biologisch aktivste Form von Testosteron. Dabei ist DHT das Hormon, das auf die Haarfollikel einwirkt und sie zum Ausfallen bringt oder an anderen Körperstellen dazu, vermehrt zu wachsen.

Auch die Süßholzwurzel, die du als Tee bekommen kannst, gilt als Adaptogen. Sie soll die Energie steigern und Stress puffern können. In der Traditionellen Chinesischen Medizin wird sie zusammen mit der weißen Pfingstrose (die du als weißen Tee kaufen kannst) unter anderem beim PCO-Syndrom eingesetzt. Studien deuten darauf hin, dass sie den Testosteronspiegel bei Frauen senken könnte.[59]

Blumenkohl, Brokkoli und Co

Iss an mindestens fünf Tagen der Woche einmal eine Portion Gemüse aus der Familie der Kreuzblütler, auch Kohlfamilie genannt. Sie unterstützen deine Leber beim Entgiften des Körpers und spielen eine wichtige Rolle beim Abbau von Steroidhormonen. In Studien wurden diverse Kohlarten in der Ernährung in Verbindung mit krebsbekämpfenden Stoffen gebracht. Ein wahres Powerfood.[60]

Grüne Minze

Ich rate vielen Frauen täglich zu einer oder zwei Tassen Tee aus grüner Minze, auch Krause Minze genannt. Es wurde wissenschaftlich bewiesen, dass dieser Tee den Androgenspiegel (im Speziellen Testosteron) im Blut von

Frauen mit PCO-Syndrom schon in kurzer Zeit reduzieren kann.[61] Pfefferminztee allerdings wurde nicht getestet. Stelle daher sicher, dass du wirklich Tee aus der Grünen Minze (*Mentha spicata*) trinkst. Sie enthält im Gegensatz zu Pfefferminze kein Menthol. Minze kann am Abend den Magen beruhigen und sogar für einen ruhigeren Schlaf sorgen.

Grüner Tee

Auch grüner Tee soll sich positiv auf ein erhöhtes Level an Androgenen auswirken. Die Blätter des Tees enthalten Epigallocatechin (EGCG). Es blockiert ein Enzym, das Testosteron in seine noch aktivere Form (Dihydrotestosteron) umwandelt. Ich rate dazu, koffeinhaltige Getränke nicht auf leeren Magen zu trinken, da sie die Nebennieren anregen können. Trinke den Tee lieber nach dem Frühstück. Eventuell findest du eine entkoffeinierte Variante.

Der Konsum von grünem Tee soll auch das Risiko minimieren, an Diabetes zu erkranken. Das ist besonders positiv für Frauen, die bereits eine Insulinresistenz entwickelt haben.

Kurkuma

Kurkuma gilt als wahres Power-Gewürz. Du kannst es in alle möglichen Speisen geben: Curry, Smoothie, in mein goldenes Porridge (Seite 188) oder du bereitest dir eine leckere goldene Express-Milch (Seite 263) damit zu. Es gibt unzählige Studien zu Kurkuma, und ich habe es bereits genannt, da es deine Leber bei der Entgiftung unterstützen kann. Doch Kurkuma kann noch mehr und ist vor allem für seine entzündungshemmende Eigenschaft bekannt. Sie wird dem gelben Farbstoff Kurkumin zugeschrieben. Da auch das PCO-Syndrom fast immer mit stillen Entzündungen einhergeht, kann Kurkuma helfen, diese zu lindern. Mit dem Wirkstoff Piperin im Pfeffer kann die Aufnahme von Kurkumin in die Zellen übrigens um bis zu 2000 Prozent gesteigert werden.[62] Nimm also immer etwas Pfeffer in Speisen, die du auch mit Kurkuma würzt.

Löwenzahnwurzel-Kaffee

Da wir gerade dabei sind, so viel über Tee zu sprechen: Löwenzahnwurzeltee ist recht unbekannt, aber ein absolutes Superfood. Wer Kaffee liebt, wird auch diesen Tee lieben. Er schmeckt bitter, beinhaltet allerdings kein Koffein und ist daher besser verträglich. Ich trinke jeden Morgen vor dem Frühstück eine Tasse. Am Anfang musste ich mich etwas damit quälen, da ich Bitteres gar nicht ausstehen konnte. Die gesundheitlichen Vorteile allerdings sind einzigartig. Alles Bittere hilft deinem Körper bei der Verdauung und unterstützt deine Leber. Und das wiederum ist sehr wichtig, wenn du deinen Körper entgiften möchtest, zum Beispiel von überflüssigen Hormonen. Auch wenn du keinen Kaffee trinkst und Bitteres nicht magst, solltest du täglich eine kleine Tasse davon trinken. Die Geschmacksknospen gewöhnen sich über ein paar Tage an den Geschmack. Das Rezept zum Löwenzahnwurzel-Kaffee findest du auf Seite 265.

Milchalternativen

Über die Rolle von Milchprodukten haben wir gesprochen. Da es für viele Frauen mit dem PCO-Syndrom ratsam ist, Milchprodukte wegzulassen, habe auch ich immer eine Milchalternative im Kühlschrank. Die Auswahl ist mittlerweile groß. Ich liebe Mandel- oder Kokosdrink. Aber auch Haferdrink schmeckt lecker. Achte immer darauf, dass die Produkte ungesüßt sind. Käse kann man ganz schnell aus Nüssen selber machen. Anregungen dazu findest du im Rezeptteil, zum Beispiel zu veganem Käse auf den Seiten 254 und 255.

»Superfoods« wie Maqui oder Açai

Maqui und Açai enthalten eine Vielzahl an Antioxidantien, die freie Radikale »fangen« und somit den Stress auf den Körper reduzieren. Außerdem können sie antientzündlich wirken. Ich gebe sie daher gern als Zusatz in meine Smoothies.

Zimt

Dieses weihnachtliche Gewürz wird sehr unterschätzt und hat es verdient, das ganze Jahr über aus der Schublade geholt zu werden – nicht nur zu Weihnachten. Ich esse es zum Frühstück und gebe es in Smoothies, da es besonders beim PCO-Syndrom vorteilhaft sein kann. Es senkt nachweislich den Blutzuckerspiegel[63] und einige meiner Coachees merken seine Wirkung sofort. Bei einer Insulinresistenz unabdingbar.

Nahrungsergänzungsmittel

Berberin

Berberin ist ein gelblicher Pflanzenbestandteil, der sich zum Beispiel in Berberitzen befindet. Es ist in der Naturheilkunde dafür bekannt, sich positiv bei Diabetes und Insulinresistenz auszuwirken. Es soll dabei helfen, dass Glukose eher zur Energiebereitstellung verwendet wird und sich dann auch noch positiv auf unseren Darm auswirkt. Es ist die heilpflanzliche Alternative zu Metformin, da es ähnlich wirkt.[64] Berberin gibt es in Kapseln, es ist jedoch nicht zur Langzeiteinnahme gedacht.

Inositol

Inositol ist ein vitaminähnlicher Stoff, kann aber auch vom Körper selbst hergestellt werden. Es spielt in verschiedenen Zellprozessen eine wichtige Rolle. Diese Prozesse können beim PCO-Syndrom jedoch gestört sein, da möglicherweise zu wenig Inositol vorliegt. Das wiederum kann die Insulinregulation stören. Studien zeigen, dass sich die Insulinsensibilität der Zellen bei der Gabe von Inositol verbessern kann. Auch Androgenwerte können daraufhin sinken.[65] Ich empfehle eine Kombination aus Myo-Inositol und D-chiro-Inositol mit einem höheren Anteil von Ersterem.

Magnesium

Frauen mit dem PCO-Syndrom haben im Vergleich zu gesunden Frauen ein erhöhtes Risiko, unter Magnesiummangel zu leiden.[66] Magnesium wird besonders bei Stress vermehrt vom Körper ausgeschieden. Das Mineral ist allerdings essenziell für Hunderte Stoffwechselprozesse und besonders bei Stress wertvoll, da es beruhigend und schlaffördernd wirken kann. Außerdem unterstützt es die Insulinregulierung. Bei Menschen mit Diabetes Typ 2 stellt man regelmäßig einen Magnesiummangel fest.[67] Eine tägliche Einnahme von mindestens 300 Milligramm ist dann zu empfehlen. Es gibt verschiedene Magnesiumverbindungen, und die richtige Auswahl ist wichtig. Unterstützung bei der Wahl deines Präparats gebe ich dir auf meiner Website: www.juliaschultz.net/magnesium.

Omega-3

Wie wichtig Omega-3-Fettsäuren für deinen Körper sind, habe ich schon erwähnt. Es wirkt antientzündlich und kann bei Frauen mit PCO-Syndrom mehrere kritische Parameter verbessern: Blutzucker, Insulin, Cholesterin und Testosteron senken sowie das Verhältnis von den Hormonen LH und FSH verbessern.[68] Eine Einnahme von 1600 Milligramm Omega-3 in Form von Fisch- oder Algenöl kann sinnvoll sein.

Präbiotika

Präbiotika ist Nahrung für unsere Darmbakterien. Besonders lösliche Ballaststoffe bieten Futter für unsere kleinen Freunde. Die zusätzliche Einnahme von löslichen sowie unlöslichen Ballaststoffen hilft, eine gestörte Darmflora aufzubauen und kann so indirekt positiv auf das PCO-Syndrom wirken bzw. auf lange Sicht zum Hormongleichgewicht beitragen. Auch Frauen mit dem Metabolischen Syndrom profitieren vom Aufbau der Darmflora.

Probiotika

Wer für ausreichend Präbiotika sorgt, kann seine Darmgesundheit gleichzeitig mit Probiotika unterstützen. Probiotika sind Präparate mit gesundheitsfördernden Bakterienstämmen. Sie unterstützen den Aufbau einer gesunden Darmflora und stärken so auch unser Immunsystem. Achte auf die Qualität von Probiotika und darauf, dass du aktive Bakterien einnimmst.

Vitamin D

Vitamin D ist eigentlich kein Vitamin, sondern ein Hormon, das mithilfe der Sonne gebildet wird. Es spielt in vielen körperlichen Prozessen eine wesentliche Rolle. Auch für die Reproduktion, besonders die Eizellreifung und die Bildung des Gelbkörpers, ist es von großer Bedeutung. Aber auch für die Blutzuckerregulierung ist es wichtig. Bis zu 85 Prozent der PCOS-Patientinnen leiden an einem Vitamin-D-Mangel,[69] weshalb es wichtig ist, es bei der Diagnose zu messen. Bestehe auf einen Vitamin-D-Test! Wie viel Vitamin D du letztendlich einnehmen solltest, hängt von deinem individuellen Ausgangswert ab. Eine gute Vitamin-D-Versorgung liegt bei einem Wert zwischen 40 und 60 Nanogramm pro Milliliter (oder 100 und 150 Nanomol pro Liter). Eine sehr gute Versorgung zeigt 60 bis 90 (oder 150 bis 225) im Blut. Es kann vorkommen, dass zum Erreichen eines gesunden Mindestmaßes eine hohe Dosis an Vitamin D eingenommen werden muss. Allerdings spielen auch Co-Faktoren wie Magnesium und Vitamin K eine bedeutende Rolle bei der Synthese von Vitamin D.

Teil 3

Rezepte

Frühstück

Pancakes mit Blaubeerkompott

Zutaten
(für 2 bis 3 Portionen)

Für das Blaubeerkompott

- 200 g Blaubeeren
- 1 bis 2 EL Chiasamen
- Vanilleextrakt (optional)
- Zitronenmelisse, klein gehackt (optional)

Für die Pancakes

- 65 g Haferflocken
- 40 g gemahlene Mandeln
- 1 TL Backpulver
- 1 Banane
- 2 Eier
- 1 bis 2 EL Mandelmilch
- ½ TL Zimt
- Kokosöl zum Braten

Zubereitung

Die Blaubeeren in einem kleinen Topf erwärmen und kurz aufkochen lassen. Rühre die Chiasamen und ganz nach Geschmack auch Vanilleextrakt und Zitronenmelisse unter. Lass das Kompott für 10 Minuten quellen.

Gib alle Zutaten für die Pancakes in einen Standmixer, und verarbeite sie zu einem Teig.

Heize eine Pfanne mit etwas Kokosöl vor. Gib jeweils etwa 2 EL des Teigs dazu und brate den Pancake für etwa 1 Minute auf beiden Seiten an. Je nach Größe der Pfanne können bis zu vier Pancakes gleichzeitig gebraten werden.

Fertige Pancakes derweil warmstellen, zum Beispiel zwischen zwei Tellern. Mit dem Blaubeerkompott servieren.

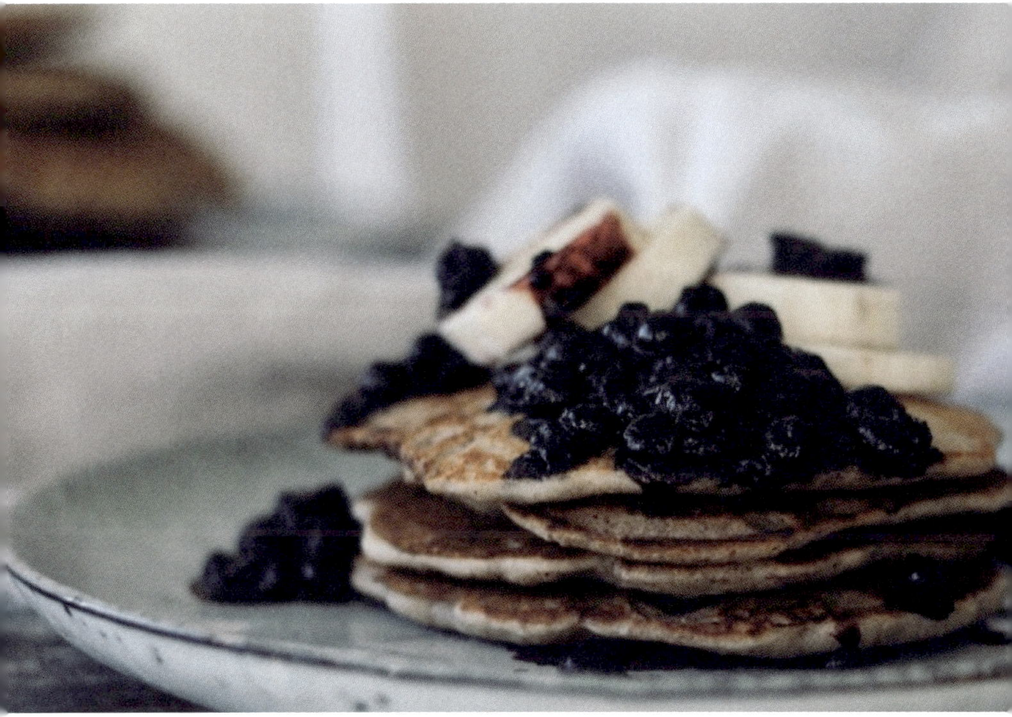

Tipp: Weniger Kohlenhydrate

Ersetze einen Teil der Haferflocken durch gemahlene Mandeln zum Einsparen von Kohlenhydraten.

Goldenes Porridge mit Beeren

Zutaten
(für 2 Portionen)

- 90 g Haferflocken
- 1 Prise Salz
- etwa 900 ml kochendes Wasser
- 300 ml Kokosmilch oder anderer Pflanzendrink, ungesüßt
- 2 TL Zimt
- 2 TL Kurkuma
- 1 kleine Prise Kardamom
- 1 kleine Prise Muskat
- 4 EL Leinsamen (frisch geschrotet)
- 2 EL veganes Proteinpulver (optional)
- 2 Handvoll Brombeeren oder Heidelbeeren

Zubereitung

Am Abend davor die Haferflocken mit dem Salz und dem heißen Wasser in einen Topf geben und sie über Nacht quellen lassen.

Am Morgen die Kokosmilch und die Gewürze zu den gequollenen Haferflocken geben und bei mittlerer Hitze für bis zu 10 Minuten leicht köcheln lassen. Rühre erst am Ende die Leinsamen und nach Wunsch das Proteinpulver unter.

Fülle das Porridge in zwei kleine Schalen, und garniere es mit den Beeren.

Tipp: Für mehr Kohlenhydrate

Wer mehr Kohlenhydrate verträgt, kann zusätzlich eine halbe Banane auf das Porridge geben oder etwas mehr Haferflocken verwenden.

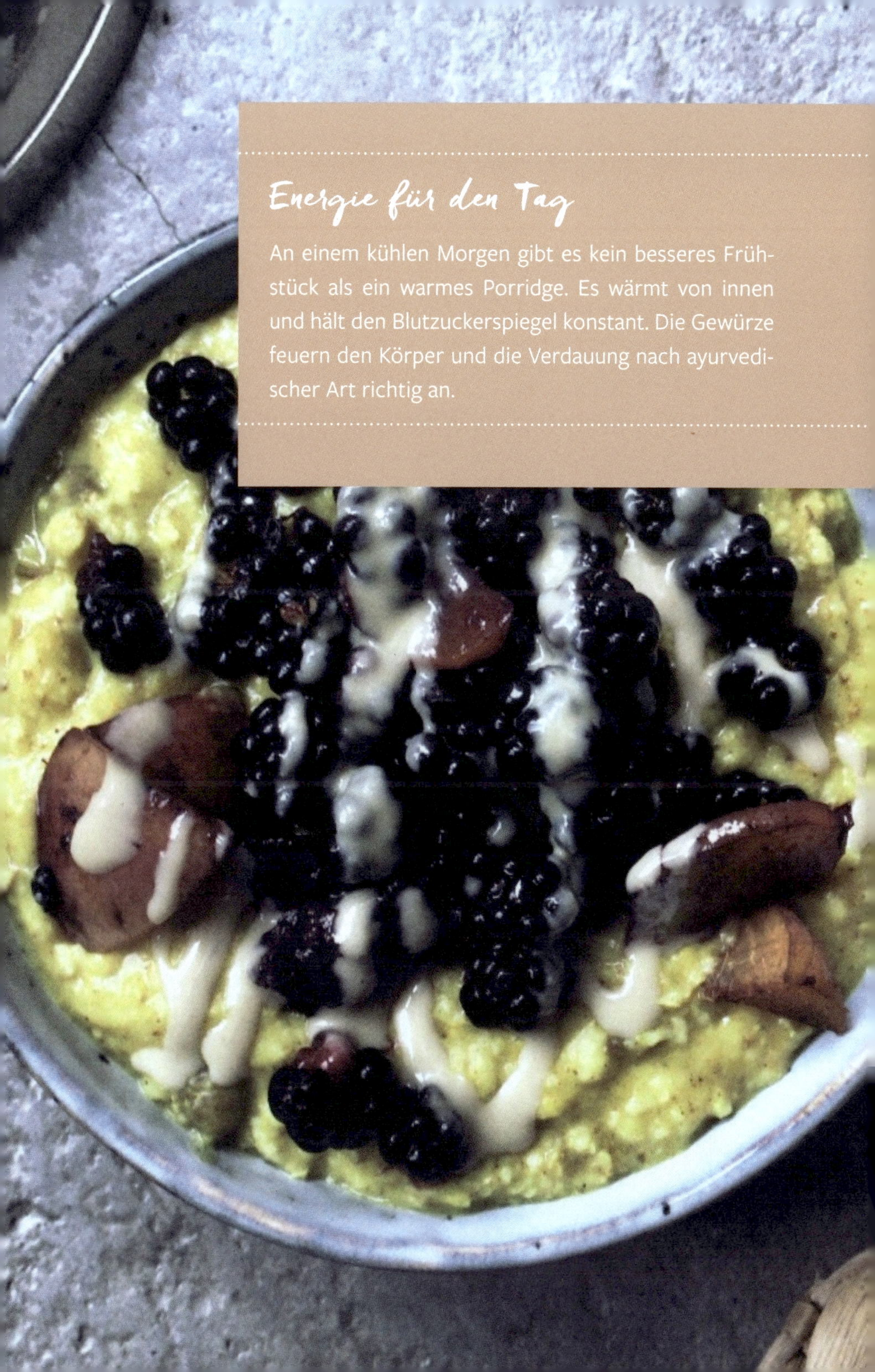

Energie für den Tag

An einem kühlen Morgen gibt es kein besseres Frühstück als ein warmes Porridge. Es wärmt von innen und hält den Blutzuckerspiegel konstant. Die Gewürze feuern den Körper und die Verdauung nach ayurvedischer Art richtig an.

Tipp: Wenn es schnell gehen muss

Bereite dir dein Frühstück ganz einfach am Abend davor zu, um morgens Zeit zu sparen.

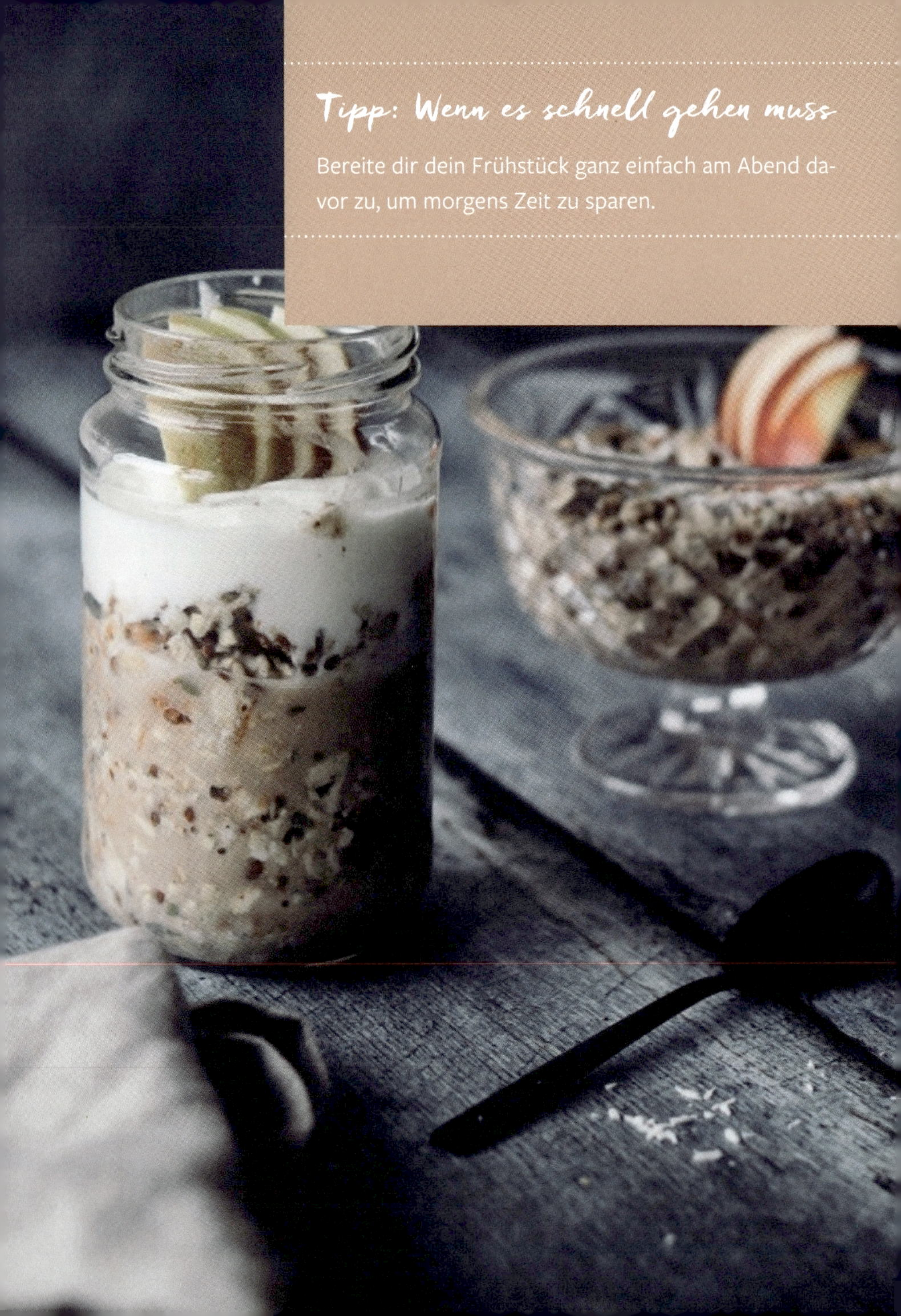

Overnight Oats

Zutaten
(für 2 Portionen)

- 90 g Haferflocken
- 2 EL veganes Proteinpulver
- 2 Möhren oder ½ Zucchini, jeweils geraspelt
- 2 EL Chiasamen
- 4 EL Mandelstifte
- 2 TL Zimt
- 500 ml Pflanzendrink
- 1 Apfel oder 1 Handvoll Beeren

Zubereitung

Gib alle Zutaten außer dem Obst in eine Schale und verrühre sie gut. Teile die Overnight Oats anschließend auf zwei Gläser oder Frühstücksschalen auf, und stelle sie über Nacht in den Kühlschrank.

Dekoriere die Schalen am nächsten Morgen mit Beeren oder Apfelschnitzen.

Tipp: Mehr oder weniger Kohlenhydrate

Passe die Menge an Haferflocken an deine persönliche Kohlenhydrat-Toleranz an. Denk daran, dass du dann vielleicht auch die Menge an gesunden Fetten und Flüssigkeit anpassen musst.

Schnelles Müsli

Zutaten
(für 2 Portionen)

In der Follikelphase
- 2 EL Leinsamen
- 2 EL Kürbiskerne
- 90 g Haferflocken
- 2 EL Pistazienkerne
- etwa 300 ml Pflanzendrink

In der Gelbkörperphase
- 2 EL Sonnenblumenkerne
- 2 EL Sesamsamen
- 90 g Haferflocken
- 2 EL Pistazienkerne
- etwa 300 ml Pflanzendrink

Jeweils optional
- 2 EL getrocknete Maulbeeren (oder anderes Trockenobst)
- ½ Banane

Zubereitung

Schrote je nach Zyklusphase die Leinsamen und Kürbiskerne oder Sonnenblumenkerne und Sesamsamen in einem Mixer.

Teile die geschroteten Samen anschließend zusammen mit den restlichen Zutaten auf zwei Schalen auf und vermische alles.

Füge ein paar Beeren hinzu oder garniere das Frühstück mit einer halben Banane, wenn du mehr Kohlenhydrate vertragen kannst.

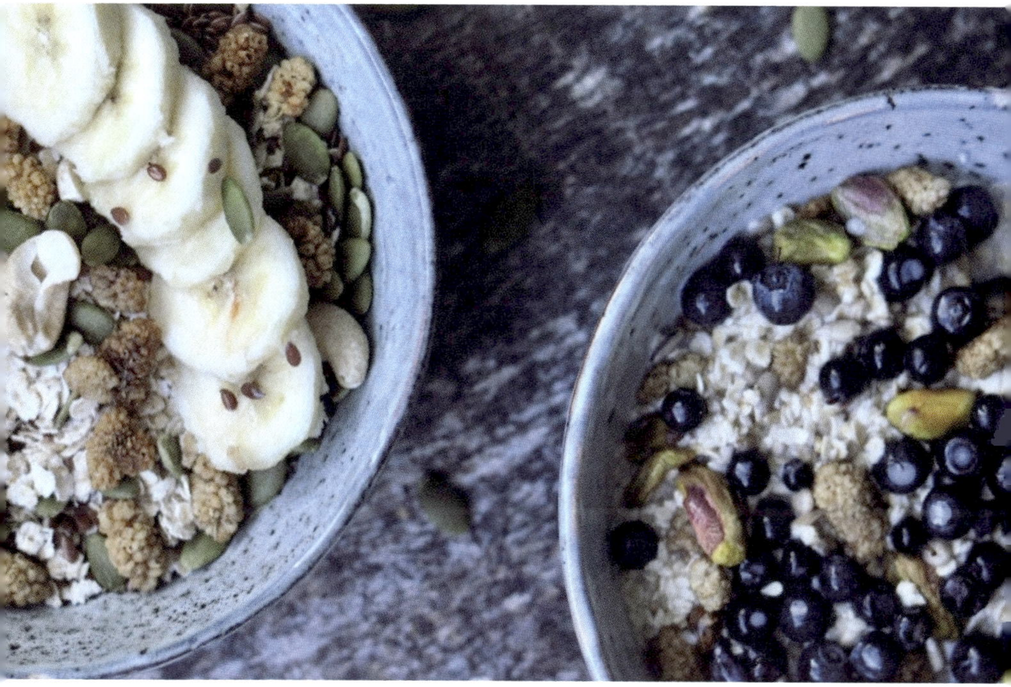

Tipp: Je nach Zyklusphase

Je nachdem, wo ich mich in meinen Zyklus befinde, wähle ich andere Samen als Grundlage. Leinsamen und Kürbiskerne in den ersten zwei Wochen (Follikelphase), da sie Östrogen boosten und gleichzeitig im Gleichgewicht halten. Sonnenblumenkerne und Sesamsamen in den letzten zwei Wochen nach dem Eisprung (Gelbkörperphase), da sie besonders die Produktion von Progesteron fördern.

Hast du gar keine Periode oder dein Zyklus ist sehr lang, dann bleib erst mal bei Leinsamen und Kürbiskernen.

Pfannenmüsli

Zutaten
(für 2 Portionen)

- 2 TL Kokosöl oder Butter
- 1 Handvoll Mandeln
- 7 EL grobe Haferflocken
- 4 EL Buchweizen (ganz)
- 1 Handvoll Kürbiskerne
- 1 Handvoll getrocknete Maulbeeren
- 1 bis 2 TL Zimt
- 1 Prise Kardamom
- 2–3 TL Honig
- 4 EL Kokosnussjoghurt

Zubereitung

Erwärme eine Pfanne mit dem Kokosöl oder der Butter.

Vermenge die restlichen Zutaten, außer den Honig, in einer Schüssel.

Röste den Körner-Getreide-Mix in der Pfanne an. Sobald er leicht bräunlich wird, den Honig hinzugeben. Auf einem großen Teller abkühlen lassen. Warm oder kalt mit Kokosnussjoghurt genießen.

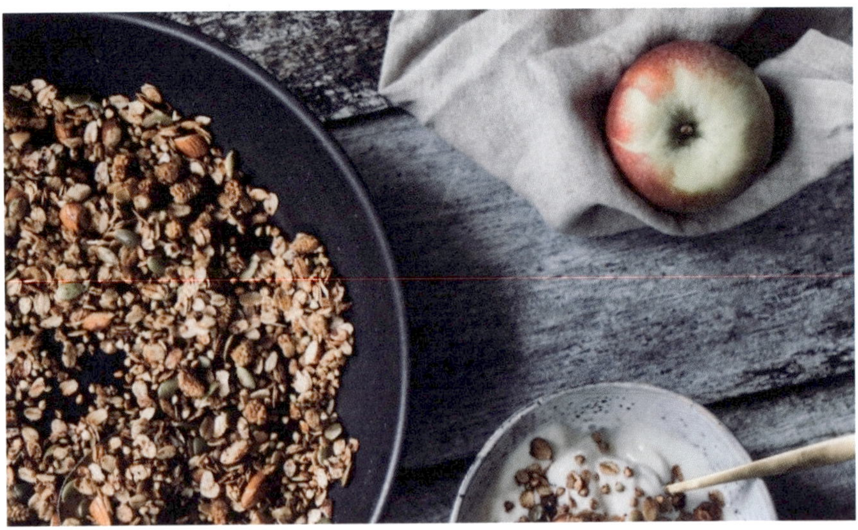

Sechs Power-Smoothies

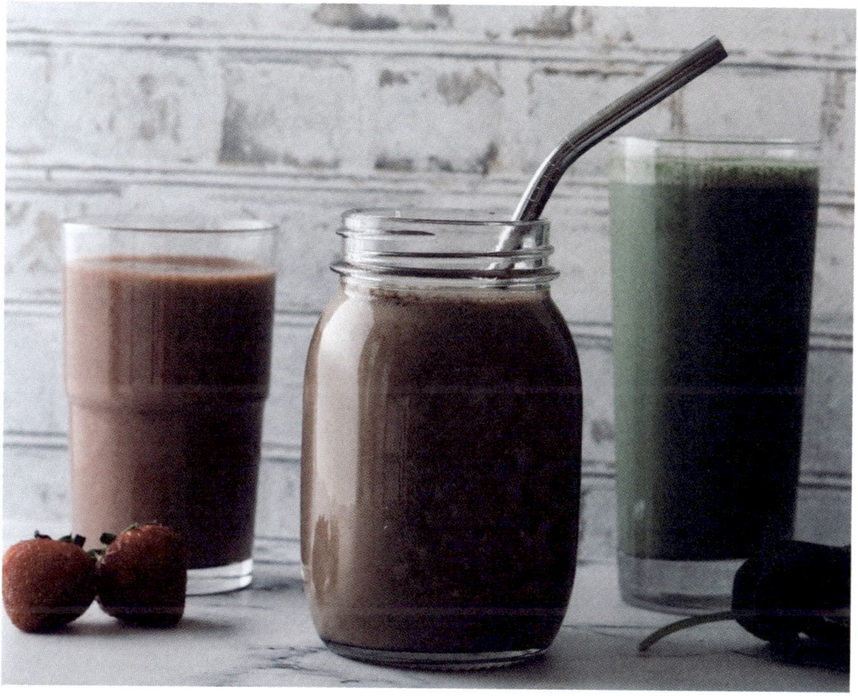

Perfekt am Morgen

Smoothies können ein richtig gutes Frühstück beim PCO-Syndrom sein. Du kannst hier deine KH-Menge optimal anpassen, indem du zum Beispiel mehr oder weniger Banane verwendest. Gib auch immer etwas gesunde Fette, Protein und eventuell zusätzliche Ballaststoffe zum Smoothie. Das hilft dir, deinen Blutzuckerspiegel konstant zu halten. Auch Zimt unterstützt seine Stabilität. Maca und Leinsamen helfen dabei, deine Hormone auszubalancieren.

Zutaten
(für jeweils 1 Portion)

DETOX-SMOOTHIE
- 300 ml Pflanzendrink
- 100 g Mango, Ananas, Papaya (gemischt oder einzeln)
- ½ bis 1 Banane
- ½ TL frischer Ingwer
- 2 Handvoll Spinat oder Grünkohl
- 1 Portion veganes Protein- oder Kollagenpulver
- 1 EL Greens Powder (zum Beispiel mit Spirulina & Gerstengras)
- 1 TL Zimt

FRÜHSTÜCKS-SMOOTHIE
- 300 ml Pflanzendrink
- 100 g gemischte Beeren
- ½ bis 1 Banane
- ¼ Avocado
- 1 große Handvoll Spinat oder Grünkohl
- 1 Portion veganes Protein- oder Kollagenpulver
- 1 EL Mandelbutter oder andere Nussbutter

LILA VERSUCHUNG
- 300 ml Pflanzendrink
- 100 g Blaubeeren
- ½ bis 1 Banane
- 1 große Handvoll Spinat oder Grünkohl
- 1 Portion veganes Protein- oder Kollagenpulver
- 1 EL Leinsamen oder Chiasamen
- ½ bis 1 TL Zimt

KIBA-SMOOTHIE
- 300 ml Pflanzendrink
- ½ bis 1 Banane
- 1 Handvoll gefrorene Kirschen
- 1 bis 2 EL veganes Proteinpulver
- 2 bis 3 EL Carob- oder Kakaopulver (kann weggelassen werden, wenn Schoko-Proteinpulver verwendet wird)
- 1 EL flüssiges Kokosöl
- 1 EL Kürbiskerne
- ½ TL Zimt

ERDNUSS-SCHOKO-TRAUM

- 300 ml Pflanzendrink oder Wasser
- ½ bis 1 Banane
- 1 EL Erdnussbutter
- 1 EL Kakao- oder Carobpulver
- 1 Handvoll Spinat
- 1 Portion veganes Protein- oder Kollagenpulver
- 1 EL Chiasamen
- 1 TL Zimt

NÄHRENDER SMOOTHIE FÜR DIE TAGE MIT DEN TAGEN

- 1 großes Stück Wassermelone
- ½ bis 1 Knolle Rote Bete
- 1 EL Cashewkerne
- 1 Schuss Kokosmilch
- bis zu 250 ml Kokoswasser
- 1 TL Zimt

OPTIONAL FÜR ALLE SMOOTHIES

- 1 bis 2 EL Haferflocken (für die Extraportion KH)
- 1 Prise Salz (zur Unterstützung der Nebennieren bei Stress)
- Adaptogene (zum Beispiel Süßholzwurzel)
- ½ bis 1 EL Flohsamenschalen (+ extra Flüssigkeit, für die Verdauung)
- frischer Koriander (unterstützt die Entgiftung)

Zubereitung

Alle Zutaten für den jeweiligen Smoothie in einen leistungsfähigen Mixer geben und auf höchster Stufe verarbeiten.

Süßkartoffel-Toast

Zutaten
(für 2 Portionen)

- 1 Süßkartoffel, in 1 cm dicke Scheiben geschnitten
- etwas Kokosöl

Ideen für das Topping
- Kokosnussjoghurt und Blaubeeren
- gesundes Kokos-Nutella (Seite 200), Banane und Zimt
- Avocado und Ei
- Hummus (Seite 250 f.) und Gurke

Zubereitung

Heize deinen Backofen auf 200 °C (Ober-/Unterhitze) vor, und belege ein Backblech mit Backpapier.

Bestreiche die Süßkartoffelscheiben von beiden Seiten leicht mit Kokosöl, und leg sie auf das Backblech.

Backe die Scheiben für etwa 15 Minuten. Wende sie, und backe sie für weitere 15 Minuten. Sie sind fertig, sobald du sie mit einer Gabel leicht eindrücken kannst.

Nimm sie aus dem Ofen, und belege sie mit dem Topping deiner Wahl.

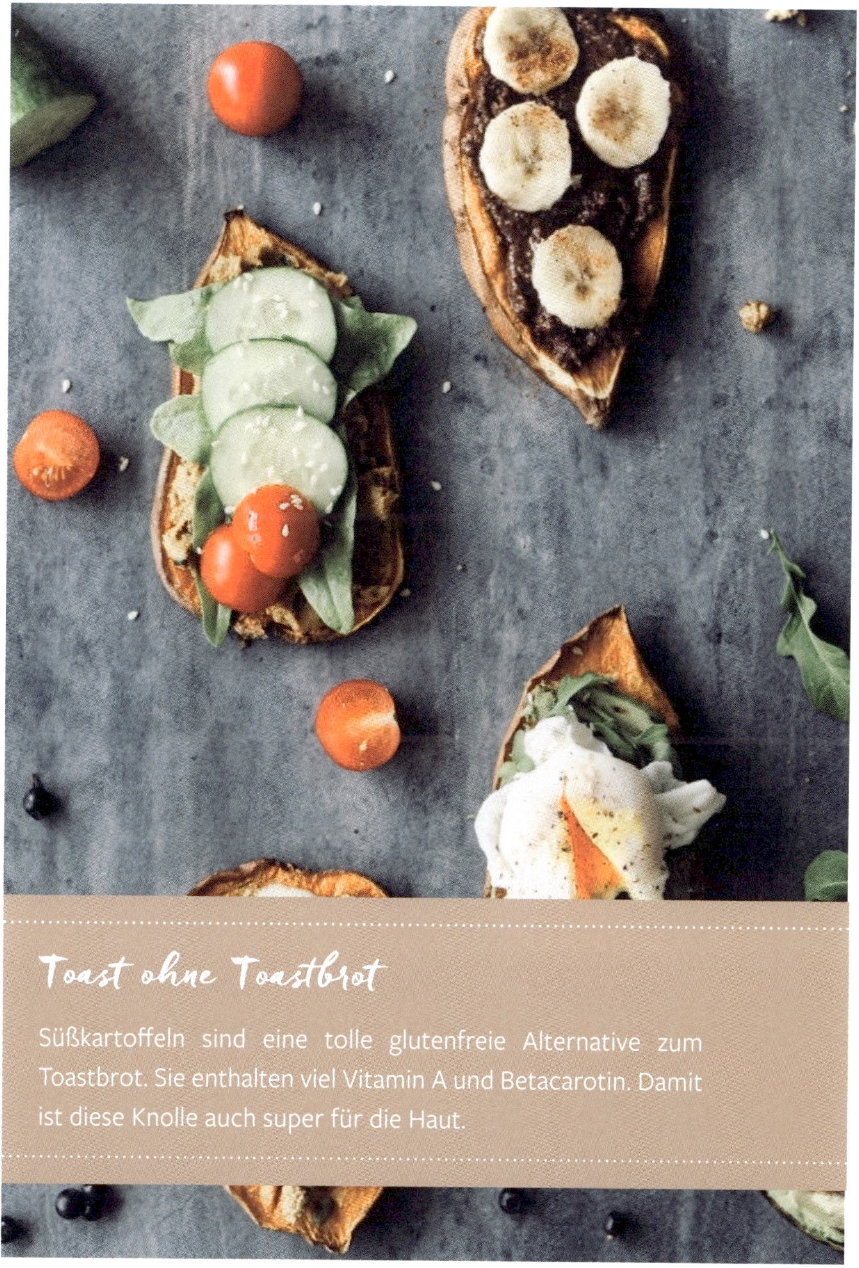

Toast ohne Toastbrot

Süßkartoffeln sind eine tolle glutenfreie Alternative zum Toastbrot. Sie enthalten viel Vitamin A und Betacarotin. Damit ist diese Knolle auch super für die Haut.

Gesundes Kokos-Nutella

Zutaten

- 250 g Haselnüsse
- 250 g Kokosraspel (oder mehr Haselnüsse)
- 2 bis 4 EL Kakaopulver, ungesüßt
- etwas Honig

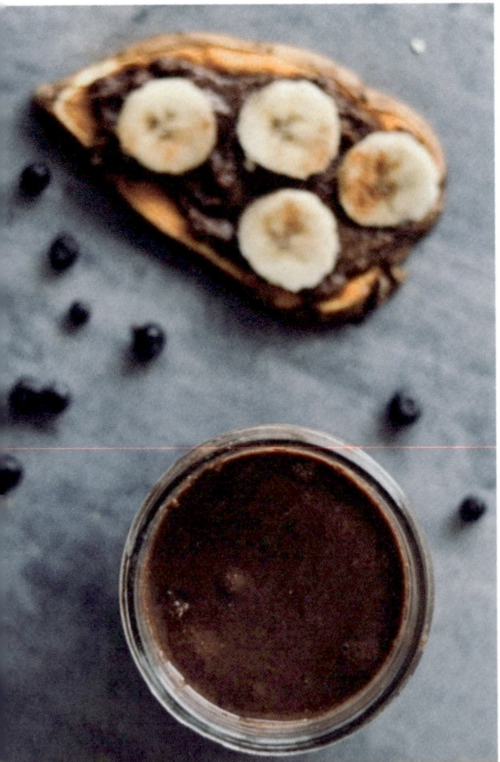

Zubereitung

Gib Haselnüsse und Kokosraspel in einen Standmixer, und verarbeite sie langsam zu einem Mus. Das kann bis zu 10 Minuten dauern, je nach Leistung des Mixers. Wenn der Mixer zu überhitzen droht, schalte ihn aus, und warte ein paar Minuten, bevor du weitermachst. Verwende ab und zu einen Stößel, um das Mus von den Seiten nach unten in die Mitte zu schaben, während der Mixer ruht. Zu lange solltest du auch nicht mixen, da sich sonst das Öl von der Nussmasse trennt.

Wenn sich ein relativ flüssiges Mus gebildet hat, rührst du das Kakaopulver und den Honig unter. Fülle das Mus anschließend in ein Einweckglas.

Das Kokos-Nutella hält sich im Küchenschrank mehrere Wochen.

Shakshuka

Zutaten
(für 2 Portionen)

- etwas Olivenöl
- 1 Zwiebel, fein gewürfelt
- 1 rote Paprika, entkernt und fein geschnitten
- 1 TL Kreuzkümmelpulver
- 1 TL Paprikapulver
- etwas Chilipulver
- 1 Dose* gehackte Tomaten
- 4 Eier
- Salz & Pfeffer
- frische Kräuter zum Garnieren

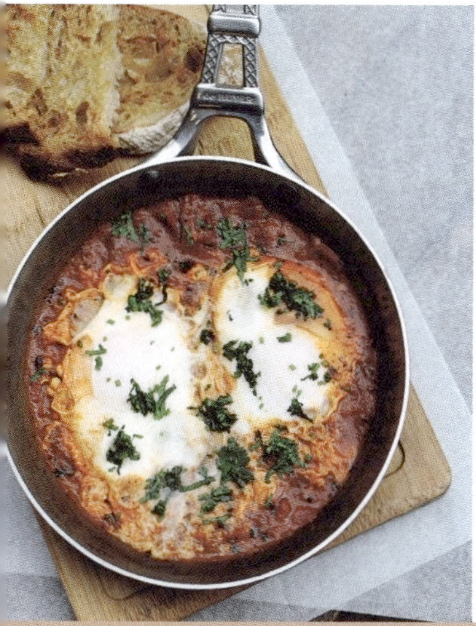

Zubereitung

In einer gusseisernen Pfanne (sie wird später in den Ofen gestellt) etwas Olivenöl erhitzen. Zwiebel und Paprika darin für etwa 5 Minuten bei kleiner Hitze schmoren.

Den Ofen derweil auf 180 °C (Ober-/Unterhitze) vorheizen.

Die getrockneten Gewürze zu Zwiebel und Paprika geben und verrühren. Danach die gehackten Tomaten in die Pfanne geben und 5 bis 10 Minuten einkochen lassen.

Mit einem Löffel vier Mulden in die Soße formen. Dann einzeln die Eier am Pfannenrand vorsichtig aufschlagen und in jeweils eine Mulde geben. Mit Salz und Pfeffer würzen.

Die Pfanne in den Ofen geben und etwa 10 Minuten backen, bis die Eier gestockt sind.

Mit frischen Kräutern oder einer Scheibe glutenfreiem Brot servieren.

* Bei all meinen Rezepten sind bei der Angabe »1 Dose« immer 400 Gramm gemeint.

Hauptgerichte

Gemüsequiche

Zutaten
(für 6 Portionen)

Für den Boden

- 200 g gemahlene Mandeln
- 80 ml Ghee, Oliven- oder Kokosöl, geschmolzen
- 2 bis 3 Knoblauchzehen, fein zerdrückt
- 1 EL Oregano und andere Gewürze nach Geschmack
- Salz

Für die Füllung

- etwas Öl zum Anbraten
- 1 Zucchini, in feine Streifen geschnitten
- 6 Stangen grüner Spargel
- 1 Handvoll Champignons, halbiert oder in Scheiben geschnitten
- 1 große Handvoll Spinat
- 5 bis 6 Eier
- 60 ml Haferdrink oder eine andere »Pflanzenmilch«
- Salz & Pfeffer
- ein paar getrocknete Tomaten, grob zerschnitten
- Basilikum oder andere frische Kräuter zum Abschmecken

Sogar als Frühstück

Diese Gemüsequiche schmeckt nicht nur als Hauptmahlzeit mittags oder abends, sondern kann auch gut zum Frühstück genossen werden.

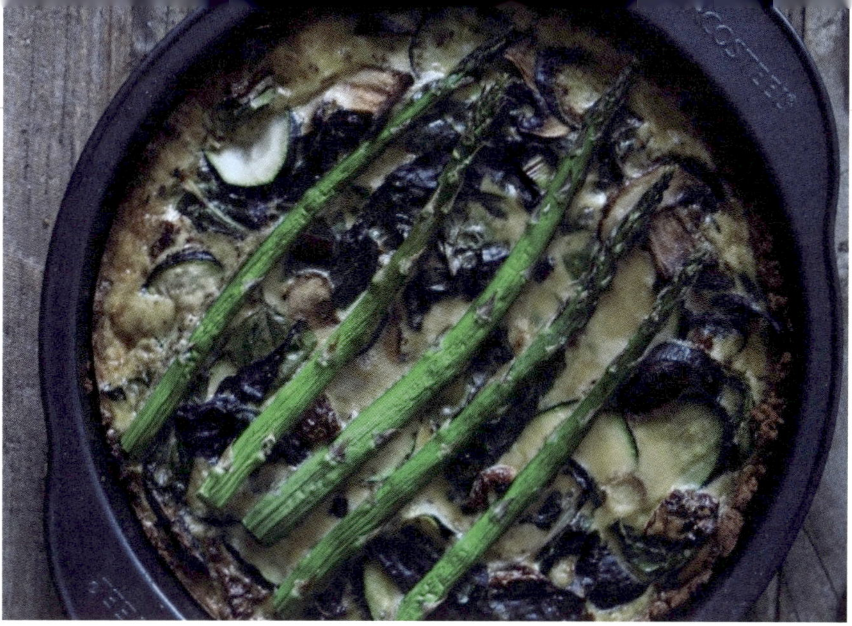

Zubereitung

Heize deinen Backofen auf 180 °C (Ober-/Unterhitze) vor.

Mische alle Zutaten für den Boden in einer Schüssel, und drücke den Teig anschließend in einer gefetteten Tarteform fest. Forme einen Rand an der Wand der Form, etwa 1 cm hoch. Backe den Boden anschließend für 15 bis 20 Minuten im Ofen, bis er goldbraun ist.

In der Zwischenzeit erwärme eine Pfanne, und gib etwas Öl hinein. Brate das Gemüse darin 5 Minuten lang an. Den Spinat erst ganz zum Schluss hinzugeben, sodass er nur kurz eingeht, aber nicht zu sehr durchkocht. Lass die Pfanne kurz abkühlen.

In einer Schüssel verrühre die Eier mit der Pflanzenmilch. Gib dann das Gemüse hinzu, und würze mit Salz, Pfeffer, getrockneten Tomaten und frischen Kräutern. Gib die gesamte Mischung auf den gebackenen Boden, und schiebe die Quiche für weitere 30 Minuten in den Ofen.

Lass die Quiche für 5 Minuten abkühlen, bevor du sie schneidest und servierst. Ein kleiner Salat passt sehr gut dazu. Die Quiche hält sich im Kühlschrank für ein paar Tage und kann problemlos aufgewärmt werden.

Shepherd's Pie

Zutaten
(für 4 Portionen)

Für die Füllung
- Ghee oder Kokosöl zum Anbraten
- 1 rote Zwiebel, fein gewürfelt
- 250 g Bio-Hackfleisch (oder eine Dose Bohnen mehr)
- 2 Knoblauchzehen, fein gewürfelt
- 1 TL Paprikagewürz
- 1 TL Kurkumapulver
- 2 Karotten, klein geschnitten
- 1 Dose Kidneybohnen, abgespült und abgetropft
- 2 EL Tomatenpüree
- 1 Dose passierte Tomaten

Für den Belag
- 300 g Steckrüben, geschält und gewürfelt
- 200 g Kartoffeln, geschält und gewürfelt
- 1 EL Ghee oder Butter
- 2 bis 3 EL Hafer- oder Mandeldrink
- 1 bis 2 TL Senf
- Salz & Pfeffer
- etwas Zimt

Variable Kohlenhydrate

Eine leckere Mahlzeit, bei der die Kohlenhydratlast angepasst werden kann. Weniger Kartoffel, mehr Steckrübe ergibt weniger Kohlenhydrate.

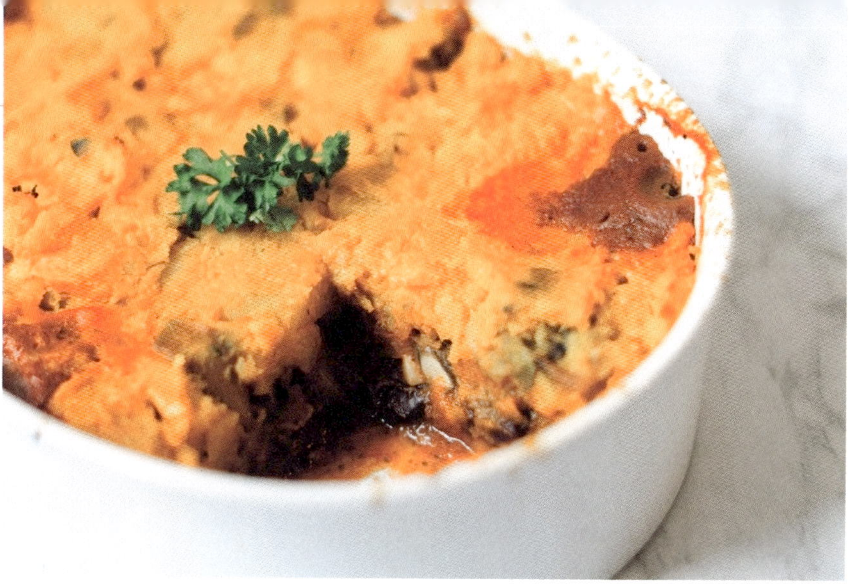

Zubereitung

Gib etwas Ghee oder Kokosöl in eine Pfanne, und brate die Zwiebel darin an, bis sie glasig ist. Gib anschließend das Hackfleisch hinzu, und bräune es von allen Seiten an (diesen Schritt auslassen, wenn das Gericht fleischlos wird).

Füge den Knoblauch sowie die Gewürze und Karotten hinzu. Lass alles für etwa 5 Minuten köcheln, bevor du Bohnen, Tomatenpüree und passierte Tomaten hinzugibst. Lass alles bei geringer Hitze für 20 Minuten köcheln. Rühre gelegentlich um, und gib etwas Wasser hinzu, damit es nicht anbrennt.

Koche derweil die Steckrüben und Kartoffeln gemeinsam in einem Topf mit ausreichend Wasser für etwa 20 Minuten oder so lange, bis sie weich sind. Gieße das Wasser ab, und füge die restlichen Zutaten für den Belag hinzu. Zerdrücke alles mit einem Kartoffelstampfer, bis es fein püriert ist.

Heize den Backofen auf 200 °C Grad (Ober-/Unterhitze) vor. Fülle den Bohnen-Hackfleisch-Mix in eine ofenfeste Auflaufform. Gib den Kartoffel-Steckrüben-Stampf darüber, und streiche ihn glatt. Schiebe den Shepherd's Pie für 20 Minuten in den Ofen, oder backe ihn so lange, bis die Oberfläche goldbraun ist.

Zu diesem Gericht passt sehr gut der Erbsensalat von Seite 245 als Beilage.

Mein bekanntes Süßkartoffel-Curry

Zutaten
(für 4 Portionen)

- 1 EL Kokosöl zum Anbraten
- 2 Hähnchenbrustfilets, klein geschnitten
- 1 Zwiebel, fein gewürfelt
- 1 Knoblauchzehe, fein gehackt
- 1 mittelgroße Süßkartoffel, gewürfelt
- 1 Zucchini, gewürfelt
- 2 Möhren, gewürfelt
- 1 Handvoll grüne Bohnen oder Zuckerschoten
- 1 Packung (etwa 400 g) passierte Tomaten
- 1 Dose Kokosmilch
- 1 TL rote Currypaste
- 1 großer Brokkoli, in Röschen zerteilt
- Salz & Pfeffer
- 1 Handvoll Cashewkerne
- 1 bis 2 Handvoll frischer Spinat (optional)
- frischer Koriander, gehackt (optional)

Zubereitung

Gib das Kokosöl in eine große Pfanne, und brate die Hähnchenbrustfilets goldbraun darin an. Gib sie anschließend auf einen Teller, und stell sie beiseite.

Gib etwas mehr Kokosöl in die gleiche Pfanne, und schwitze Zwiebel und Knoblauch darin an. Gib anschließend Süßkartoffel, Zucchini, Möhren und Bohnen hinzu.

Lösche alles mit den passierten Tomaten und der Kokosmilch ab. Gib die Currypaste hinzu, und lass alles für 20 Minuten leicht köcheln. Füge in den letzten 5 Minuten die Brokkoliröschen hinzu.

Gib das gebratene Hühnchenfleisch dazu, und schmecke alles mit Salz und Pfeffer ab. Rühre, wenn du magst, ganz zum Schluss den frischen Spinat unter, und streu die Cashews obendrauf.

Genieße das Curry einfach so mit etwas Koriander, oder serviere es mit frischem Reis oder Quinoa, wenn du mehr Kohlenhydrate brauchst.

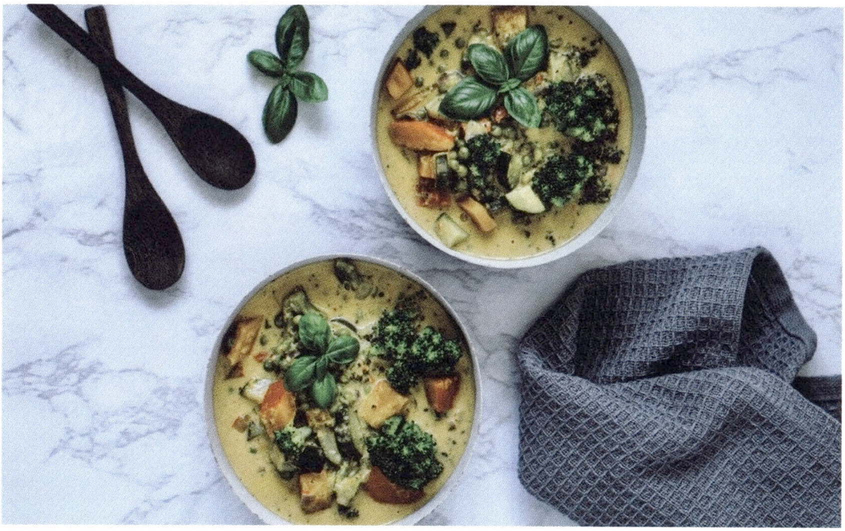

Pestopasta mit Zoodles

Zutaten

(für 2 Portionen)

Für das Pesto (auf Vorrat)

- 30 g geschälte Hanfsamen
- 30 g Kürbiskerne
- 2 große Handvoll Basilikumblätter
- 1 Handvoll Rucola
- 1 EL Zitronensaft
- 60 ml Olivenöl
- Salz

Für die Pasta

- 60 g glutenfreie Spaghetti
- 2 Zucchini
- 2 Karotten
- Kokosöl oder Ghee zum Anbraten
- 6 Minitomaten
- 2 EL veganer Streichkäse (Rezept auf Seite 254)
- 2 Handvoll frischer Spinat
- gebratenes Hähnchenbrustfilet (optional)

Zubereitung

Pesto: Gib alle Zutaten in eine kleine Küchenmaschine, und verarbeite sie für etwa 5 Minuten zu einer cremigen Masse.

Pasta: Koche die glutenfreien Spaghetti nach Packungsanleitung. Verarbeite die Zucchini und die Möhren mit einem Spiralschneider zu Spaghetti. Eventuell eignet sich für die Möhrenspaghetti eher ein Sparschäler.

Erhitze etwas Kokosöl oder Ghee in einer Pfanne. Gib die Gemüsespaghetti und die Minitomaten hinzu, und schwenke sie kurz im Fett, sodass sie nicht mehr ganz roh sind, aber auch nicht zerfallen.

Reduziere die Hitze, und rühre 2 EL vom Pesto und dem veganen Streichkäse unter. Hebe zum Schluss die Spinatblätter unter und gib die glutenfreien Spaghetti hinzu. Serviere das Gericht in tiefen Tellern, nach Wunsch mit etwas Hähnchenbrustfilet.

Simpel, leicht und lecker

Dieses Rezept entstand in einem Hochsommer in Melbourne und ist eines meiner liebsten Abendrezepte.

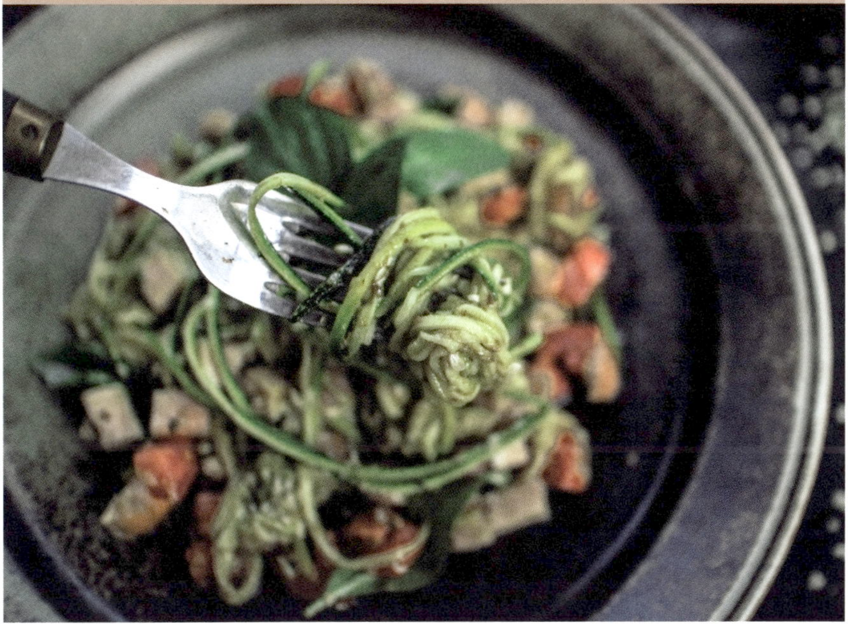

KH-flexibel

Bei diesem Rezept kannst du die Kohlenhydrate wunderbar anpassen. Bist du der Typ, der abends auf Kohlenhydrate verzichten sollte, lässt du hier einfach die glutenfreien Spaghetti weg und verwendest eventuell etwas mehr Zucchini. Wenn es Kohlenhydrate sein dürfen: Ich mag Spaghetti aus Buchweizen oder braunem Reis.

Pasta mit Blumenkohl und weißen Bohnen

Zutaten

(für 2 Portionen)

- Ghee oder Öl zum Anbraten
- 1 Zwiebel, fein gewürfelt
- ½ Blumenkohl, in Röschen geteilt
- 1 Dose weiße Bohnen, abgespült und abgetropft
- 1 Dose passierte Tomaten
- ½ TL Kreuzkümmelpulver
- ½ TL Paprikapulver
- 2 Zucchini
- 1 bis 2 Handvoll Spinatblätter
- Salz & Pfeffer
- glutenfreie Spaghetti (optional)
- Veganer Streichkäse (Rezept auf Seite 254) oder Nährhefe (optional)

Zubereitung

Erhitze eine große Pfanne mit etwas Ghee oder anderem Fett. Dünste die Zwiebel für 2 bis 4 Minuten darin an.

Gib anschließend den Blumenkohl, die weißen Bohnen, die passierten Tomaten, etwa 100 ml Wasser und die Gewürze hinzu, und lass alles für 20 Minuten auf kleiner Hitze köcheln.

Verarbeite die Zucchini in der Zwischenzeit mit einem Spiralschneider zu Spaghetti und koche, wenn du magst, etwas glutenfreie Pasta nach Packungsanleitung.

Hebe zum Schluss die Spinatblätter unter die Soße, und schmecke mit Salz und Pfeffer ab. Serviere die (Zucchini-)Pasta mit der Soße, und gib etwas veganen Käse oder Nährhefe darüber.

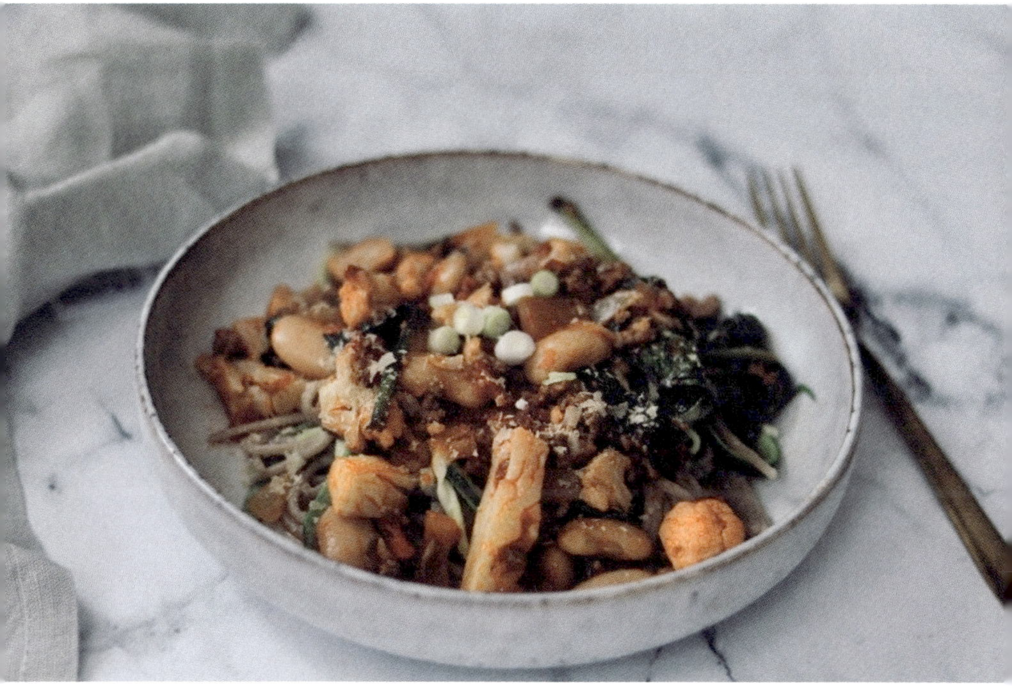

Tipp: Variiere mit den Kohlenhydraten

Lass die glutenfreien Spaghetti weg, wenn du keine zusätzlichen Kohlenhydrate benötigst, oder passe die Menge deinem KH-Bedarf an. Ich verwende hier meist Spaghetti aus Buchweizen oder braunem Reis.

Pasta mit Gemüse

Zutaten

(für 2 bis 3 Portionen)

- 2 Handvoll glutenfreie Pasta
- Öl oder Ghee zum Anbraten
- 2 Hähnchenbrustfilets, in Stücke geschnitten
- 1 Zwiebel, fein gewürfelt
- 1 Knoblauchzehe, fein gewürfelt
- 1 Zucchini, klein geschnitten
- 1 rote Paprika, klein geschnitten
- ½ Brokkoli, in Röschen zerteilt
- 1 Schuss Mandeldrink
- 2 EL Tahini
- ½ TL Kurkuma
- ½ TL Paprika
- Salz & Pfeffer
- 2 Handvoll Spinat
- 2 EL Nährhefe (optional)

Zubereitung

Koche die Nudeln nach Packungsanleitung.

Erhitze etwas Öl in einer Pfanne, und brate das Hähnchenfleisch goldbraun darin an. Gib die Stücke dann auf einen Teller, und stell sie beiseite.

Erhitze etwas mehr Fett in der gleichen Pfanne. Gib Zwiebel und Knoblauch hinein, und dünste sie glasig. Gib anschließend Zucchini, Paprika und Brokkoli hinzu, und brate sie kurz mit an. Gieß den Schuss Mandeldrink hinzu, sodass das Gemüse für etwa 5 bis 10 Minuten in der Pfanne köcheln kann.

Gieß die Nudeln ab, und gib sie mit den gebratenen Hähnchenstücken zum Gemüse. Mische das Tahin und die Gewürze hinein, und rühre die Spinatblätter unter.

Gib die Nährhefe, wenn du sie magst, erst ganz zum Schluss hinzu, wenn du den Herd bereits ausgeschaltet hast.

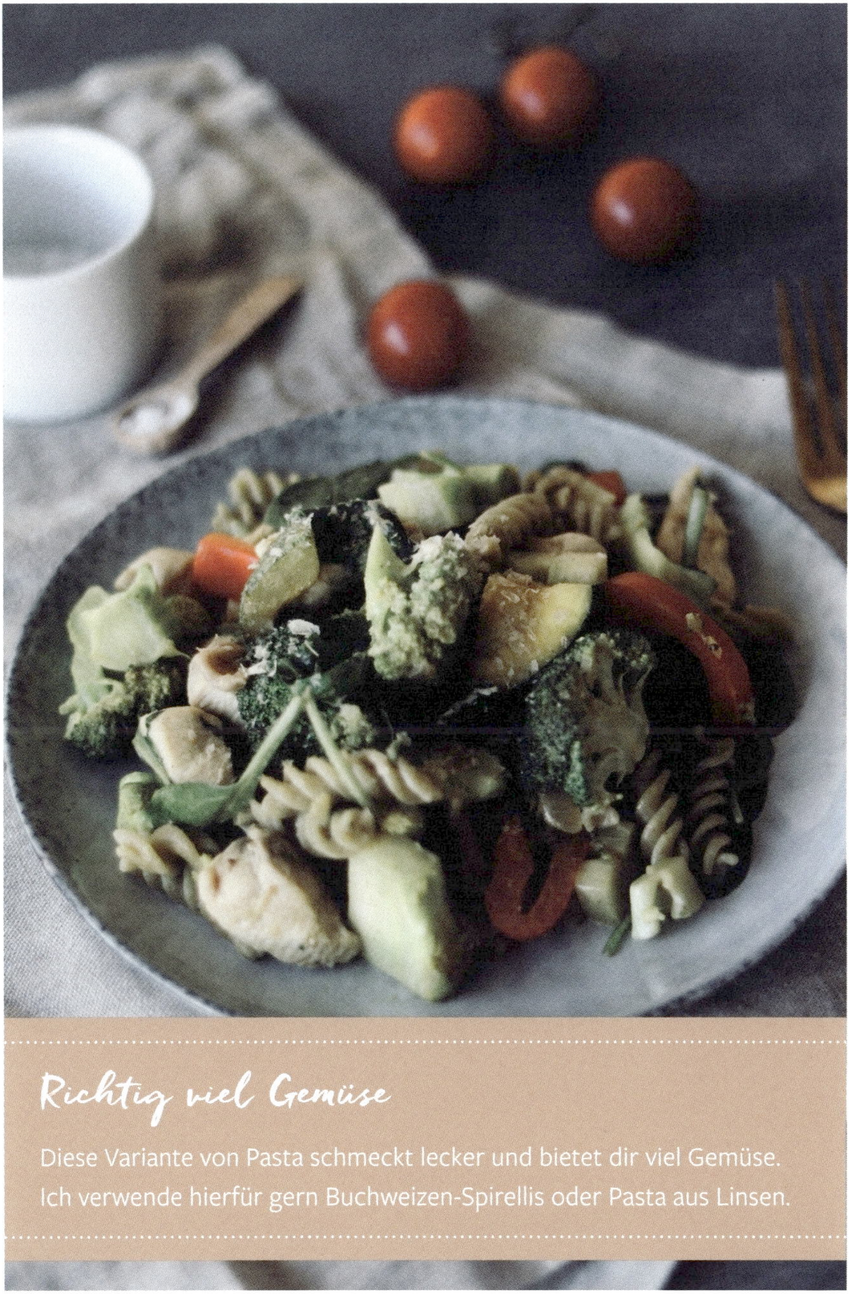

Richtig viel Gemüse

Diese Variante von Pasta schmeckt lecker und bietet dir viel Gemüse. Ich verwende hierfür gern Buchweizen-Spirellis oder Pasta aus Linsen.

Mexikanische Bowl

Zutaten
(für 4 Portionen)

Für die Guacamole
- 2 reife Avocado
- 2 Minitomaten, Kerne entfernt und klein gewürfelt
- ½ rote Paprika, fein gewürfelt
- frischer Koriander, gehackt
- Saft von 1 Limette
- Salz & Pfeffer

Für die Mexikanische Bowl
- Olivenöl zum Anbraten
- 1 große rote Zwiebel, fein gewürfelt
- 2 Knoblauchzehen, fein gewürfelt
- 2 bis 3 Frühlingszwiebeln, fein geschnitten
- 1 TL Paprikapulver
- 1 TL Honig
- 1 Süßkartoffel, klein gewürfelt
- 2 Dosen gehackte Tomaten
- 1 Dose Kidneybohnen, gewaschen und abgetropft
- Saft von ½ Limette
- 170 g Quinoa
- 2 Handvoll frischen Spinat
- Salz & Pfeffer
- 1 Gurke, klein gewürfelt
- Koriander und Sprossen zum Dekorieren

Ordentlich Kohlenhydrate

Dieses Rezept hat pro Portion mehr als 55 Gramm Kohlenhydrate. Passe es deinem KH-Bedarf an, und verwende zum Beispiel weniger Süßkartoffeln, Quinoa oder Bohnen.

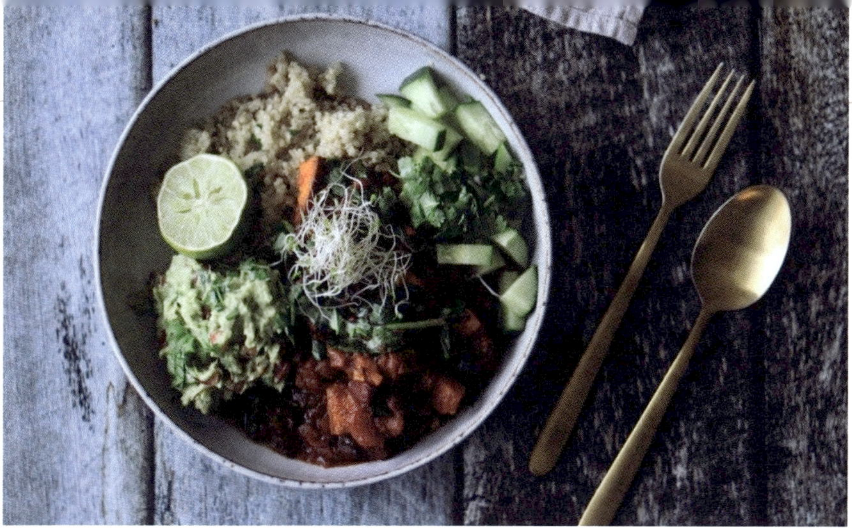

Zubereitung

Für die Guacamole: Gib das Avocadofleisch in eine Schale, und zerdrücke es mit einer Gabel. Rühre anschließend die restlichen Zutaten unter, und schmecke die Guacamole mit Salz und Pfeffer ab.

Für die Bowl: Gib etwas Olivenöl in eine große Pfanne, und brate Zwiebeln und Knoblauch darin glasig. Füge die Frühlingszwiebel sowie das Paprikapulver hinzu, und vermenge alles gründlich. Gib anschließend den Honig hinzu, und lass die Zwiebel karamellisieren.

Gib die Süßkartoffelstückchen in die Pfanne, und vermische sie gut mit den restlichen Zutaten, sodass sie rundum mit dem Honig und dem Paprikagewürz bedeckt sind.

Gib langsam die gehackten Tomaten, die Bohnen, den Limettensaft und wenn nötig etwas Wasser hinzu, und lass alles für 30 Minuten köcheln.

Bereite in der Zwischenzeit das Quinoa nach Packungsanleitung zu.

Rühre ganz zum Schluss den frischen Spinat unter die Mexikanische Pfanne, und schmecke sie mit Salz und Pfeffer ab.

Teile Mexikanische Pfanne, Quinoa, Guacamole und Gurke auf vier Schalen auf, und dekoriere sie mit Koriander und frischen Sprossen.

Gebackener Blumenkohl und Kichererbsen

Zutaten

(für 2 bis 3 Portionen)

- 2 EL Ghee, Butter oder Kokosöl, geschmolzen
- 1 bis 2 TL Kreuzkümmelpulver
- 1 bis 2 TL Kurkuma
- Salz & Pfeffer
- 1 Blumenkohl, in Röschen geteilt
- 1 Dose Kichererbsen, abgespült und abgetropft
- 2 bis 3 EL Tahini
- 1 Handvoll frischer Koriander, fein gehackt
- Granatapfelkerne zum Dekorieren

Zubereitung

Heize deinen Backofen auf 180 °C Grad (Ober-/Unterhitze) vor, und leg ein Backblech mit Backpapier aus.

Gib das Fett und die getrockneten Gewürze, Salz und Pfeffer in eine größere Schüssel, und vermische sie gut. Anschließend gibst du die Blumenkohlröschen und die Kichererbsen hinzu und vermengst sie gründlich mit der Gewürzpaste.

Verteile alles auf einem Backblech und backe es für etwa 30 Minuten im Ofen.

Verteile das Tahini über dem gebackenen Gemüse, und streue den frischen Koriander und ein paar Granatapfelkerne darüber.

Für eine vollwertige Mahlzeit kannst du dieses Gericht mit einem einfachen Blattsalat oder mit meinem Rote-Bete-Salat von Seite 246 kombinieren.

Orientalisch, vegan und einfach gut

Dieses Gericht steckt voller Ballast- und Bitterstoffe, die Verdauung und körpereigene Entgiftung anregen.

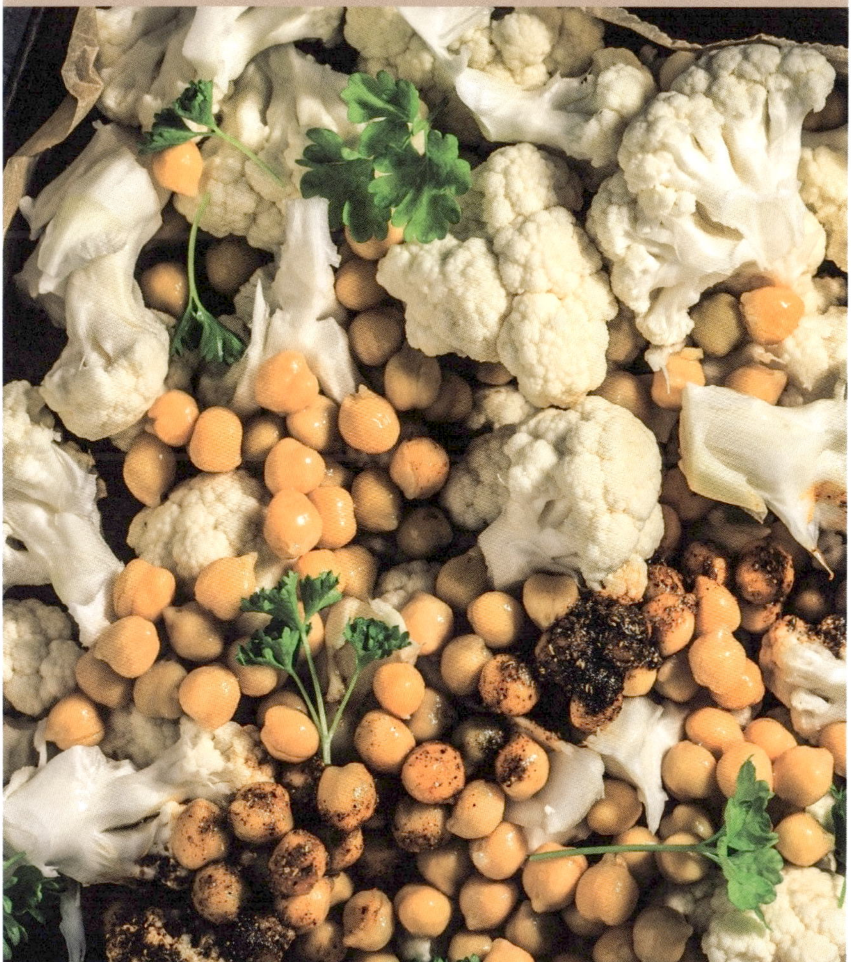

Gesunder Caesar-Salat

Zutaten
(für 2 Portionen)

- 2 Eier
- Öl zum Anbraten
- 150 g Hähnchenbrustfilet, in dünne Streifen geschnitten
- Salz & Pfeffer
- 1 TL Paprikagewürz

Für den Salat

- 1 Salatkopf, klein zerpflückt
- ½ Gurke, gewürfelt
- 1 Tomate, gewürfelt
- 1 Paprika, gewürfelt
- ½ Avocado, das Fruchtfleisch gewürfelt
- 1 Handvoll Sprossen
- 2 EL Tahini
- 3 bis 4 EL Hafer- oder Mandeldrink
- 1 bis 2 EL Nährhefe
- 1 EL Mandeln, grob gehackt

Zubereitung

Koche die Eier für 10 Minuten in einem kleinen Topf mit ausreichend Wasser. Lass sie danach etwas abkühlen, schäle und halbiere sie.

Heize eine Pfanne vor, gib etwas Kokosöl oder Ghee hinein, und brate die Hähnchenstücke von beiden Seiten scharf an. Würze sie mit Salz, Pfeffer und Paprikagewürz.

Gib alle Zutaten für den Salat in eine große Schüssel, und vermische sie gut, am besten mit den Händen.

Teile den Salat anschließend auf zwei tiefe Teller auf, und gib das Hähnchen und jeweils zwei Eihälften darauf.

Nur wenig Kohlenhydrate

Dies ist ein sehr kohlenhydratarmes Gericht. Für mehr KH empfehle ich Süßkartoffel-Pommes (Seite 237) zum Salat.

So lecker wie das Original!

Der berühmte Salat ist meist vollgepackt mit verstecktem Zucker und extra Kalorien. Diese Variante ist auch sehr lecker und dabei richtig gesund.

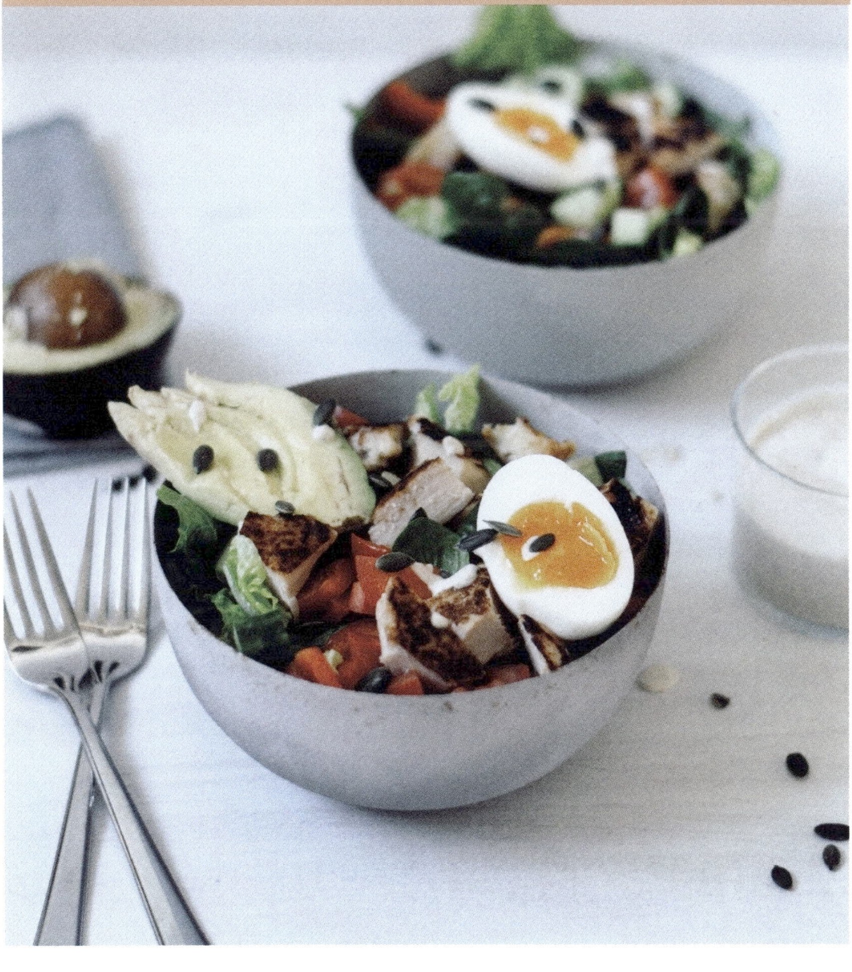

Ofenhähnchen mit Pesto

Zutaten
(für 2 Portionen)

- 2 Hähnchenbrustfilets
- Salz & Pfeffer
- Ghee zum Braten und Fetten der Form
- 1 große Zwiebel, in Ringe geschnitten
- etwas Gemüsebrühe
- 2 EL Pesto (Rezept bei der Pestopasta mit Zoodles auf Seite 208)

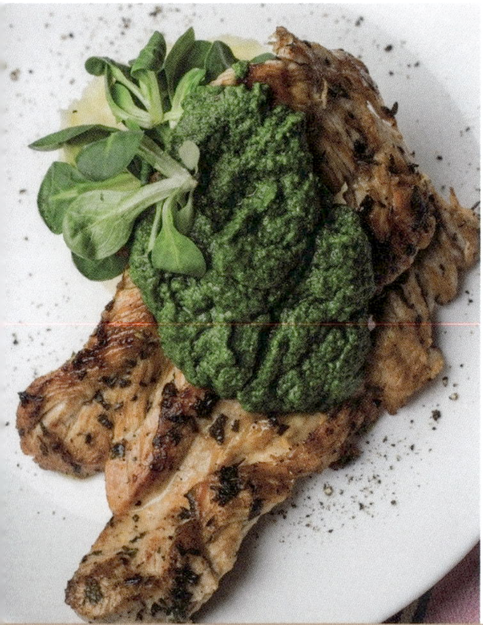

Zubereitung

Heize deinen Backofen auf 160 °C (Umluft) vor.

Würze die Filets beidseitig mit Salz und Pfeffer, und brate sie von beiden Seiten mit etwas Ghee in einer Pfanne an.

Fette eine Auflaufform ein, und leg die Zwiebelringe hinein. Gib etwas Gemüsebrühe dazu, und setze die Hähnchenbrustfilets darauf. Durch die verdampfende Flüssigkeit werden sie nicht so schnell trocken. Schieb die Filets für 15 bis 20 Minuten (je nach Dicke) in den Ofen.

Gib ein Filet auf jeden Teller, und kleckse jeweils 1 EL Pesto darüber.

Als Beilage eignen sich zum Beispiel ein großer frischer Salat und die Süßkartoffel-Pommes von Seite 237 zu diesen Hähnchenfilets.

Marokkanisches Lammsteak

Zutaten
(für 2 Portionen)

- 2 EL frischer Koriander, gehackt
- 2 EL frische Petersilie, gehackt
- 2 Knoblauchzehen, zerdrückt
- 1 TL Kreuzkümmelpulver
- 1 TL Paprikagewürz
- Saft von ½ Zitrone
- 2 Lammsteaks
- etwas Butter zum Braten (optional)

Zubereitung

Vermische die frischen Kräuter, den Knoblauch, die Gewürze und den Zitronensaft in einer Schüssel. Reibe die Lammsteaks damit ein, und lass sie für 30 Minuten im Kühlschrank ziehen.

Anschließend grille die Steaks auf dem Grill, oder brate sie mit etwas zerlassener Butter in der heißen Pfanne an.

Dazu passen die Zimt-Süßkartoffeln (Seite 236) und der Rosenkohl aus dem Ofen (Seite 243).

Wildschweingulasch mit Kürbis

Zutaten
(für 4 Portionen)

- 100 g Würfelspeck
- 600 g Wildschweingulasch in Würfeln
- 1 große Zwiebel, fein gewürfelt
- 200 g Kürbis, gewürfelt
- 1 Bund Suppengrün, klein geschnitten
- 1 EL Tomatenmark
- 400 ml Wildfond (oder Brühe)
- 1 EL Wacholderbeeren
- 2 Lorbeerblätter
- Salz & Pfeffer

Zubereitung

Die Speckwürfel kross anbraten. Das Wildfleisch hinzugeben und ebenfalls von allen Seiten braten.

Anschließend Zwiebel, Kürbis, Suppengrün und Tomatenmark hinzugeben, kurz mitbraten und mit dem Fond ablöschen. Wacholderbeeren und Lorbeerblätter hineingeben und mit Salz und Pfeffer würzen.

Das Gulasch etwa 1,5 bis 2 Stunden schmoren lassen. Vor dem Servieren die Lorbeerblätter entfernen.

Genieße das Gulasch dann ganz klassisch mit gekochten Kartoffeln und Rotkohl.

Wie von Oma

Es scheint, als wäre das ein Rezept, das unsere Omas kochen würden. Es ist aber auch für uns heute genial. Wildfleisch hat in der Regel eine sehr gute Qualität, da sich die Tiere frei in der Natur ernähren konnten. Antibiotika, Getreide, Soja – das fällt hier weg.

Fesenjan (vegan)

Zutaten

(für 4 Portionen)

- etwa 240 g Reis
- 250 ml Granatapfelsaft
- 100 g Walnüsse
- Öl zum Anbraten
- 1 Zwiebel, fein gewürfelt
- 600 ml Gemüsebrühe
- 200 g grüne Linsen
- 1 TL Zimt
- 1 TL Kurkuma
- 1 EL Ahornsirup
- Salz & Pfeffer

Passe die Kohlenhydrate an

Verwende so viel Reis, wie für deinen PCOS-Typ gut ist.

Zubereitung

Bereite den Reis nach Packungsanleitung zu.

Gib den Granatapfelsaft in einen kleinen Topf, und bring ihn auf mittlerer Hitze für 20 bis 30 Minuten zum Köcheln, bis er sich dunkel eingefärbt und zu einer Art Sirup reduziert hat. (Du kannst auch gleich 2 bis 3 EL Granatapfelsirup verwenden.)

Röste derweil die Walnüsse in einer Pfanne ohne Fett. Gib sie dann in einen Mixer, und verarbeite sie zu einem groben Mehl.

Erhitze in der gleichen Pfanne nun etwas Öl, und dünste die Zwiebel darin glasig. Gib die Gemüsebrühe, die Linsen und Gewürze zu den Zwiebeln, und lass alles für 20 Minuten köcheln, bis die Linsen weich sind. Gib wenn nötig etwas mehr Wasser hinzu.

Füge zum Schluss die Walnüsse, den reduzierten Granatapfelsaft, Ahornsirup sowie Salz und Pfeffer zum Abschmecken zur Fesenjan-Pfanne. Serviere sie mit dem Reis.

Fesenjan (traditionell)

Zutaten
(für 4 Portionen)

- etwa 240 g Reis
- 250 ml Granatapfelsaft
- 100 g Walnüsse, geröstet
- Öl zum Anbraten
- 1 Zwiebel, fein gewürfelt
- 400 g Hähnchenbrustfilets, in Stücke geschnitten
- 400 ml Gemüsebrühe
- 1 EL Ahornsirup
- 1 TL Zimt
- 1 TL Kurkuma
- Salz & Pfeffer

Passe die Kohlenhydrate an

Verwende so viel Reis, wie für deinen PCOS-Typ gut ist.

Zubereitung

Bereite den Reis nach Packungsanleitung zu.

Gib den Granatapfelsaft in einen kleinen Topf, und bring ihn auf mittlerer Hitze für 20 bis 30 Minuten zum Köcheln, bis er sich dunkel eingefärbt und zu einer Art Sirup reduziert hat. (Du kannst auch gleich 2 bis 3 EL Granatapfelsirup verwenden.)

Röste derweil die Walnüsse in einer Pfanne ohne Fett. Gib sie dann in einen Mixer, und verarbeite sie zu einem groben Mehl.

In der gleichen Pfanne erhitze nun etwas Öl, und lass die Zwiebel darin anschwitzen. Füge das Hühnchen hinzu, und brate es von allen Seiten an.

Gib nun Gemüsebrühe, Walnüsse, reduzierten Granatapfelsaft, den Ahornsirup und die Gewürze zum Fleisch, und lass alles für 20 Minuten köcheln. Gib wenn nötig noch etwas Wasser hinzu, die Soße sollte sämig bleiben.

Schmecke die Pfanne am Ende mit Salz und Pfeffer ab, und serviere sie mit dem Reis.

Gesunde Wraps

Gesunde Wraps (traditionell)

Zutaten
(für 2 bis 3 Portionen)

Für die Tomatensalsa
- 4 Tomaten, fein gewürfelt
- ½ rote Zwiebel, fein gewürfelt
- 1 Knoblauchzehe, fein gewürfelt
- Saft von ½ Limette
- 1 Handvoll frischer Koriander, fein gehackt

Für den Fleischmix
- Ghee zum Anbraten
- 200 g Rinderhack
- 2 TL Kreuzkümmelpulver
- 1 TL Paprikapulver
- 1 TL Oregano, getrocknet
- ½ TL Chilipulver
- ¼ TL Knoblauchpulver
- ¼ TL Zwiebelpulver
- Salz & Pfeffer

Sonstige Zutaten
- 4 bis 6 glutenfreie Wraps, Tacos oder Kopfsalatblätter
- Guacamole (Rezept bei der Mexikanischen Bowl auf Seite 214f.)
- ½ Gurke, fein geschnitten

Zubereitung

Für die Tomatensalsa Zutaten in eine Schale geben und vermengen. Bis zum Servieren in den Kühlschrank stellen.

Für das Fleisch Ghee in einer Pfanne erhitzen und das Fleisch darin von allen Seiten goldbraun anbraten. Anschließend die Gewürze hinzugeben und gut vermengen.

Glutenfreie Wraps im vorgeheizten Ofen erwärmen (dieser Schritt entfällt, wenn Kopfsalatblätter verwendet werden). Die Wraps oder Salatblätter nach Wunsch mit Fleisch, Gurken, Tomatensalsa und Guacamole befüllen und servieren.

Sehr vielseitig

Ob mit Freunden oder allein, Wraps kann man vielfältig zubereiten und abwandeln – vegan oder nichtvegan, mit mehr oder weniger KH

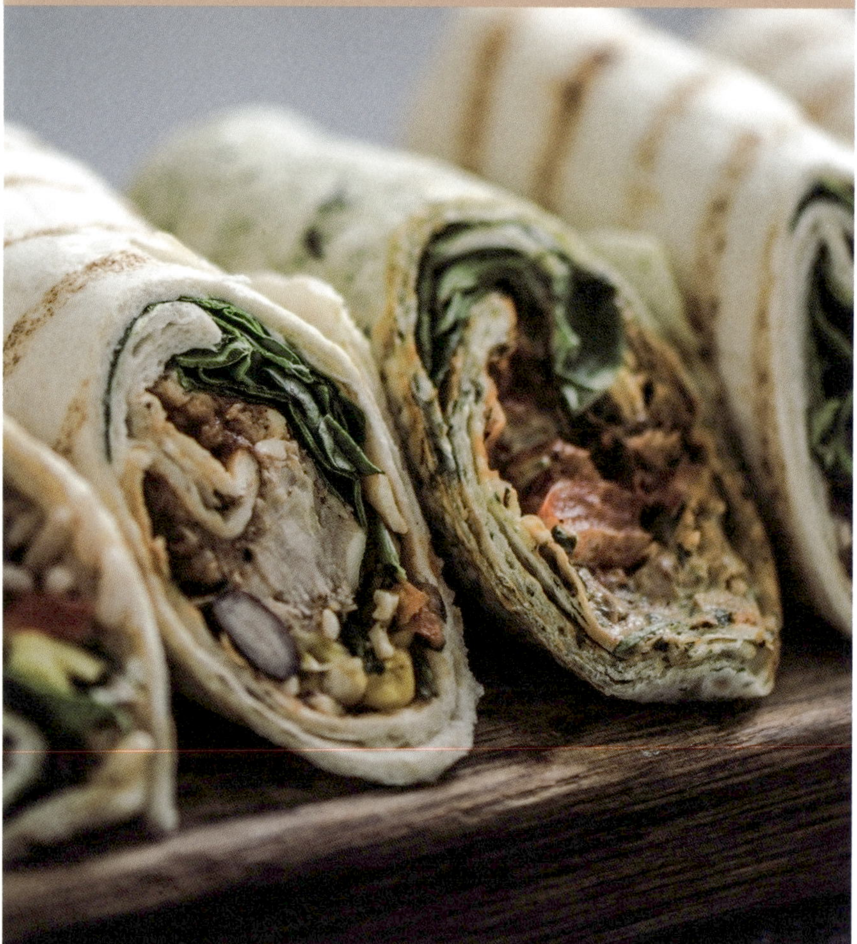

Gesunde Wraps (vegan)

Zutaten

(für 2 bis 3 Portionen)

Für die Füllung

- 1 Blumenkohl, klein geschnitten
- 2 EL Kokosöl, geschmolzen
- 2 TL Kreuzkümmelpulver
- 2 TL Paprikapulver
- 1 TL Chilipulver
- Salz & Pfeffer

Sonstige Zutaten

- 4 bis 6 Glutenfreie Wraps, Tacos oder Kopfsalatblätter
- Tomatensalsa (Rezept bei den traditionellen Wraps auf Seite 225)
- Guacamole (Rezept bei der Mexikanischen Bowl auf Seite 214f.)
- ½ Gurke, fein geschnitten

Zubereitung

Backofen auf 180 °C (Ober-/Unterhitze) vorheizen und Backblech mit Backpapier belegen.

Gib die Blumenkohlstücke auf das Backblech, und vermenge sie mit dem Kokosöl und den Gewürzen, bis sie rundherum gut bedeckt sind.

Röste den Blumenkohl für etwa 25 Minuten im Ofen oder so lange, bis er goldbraun ist.

Glutenfreie Wraps im vorgeheizten Ofen erwärmen (dieser Schritt entfällt, wenn Kopfsalatblätter verwendet werden).

Die Wraps oder Salatblätter nach Wunsch mit dem Blumenkohlmix, mit Gurken, Tomatensalsa und Guacamole befüllen.

Leichter mit Salatblättern

Eine Menge Kohlenhydrate können hier problemlos eingespart werden, indem anstatt glutenfreie Wraps einfach knackige Blätter vom Kopfsalat befüllt werden.

Gebackene Süßkartoffel

Zutaten

(für 2 Portionen)

- 2 mittelgroße Süßkartoffeln
- Öl zum Anbraten
- 1 kleiner Brokkoli, in Röschen zerteilt
- 2 Knoblauchzehen, fein geschnitten
- 150 g TK-Erbsen
- 1 Paprika, gewürfelt
- 2 bis 4 große Handvoll Grünkohl
- Salz & Pfeffer
- 2 gehäufte EL Kokosnussjoghurt oder veganer Mandel-Feta (Seite 255)

Zubereitung

Heize deinen Backofen auf 175 °C Grad (Umluft) vor, und leg Backpapier auf ein Backblech.

Mit einer Gabel mehrere Male in die Süßkartoffeln einstechen, auf das Backblech legen und für etwa 60 Minuten im Backofen backen.

20 Minuten, bevor die Süßkartoffeln fertig gebacken sind, etwas Öl in eine heiße Pfanne geben, den Brokkoli und den Knoblauch darin schwenken.

Gib die TK-Erbsen und den Paprika hinzu, und brate alles bei mittlerer Hitze für etwa 10 Minuten, sodass das Gemüse gerade noch bissfest ist. Gib nach Bedarf einen Schuss Wasser in die Pfanne, falls alles anzubrennen droht. Gib ganz zum Schluss den Grünkohl hinzu. Die Gemüsepfanne ist fertig, wenn der Grünkohl einfällt, aber noch relativ knackig ist. Würze mit Salz und Pfeffer.

Die Süßkartoffeln aus dem Ofen auf jeweils einen Teller legen und längs einschneiden. Schneide sie dabei nicht komplett durch, sondern nur so, dass du sie aufklappen kannst. Gib jeweils die Hälfte der Gemüsepfanne in den Spalt, und garniere mit jeweils einem gehäuften Esslöffel Kokosnussjoghurt oder veganem Feta.

Recht viele Kohlenhydrate

Dieses Gericht ist eher für die Frauen unter uns geeignet, die einen relativ stabilen und gesunden Blutzuckerwert haben. Es steckt dabei voller Power-Nährstoffe.

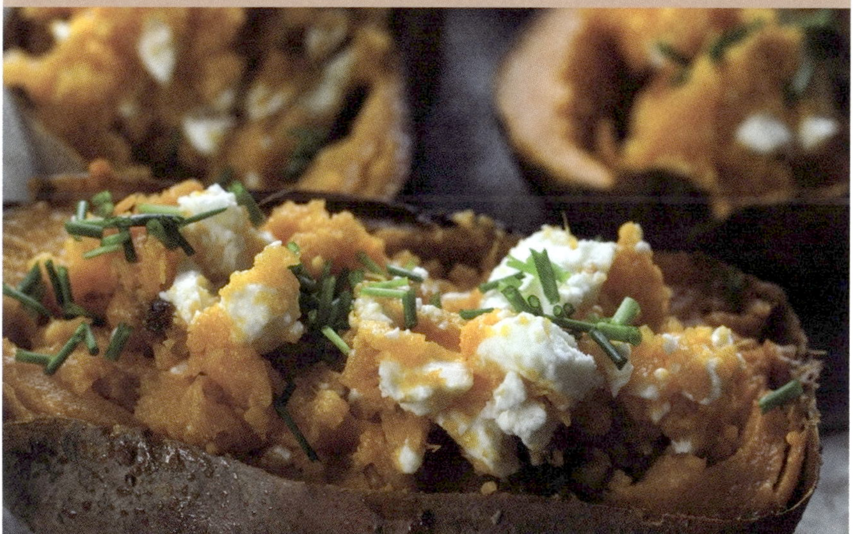

Blumenkohlsteaks

Zutaten

(für 2 bis 3 Portionen)

- 2 EL Ghee, geschmolzen
- 1 Blumenkohl, halbiert und in 2 bis 3 cm dicke »Steaks« geschnitten
- Salz & Pfeffer
- 1 Bund frischer Thymian
- 1 EL frischer Zitronensaft
- 4 bis 5 EL geröstetes Rote-Bete-Hummus (Seite 250f.)

Eine leichte und kalorienarme Variante für das Abendbrot..

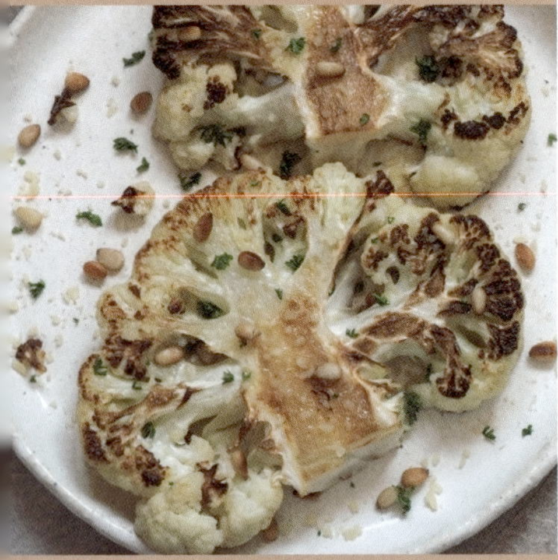

Zubereitung

Heize deinen Backofen auf 180 °C (Ober-/Unterhitze) vor, und lege ein Backblech mit Backpapier aus.

Erhitze das Ghee in einer großen Pfanne bei mittlerer Hitze, und brate die Blumenkohlsteaks von beiden Seiten jeweils 5 Minuten an.

Leg die Steaks anschließend auf das Backblech, würze mit Salz, Pfeffer und frischem Thymian. Träufle den Zitronensaft über die Steaks, und backe sie für etwa 20 Minuten im Ofen oder so lange, bis der Blumenkohl weich ist.

Serviere die Blumenkohlsteaks mit dem Rote-Bete-Hummus und vielleicht noch einem Salat.

Tipp für mehr Kohlenhydrate

Wer gern mehr Kohlenhydrate möchte, kann sich zum Beispiel die Zimt-Süßkartoffeln von Seite 236 mit im Ofen backen.

Matcha-Zitronen-Lachs

Zutaten

(für 2 Portionen)

- 60 ml Kokosmilch
- 2 EL frischer Dill, fein gehackt
- Saft von ½ Zitrone
- ½ bis 1 TL Matcha-Pulver
- Salz & Pfeffer
- 2 Lachsfilets

Zubereitung

Heize deinen Backofen auf 180 °C Grad (Ober-/Unterhitze) vor.

Vermenge Kokosmilch, Dill, Zitronensaft und Matcha in einer kleinen Schale. Schmecke die Soße mit Salz und Pfeffer ab.

Gib den Lachs in eine ofenfeste Form und verteile die Matcha-Dill-Soße mit einem Löffel darüber. Backe den Fisch für 15 bis 20 Minuten im Ofen.

Dazu passen knusprige Kartoffeln aus dem Ofen (zum Beispiel die Kartoffelspalten mit Rosmarin von Seite 239) und Salat.

Vietnamesische Pho mit Hühnchen

Zutaten
(für 4 Portionen)

- 1 große Zwiebel, geschält & halbiert
- etwa 10 cm Ingwer, längs halbiert
- 1 ganzes Hähnchen (etwa 1,5 kg), ausgenommen
- 1 bis 2 TL Apfelessig
- 1 TL Zimt
- Salz & Pfeffer
- 200 g Reisnudeln
- 4 Handvoll Bohnensprossen
- 6 Frühlingszwiebeln, in feine Ringe geschnitten
- 2 kleine Handvoll Thai-Basilikum
- 2 kleine Handvoll Koriander
- Coconut Aminos (alternativ Tamarisoße)
- 1 Zitrone, geviertelt

Zubereitung

Heize deinen Ofen auf 180 °C Grillfunktion vor, und belege ein Backblech mit Backpapier.

Leg Zwiebel und Ingwer mit der Schnittfläche auf das Backblech, und grille sie für 10 bis 15 Minuten.

Leg das ganze Hähnchen in einen großen Topf, und gib so viel Wasser hinzu, bis es gerade so bedeckt ist. Gib Zwiebel und Ingwer aus dem Ofen sowie Apfelessig, Zimt, Salz und Pfeffer hinzu, und lass die Suppe aufkochen.

Bei schwacher Hitze für mindestens 1,5 Stunden leicht köcheln lassen. Dabei gelegentlich den entstehenden Schaum mit einer Schaumkelle abnehmen. Am Ende das Hähnchen herausnehmen und das Fleisch von den Knochen lösen.

Die Reisnudeln nach Packungsanleitung zubereiten.

Teile die Reisnudeln zum Servieren auf tiefe Teller auf, und gib nach Belieben Hähnchenfleisch, Bohnensprossen, Frühlingszwiebeln, Kräuter und Coconut Aminos darüber. Fülle die Schale mit der frischen Brühe auf, und drücke jeweils den Saft von ¼ Zitrone hinein.

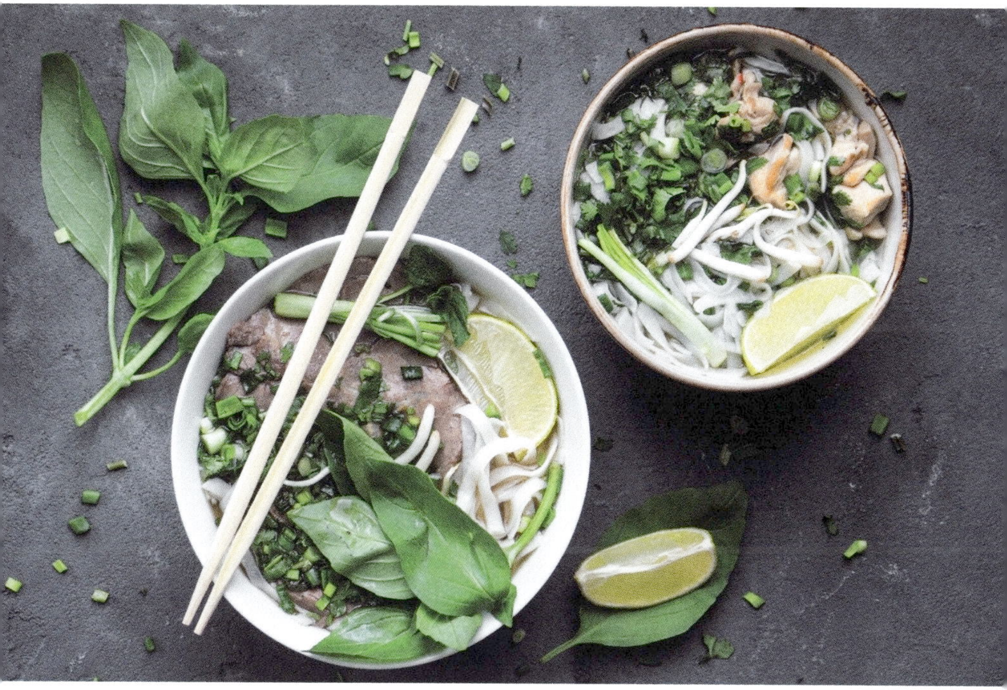

Tipp: Einfach und schnell

Manchmal habe ich Lust auf eine Extraportion Gemüse. Dann gebe ich kurz etwas Brokkoli in kochendes Wasser und esse ihn mit der Pho.

Geröstete Rote-Bete-Suppe

Zutaten
(für 3 bis 4 Portionen)

- 4 Knollen Rote Bete, geschält und in Würfel geschnitten
- 2 Pastinaken, in Würfel geschnitten
- 3 Schalotten, geschält
- 3 Knoblauchzehen, geschält
- 4 EL Kokosöl, geschmolzen
- 500 ml Gemüsebrühe
- 250 ml Kokosmilch
- Saft von 1 Orange
- 1 Prise Zimt
- Salz & Pfeffer

Zubereitung

Heize deinen Backofen auf 180 °C Umluft vor.

Gib Rote Bete, Pastinaken, Schalotten und Knoblauch auf ein Backblech. Beträufle das Gemüse mit dem Kokosöl, und mische alles mit den Händen gut durch. Backe das Gemüse für etwa 30 Minuten im Ofen.

Gib das Gemüse anschließend in einen Standmixer, und füge die restlichen Zutaten hinzu. Auf höchster Stufe zu einer Suppe verarbeiten. Alternativ alles im Topf mit dem Pürierstab cremig mixen.

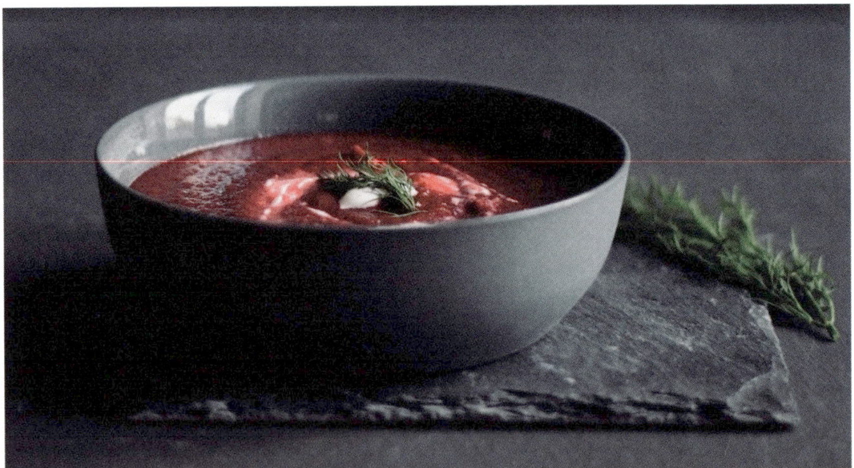

Süßkartoffel-Blumenkohl-Suppe

Zutaten

(für 3 bis 4 Portionen)

- Olivenöl zum Anbraten
- 1 große Zwiebel, klein geschnitten
- 2 Knoblauchzehen, klein geschnitten
- 1 mittelgroße Süßkartoffel, klein geschnitten
- 1 Stange Porree, klein geschnitten
- ½ Blumenkohl, in Röschen zerteilt
- 1 l Gemüsebrühe
- 1 Handvoll frischer Basilikum
- Salz & Pfeffer
- 1 TL Kurkuma
- 100 g rote Linsen (+ 200 ml Gemüsebrühe mehr, optional)

Zubereitung

Etwas Olivenöl in einem Topf erhitzen, Zwiebel und Knoblauch darin anschwitzen.

Süßkartoffel, Porree und Blumenkohl hinzufügen und kurz mit anbraten. Mit Gemüsebrühe ablöschen und für etwa 20 Minuten köcheln lassen. In diesem Schritt, wenn gewünscht, die roten Linsen hinzufügen.

Anschließend Basilikum, Salz, Pfeffer und Kurkuma hinzugeben und pürieren.

Tipp: Leckeres Topping

Gib beim Servieren Kürbiskerne, Sprossen oder mehr Basilikum auf die Suppe.

Beilagen

Zimt-Süßkartoffeln

Zutaten

(für 4 Portionen)

- 2 große Süßkartoffeln, grob gewürfelt
- 2 bis 3 EL Kokosöl oder Butter, geschmolzen
- 1 bis 2 TL Zimt
- Salz
- 1 EL Honig oder Ahornsirup (optional)

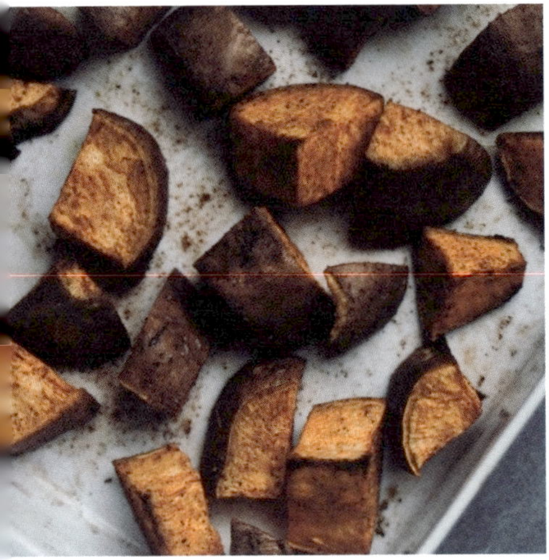

Zubereitung

Heize deinen Backofen auf 180 °C (Ober-/Unterhitze) vor.

Gib die Süßkartoffelwürfel in eine ofenfeste Form.

Verrühre Kokosöl, Zimt, Salz und optional den Honig oder Ahornsirup in einer kleinen Schale. Gib die Masse über die Süßkartoffeln, und mische alles gut durch.

Backe die Kartoffeln für 45 Minuten im Ofen.

Sie passen hervorragend zu Fleischgerichten wie dem Ofenhähnchen von Seite 220 oder dem Lammsteak von Seite 221.

Tipp:

Wenn die Süßkartoffeln Bio-Qualität haben, kannst du die Schale mitessen.

Süßkartoffel-Pommes

Zutaten
(für 2 Portionen)

- 1 Süßkartoffel, in Streifen geschnitten
- 1 EL Stärke
- 1 EL Kokosöl, geschmolzen
- Meersalz

Zubereitung

Heize deinen Backofen auf 180 °C (Umluft) vor.

Verteile die Kartoffelstreifen auf ein Backblech, und bestäube sie mit der Stärke. Vermenge sie anschließend, sodass alle Kartoffelstücke mit Stärke bedeckt sind.

Träufle anschließend das Kokosöl darüber, und vermische alles gründlich mit den Händen, sodass die gesamten Kartoffeln leicht mit Öl bedeckt sind.

Backe die Süßkartoffel-Pommes für etwa 25 Minuten im Ofen, und würze sie anschließend mit Meersalz.

Sie passen sehr gut zum gesunden Caesar-Salat (Seite 218).

Herbstgemüse

Zutaten

(für 3 bis 4 Portionen)

- 1 kleiner Hokkaidokürbis, entkernt und in 3 cm breite Spalten geschnitten
- 5 Karotten, der Länge nach geviertelt
- etwas Kokosöl oder Butter, geschmolzen
- 1 TL Salz
- 2 EL frische Rosmarinnadeln, gehackt
- 3 EL frischer Salbei, gehackt
- 1 EL Honig (optional)

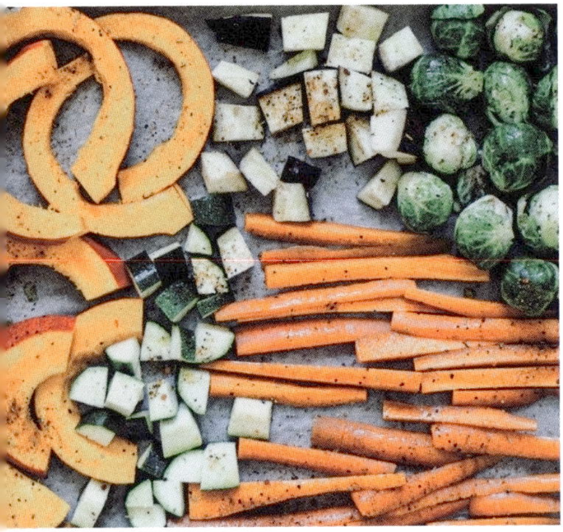

Zubereitung

Heize deinen Backofen auf 180 °C (Ober-/Unterhitze) vor.

Belege ein Backblech mit Backpapier, und leg die Kürbisspalten und die Karottenstücke auf das Backblech.

Vermenge das Fett mit dem Salz in einer kleinen Schale, und streiche das Gemüse damit ein. Gib anschließend die Kräuter darüber und optional Honig darüber.

Backe das Gemüse für etwa 25 Minuten im Ofen oder so lange, bis es weich ist.

Dieses Gemüse eignet sich sehr gut als Beilage zu Salaten, zum Beispiel zum gesunden Caesar-Salat (Seite 218).

Knusprige Rosmarin-Kartoffelspalten

Zutaten
(für 2 bis 3 Portionen)

- Nadeln von 1 Zweig Rosmarin
- 1 EL Olivenöl
- Meersalz
- ½ TL Paprikapulver
- 300 g Kartoffeln, in Spalten geschnitten

Zubereitung

Heize deinen Backofen auf 200 °C (Ober-/Unterhitze) vor, und leg ein Backblech mit Backpapier aus.

Mische die Rosmarinnadeln mit Öl, Salz und Paprikagewürz in einer kleinen Schale.

Leg die Kartoffelspalten auf das Backblech, und träufle die Ölmischung darüber. Mit den Händen gut vermischen. Die Kartoffeln dann gleichmäßig auf dem Blech verteilen und im Ofen für etwa 30 Minuten backen oder so lange, bis die Kartoffelspalten goldbraun sind.

Sie passen perfekt als Beilage zu unterschiedlichen Fleisch- und Fischgerichten.

Gemüse und Salatbeilagen

Gemüse ist ein Muss

Auf den nächsten Seiten findest du einige Beispiele für die Zubereitung von Gemüse und Salaten als Beilage.

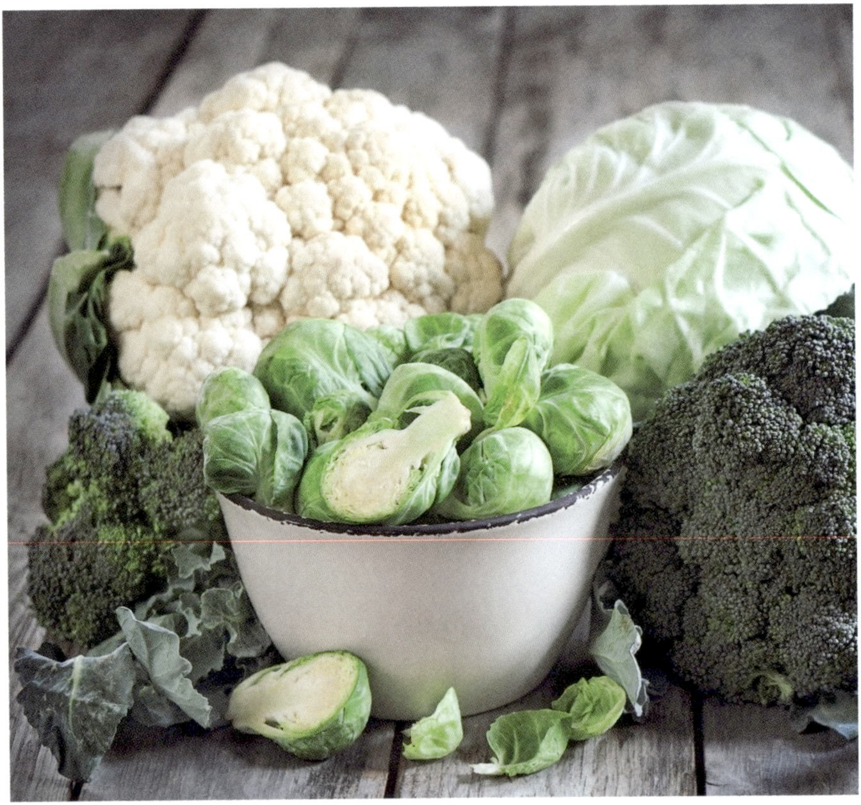

Asiatisch angehauchter Salat

Zutaten
(für 2 Portionen)

- 1 kleiner Rotkohl, in feine Streifen geschnitten
- 2 große Möhren, in hauchzarte Streifen geschnitten
- 4 Handvoll Babyspinat
- 4 EL frischer Koriander, gehackt
- 4 EL Kokosraspel
- 1 EL Olivenöl
- 1 bis 2 EL Coconut Aminos (oder Tamarisoße)
- 1 EL Reissirup oder Ahornsirup
- Salz & Pfeffer

Zubereitung

Vermische alle Zutaten in einer Schüssel, und würze mit etwas Salz und Pfeffer.

Ich esse diesen Salat sehr gern zu meiner Gemüsequiche (Seite 202).

Brokkoli & Rosenkohl mit Muskat

Zutaten
(für 2 Portionen)

- 1 Brokkoli, in Röschen zerteilt, oder 400 g Rosenkohl, geputzt
- 1 TL Butter, Ghee oder Olivenöl
- Salz
- 1 TL Muskat, gerieben

Zubereitung

Für den Brokkoli: Die Röschen in einen Topf mit Wasser geben und zum Kochen bringen. Sobald das Wasser kocht, den Topf von der Herdplatte entfernen und das Wasser abgießen. Die Butter sowie Salz und Muskat zum Brokkoli geben und schwenken.

Für den Rosenkohl: Den Rosenkohl in einen Topf mit Wasser geben. Aufkochen und bei mittlerer Hitze etwa 15 Minuten kochen lassen. Danach das Wasser abgießen und die Butter sowie Salz und Muskat zum Gemüse geben und schwenken.

Sehr vielseitig

Dieses Gemüse, einzeln oder in Kombi, passt als Beilage zu fast allen Gerichten.

Rosenkohl aus dem Ofen

Zutaten
(für 2 Portionen)

- 300 g Rosenkohl, geputzt
- 2 EL Pinienkerne
- 2 EL Kokosöl, flüssig
- 2 EL Goji-Beeren oder Rosinen
- 2 EL Speckwürfel (optional)

Zubereitung

Heize deinen Backofen auf 180 °C Umluft vor, und belege ein Backblech mit Backpapier.

Halbiere die Rosenkohlröschen, und mische sie mit Pinienkernen, Kokosöl und, wenn du magst, den Speckwürfeln. Verteile die Mischung auf dem Backblech, und röste sie für etwa 25 Minuten im Ofen.

Mische anschließend die Gojis oder Rosinen unter den gerösteten Rosenkohl. Diese Beilage passt sehr gut zum marokkanischen Lammsteak von Seite 221.

Kartoffel-Brokkoli-Salat

Zutaten

(für 2 bis 3 Portionen)

- 300 g Kartoffeln, geschält und in mundgerechte Stücke zerschnitten
- 1 Brokkoli, in Röschen zerteilt
- 1 Handvoll grüne Bohnen, geputzt
- 2 Handvoll Spinat
- 2 EL Olivenöl
- 1 Avocado, geschält, entkernt und in mundgerechte Stücke geschnitten
- 2 EL Sonnenblumenkerne
- 1 bis 2 EL Rosinen (optional)
- Salz & Pfeffer

Zubereitung

Die Kartoffeln in einen Topf mit Wasser geben und zum Kochen bringen. Auf mittlerer Stufe für etwa 15 bis 20 Minuten köcheln lassen.

In der Zwischenzeit den Brokkoli zusammen mit den Bohnen in einen separaten Topf mit Wasser geben und zum Kochen bringen. 1 Minute kochen lassen, anschließend das Wasser abgießen und das Gemüse in eine große Schale geben.

Das Wasser der Kartoffeln nach Ende der Garzeit abgießen und die Kartoffelstücke zusammen mit den restlichen Zutaten zu dem Brokkoli und den Bohnen in die Schale geben. Mit Salz und Pfeffer abschmecken.

Dieser Salat kann warm oder kalt als Beilage genossen werden. Er passt ebenso gut zum Ofenhähnchen mit Pesto von Seite 220 wie zum Matcha-Zitronen-Lachs von Seite 231.

Erbsensalat

Zutaten
(für 4 Portionen)

- 250 ml Wasser oder Gemüsebrühe
- 350 g grüne Erbsen
- 2 Salatherzen, in feine Streifen geschnitten
- Saft von ½ Zitrone
- 2 Handvoll Mandeln, grob gehackt

Zubereitung

Bring das Wasser oder die Gemüsebrühe zum Kochen. Reduziere die Temperatur, gib die Erbsen hinein, und koche sie für etwa 5 Minuten.

Gieß das Wasser ab, und vermenge die Erbsen mit den restlichen Zutaten in einer Schüssel.

Dieser Salat eignet sich besonders gut als Beilage zu meinem Shepherd's Pie von Seite 204 f.

Rote-Bete-Salat

Zutaten
(für 4 Portionen)

- 3 bis 4 Knollen Rote Bete, geschält und halbiert
- 2 Handvoll Walnüsse
- 4 Handvoll gemischter grüner Salat
- 1 El Olivenöl
- 2 EL grünes Pesto (Rezept bei der Pestopasta mit Zoodles auf Seite 208)
- Salz & Pfeffer
- 4 EL veganer Mandel-Feta (Seite 255)
- 1 Handvoll frische Minze

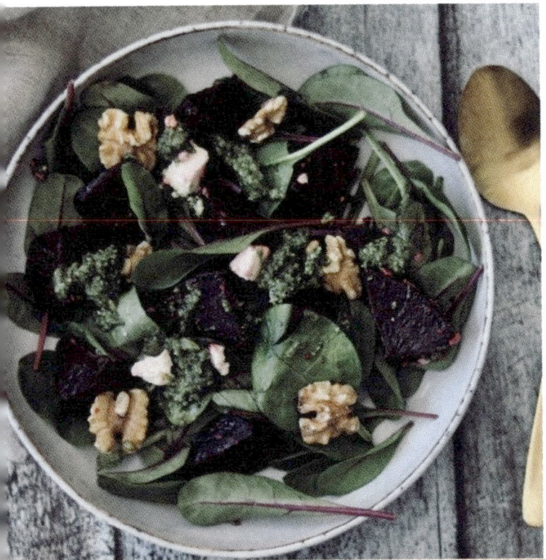

Zubereitung

Die Rote Bete in einen Topf mit Wasser geben und zum Kochen bringen. Dann die Temperatur reduzieren und auf mittlerer Stufe für 30 bis 40 Minuten kochen lassen oder so lange, bis die Rote Bete weich ist.

Die Walnüsse in der Zwischenzeit in einer Pfanne ohne Öl rösten und anschließend abkühlen lassen.

Nun das Wasser von der Roten Bete abgießen und das Gemüse abkühlen lassen.

Rote Bete in mundgerechte Stücke schneiden und zusammen mit dem Salat in eine Schüssel geben. Mit Olivenöl und Pesto vermengen und mit Salz und Pfeffer würzen. Mit Walnüssen, veganem Feta und Minze dekorieren.

Snacks

Immer willkommen

Leckere Snacks für den gesunden Hunger, ob mit Freunden oder allein.

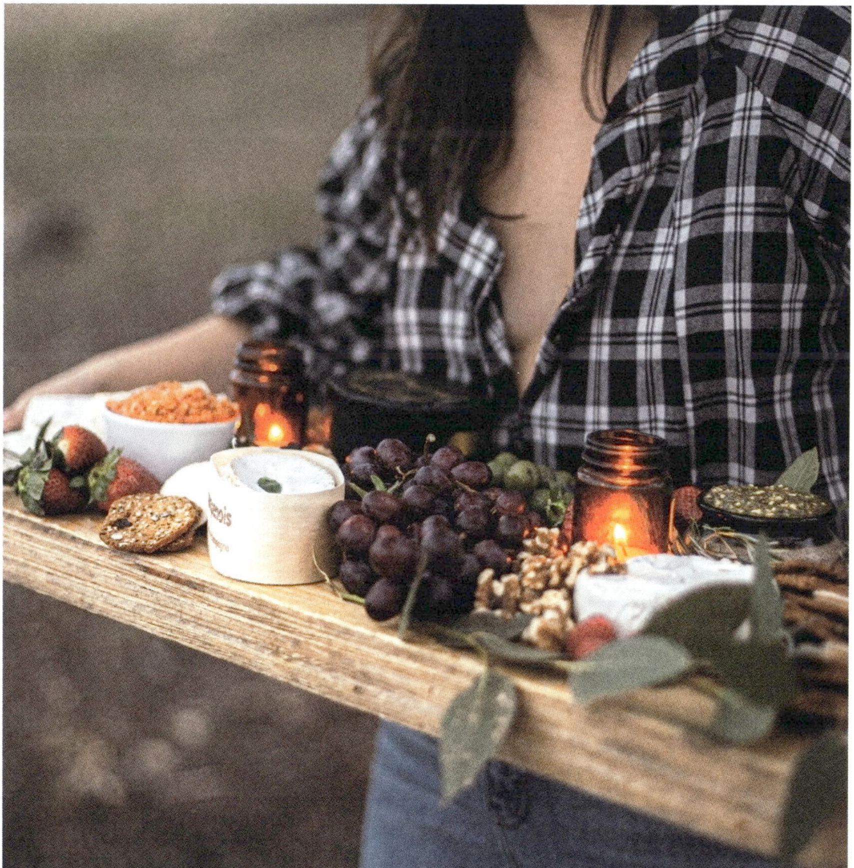

Geröstete Kichererbsen

Zutaten

(für 2 bis 3 Portionen)

- 1 Dose Kichererbsen, gespült und abgetropft
- 1 EL Olivenöl
- Salz
- 1 TL Kreuzkümmelpulver
- 1 TL Paprikapulver
- ½ TL Chiliflocken

Zubereitung

Heize deinen Backofen auf 220 °C (Ober-/Unterhitze) vor, und belege ein Backblech mit Backpapier.

Entferne wo nötig noch die Haut von den Kichererbsen, und tupfe sie anschließend mit einem sauberen Küchentuch trocken. Mische das Öl und die Gewürze zusammen mit den Kichererbsen in einer Schüssel.

Verteile die Mischung dann auf das Backblech, und backe sie für 30 bis 40 Minuten im Ofen oder so lange, bis sie knusprig sind.

Glutenfreie Kräcker

Zutaten

(für ca. 10 Portionen)

- 140 g Sonnenblumenkerne
- 100 g Kürbiskerne
- 80 g Chiasamen
- 75 g Sesamsamen
- 40 g Leinsamen
- 1 Prise Salz
- 1 gehäufter EL gemischte Kräuter, gehackt
- 375 ml Wasser

Zubereitung

Heize deinen Ofen auf 160 °C Umluft vor, und belege ein Backblech mit Backpapier.

Vermische alle Zutaten in einer Schüssel, und lass sie für 15 Minuten stehen, damit die Samen quellen können.

Rühre alles gut um, und gib die Masse auf das Backblech. Verstreiche sie gut, ungefähr 3 mm dick. Sie sollte nicht zu dünn, aber auch nicht zu dick sein.

Backe die Masse im Ofen für 1 Stunde, bis die Kräckerplatte goldbraun ist. Falls sie noch nicht knusprig erscheint, backe sie für weitere 5 bis 10 Minuten.

Bevor du die Platte in Kräcker brichst, lass sie noch abkühlen. Bewahre die Kräcker in einer Dose auf.

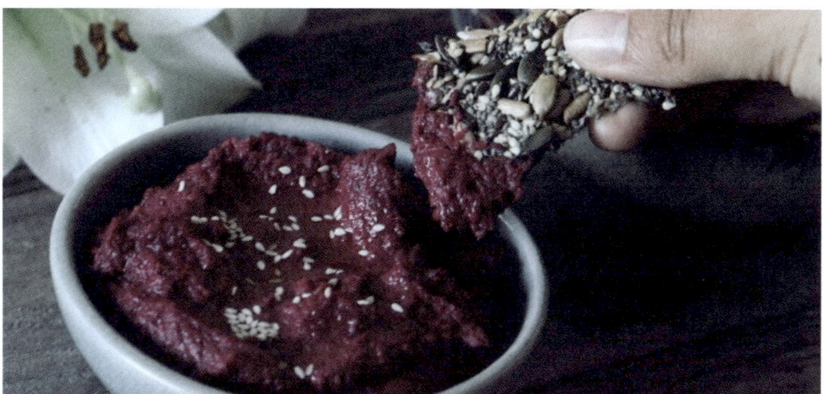

Dreierlei Hummus

Zutaten

HUMMUS, TRADITIONELL

- 1 Dose Kichererbsen, abgespült und abgetropft
- 4 EL Olivenöl
- Saft von 1 bis 2 Zitronen
- 2 EL Tahini
- 2 Knoblauchzehen
- Salz & Pfeffer

GERÖSTETES ROTE-BETE-HUMMUS

- 1 große Knolle Rote Bete, grob gewürfelt
- 1 Dose Kichererbsen, abgespült und abgetropft
- 4 bis 5 EL Kichererbsenwasser
- 2 EL Olivenöl + etwas extra zum Rösten der Roten Bete
- 2 EL Tahini
- 2 Knoblauchzehen
- 1 EL Zitronensaft
- 1 TL gemahlener Kümmel
- Salz & Pfeffer

TOMATE-BASILIKUM-HUMMUS

- 1 Dose Kichererbsen, abgespült und abgetropft
- 4 bis 5 EL Olivenöl
- 1 EL Tomatenmark
- 2 EL Tahini
- 5 in Öl eingelegte Tomaten, abgetropft
- 1 EL Zitronensaft
- 1 Handvoll frisches Basilikum
- 2 Knoblauchzehen
- Salz & Pfeffer

Zubereitung

Für das Rote-Bete-Hummus: Den Ofen auf 180 °C (Ober-/Unterhitze) vorheizen und ein Backblech mit Backpapier auslegen. Die Rote-Bete-Würfel mit ½ EL Olivenöl vermischen, auf das Backblech geben und im Ofen für 30 bis 35 Minuten backen – je nachdem, wie groß die Rote-Bete-Würfel sind. Dann weiter wie bei den anderen Hummus-Arten.

Für alle Arten Hummus: Alle Zutaten zusammen in den Mixer geben und auf hoher Stufe zu einer cremigen Paste vermengen.

Tipps zum Mixen

Du kannst Hummus im Mixer oder auch ganz einfach mit dem Handmixer in einem hohen Gefäß zubereiten. Ich finde, dass es mit dem Handmixer etwas einfacher geht, da die Menge für viele Standmixer zu gering ist. Wird der Hummus nicht cremig, gib noch mehr Olivenöl oder alternativ Wasser hinzu.

Apfel mit Nussbutter

Zutaten
(für 1 Portion)

- 1 kleiner Apfel, in Spalten geschnitten
- 1 EL Nussmus (zum Beispiel Mandel- oder Erdnussmus)

Zubereitung

Genieße die Apfelspalten mit dem Nussmus, indem du es direkt auf die Spalten verteilst oder sie einzeln ins Mus dippst.

Ei mit Avocado

Zutaten
(für 1 Portion)

- 1 Ei, hart gekocht
- 1 EL Guacamole (Rezept bei der Mexikanischen Bowl auf Seite 214 f.)

Zubereitung

Schäle das Ei, schneide es in zwei Hälften, und verteile die Guacamole gleichmäßig darauf.

Rote-Bete- und Süßkartoffel-Chips

Zutaten

- 6 Knollen Rote Bete oder 6 kleine Süßkartoffeln
- 120 ml Olivenöl
- 2 TL feines Meersalz

Zubereitung

Verarbeite das Gemüse mit einem Mandoline-Schneider in gleich dicke Scheiben. Manche empfehlen sehr dünne Scheiben, bei mir werden die Chips aber besser, wenn die Scheiben etwas dicker sind.

Gib die Gemüsescheiben getrennt in Schüsseln, damit die Rote Bete die Süßkartoffel nicht rosa färbt, und füge jeweils Olivenöl hinzu. Vermenge alles gut, und lass die Gemüsescheiben für maximal 20 Minuten im Öl ziehen. Das sorgt dafür, dass Flüssigkeit aus dem Gemüse austreten kann. Dadurch werden die Chips am Ende knuspriger und behalten ihre schöne Farbe.

In der Zwischenzeit den Backofen auf 160 °C (Umluft) vorheizen und mehrere Backbleche mit Backpapier belegen.

Die Gemüsescheiben noch mal gut durchmischen und anschließend die Flüssigkeit abgießen.

Leg die Scheiben einzeln auf die Backbleche, und backe die Chips für 45 bis 60 Minuten im Ofen. Backe sie nur dann länger, wenn es wirklich nötig ist. Sie werden am Ende der Zeit sehr schnell dunkel.

Gemüsesticks mit Hummus

Zutaten
(für 1 Portion)

- 2 EL Hummus (Rezept auf Seite 250 f.)
- 2 Handvoll Gemüse, in Spalten geschnitten

Gemüseideen

- Gurke
- Stangensellerie
- Paprika
- Karotte
- Cocktailtomate
- Radieschen

Zubereitung

Genieße die Gemüsespalten mit dem Hummus als Dip.

Veganer Streichkäse

Zutaten

- 260 g Cashewkerne
- 60 ml Wasser zum Einweichen
- 30 g Hefeflocken
- Saft von 1 Zitrone
- 1 TL Salz
- 2 TL Knoblauchpulver
- 2 TL Zwiebelpulver
- 1 TL Kreuzkümmelpulver

Zubereitung

Die Cashewkerne über Nacht in Wasser einweichen.

Am nächsten Tag das Wasser abgießen, die Cashews abspülen und abtropfen lassen. Mit den restlichen Zutaten in den Mixer geben und auf höchster Stufe zu einer Creme verarbeiten.

In ein Glas- oder Keramikgefäß geben und im Kühlschrank aufbewahren. Hält bis zu einer Woche.

Veganer Mandel-Feta

Zutaten

- 260 g Mandeln, blanchiert
- 1 Schalotte
- 2 Knoblauchzehen
- 1 TL naturtrüber Apfelessig
- 1 EL Olivenöl
- 4 EL Zitronensaft
- Salz
- Hefeflocken (optional, für mehr Käsearoma)
- getrocknete Kräuter (zum Beispiel Rosmarin, optional)

Zubereitung

Heize deinen Backofen auf 160 °C (Umluft) vor, und lege eine ofenfeste Form (etwa 12 cm Durchmesser) mit Backpapier aus.

Gib alle Zutaten mit etwa 100 ml Wasser in einen Mixer, verwende dabei nur so viel Wasser wie nötig. Halte das Gerät beim Mixen immer wieder an, um die Masse von den Seiten herunterzuschieben. Mixe, bis eine cremige Substanz entsteht.

Gib die Masse in ein Seihtuch, und drück vorsichtig die überschüssige Flüssigkeit heraus. Aber nur so viel, dass die Masse zusammenhält und noch leicht feucht ist.

Gib die Masse in die Backform, und verteile sie gleichmäßig. Etwas andrücken und im Ofen für etwa 50 Minuten backen. Nach der Hälfte der Zeit mit einem Zahnstocher ein paar Löcher in den »Käse« stechen. Backe ihn, bis die Oberfläche bräunlich wird. Abkühlen lassen und luftdicht bis zu einer Woche aufbewahren.

Energy-Balls

Zutaten
(für jeweils 10 bis 12 Balls)

SCHOKO-ERDNUSS-BALLS
- 100 g Mandeln
- 40 g Honig
- 2 EL Haferflocken
- 1 EL Chiasamen
- 2 EL Erdnussbutter
- 2 EL Kakaopulver, ungesüßt
- 2 EL Kakaonibs + etwas mehr zum Garnieren

MATCHA-BALLS
- 100 g Cashewkerne
- 30 g Pistazien, geschält
- 20 g Kokosraspel
- 10 Datteln, entsteint
- 1 EL Kokosöl, geschmolzen
- 1 EL Limettensaft
- 2 TL Matchapulver

IMMUNITY-BALLS
- 100 g Mandeln
- 20 g Chiasamen
- 30 g Kokosraspeln + etwas mehr zum Garnieren
- 30 g Hanfsamen
- 1 TL Maca
- 25 g Honig
- 5 EL Kokoswasser

Zubereitung

Gib alle Zutaten in einen Hochleistungsmixer, und vermenge sie, bis eine klebrige und zusammenhängende Masse entstanden ist.

Teile die Masse in 10 bis 12 gleich große Portionen und rolle sie jeweils mit den Händen zu kleinen Kugeln. Rolle sie zum Schluss, wenn du magst, in Kakao oder Kokosraspeln, damit sie noch hübscher aussehen.

Bewahre die Energy-Balls in einem luftdichten Container im Kühlschrank auf. Sie halten bis zu einer Woche.

Der ideale Snack

Energy-Balls enthalten Protein und gute Fette (Nüsse) und können außerdem mit etwas Zucker (Datteln) über ein Nachmittagstief hinweghelfen. Betrachte sie jedoch als gesunde Süßigkeit.

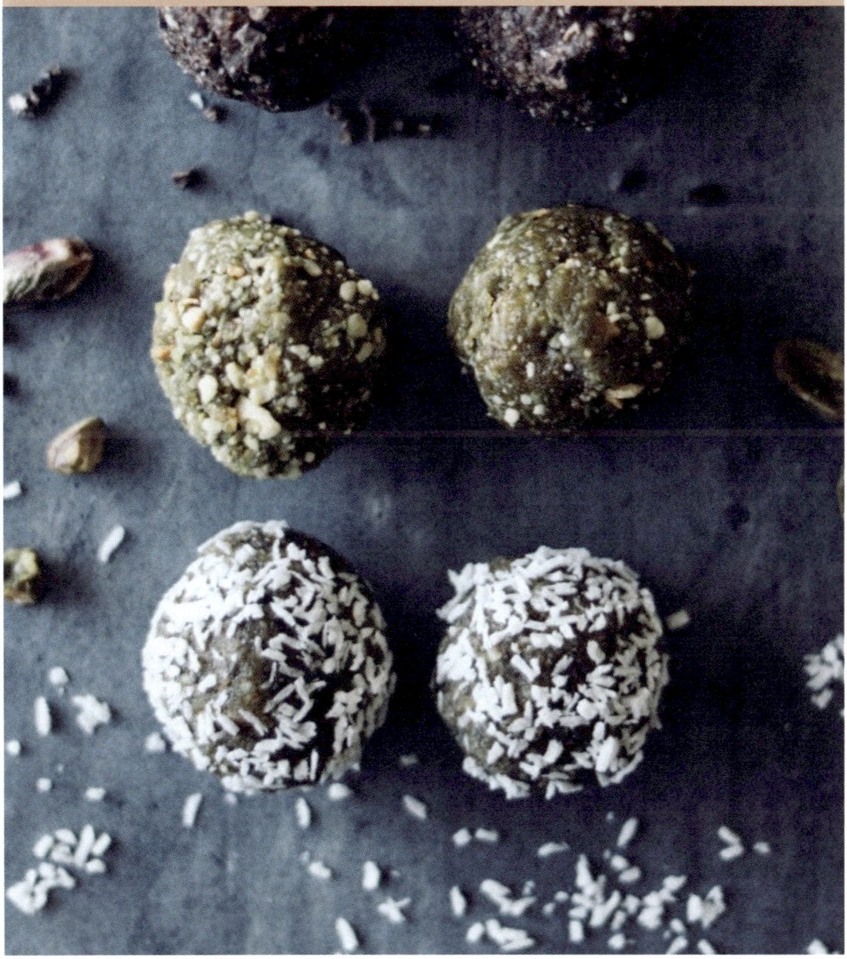

Blaubeer-Brownies

Zutaten

(für 12 Portionen)

- 1 EL Chiasamen oder 1 Ei
- 250 g Buchweizenmehl
- 1 TL Backpulver
- 60 g Kakaopulver, ungesüßt
- 150 g Kokosblütenzucker
- 100 ml Hafer- oder Nussdrink
- 130 g flüssiges Ghee, Butter oder Kokosöl
- 100 g Heidelbeeren

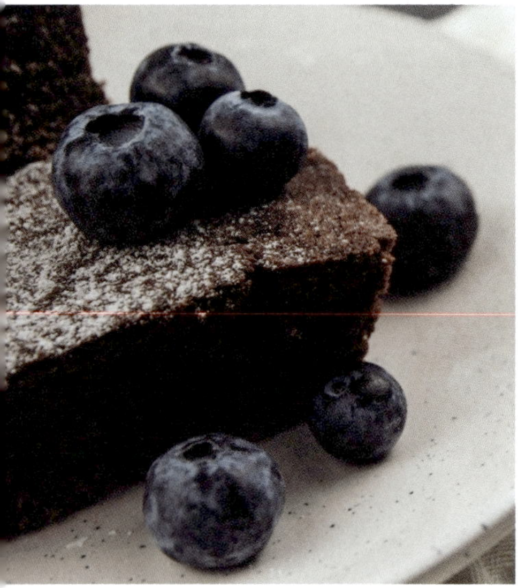

Zubereitung

Heize deinen Backofen auf 175 °C (Umluft) vor, und lege eine eckige Backform (etwa 25 mal 18 cm) mit Backpapier aus.

Gib die Chiasamen mit 4 EL Wasser in eine kleine Schüssel, und verrühre sie gut, damit keine Klümpchen entstehen. Lass das »Chia-Ei« für 10 Minuten quellen. Alternativ kannst du auch ein Ei verwenden.

Gib alle anderen Zutaten (außer den Heidelbeeren) und das »Chia-Ei« in eine Küchenmaschine, und vermenge sie für etwa 5 Minuten. Rühre anschließend die Heidelbeeren unter, und fülle den Teig in die Kuchenform. Backe die Brownies für etwa 30 Minuten. Anschließend abkühlen lassen und aufschneiden.

Schoko-Kokos-Pudding

Zutaten

(für 4 bis 6 Portionen)

- 500 ml Kokosmilch
- 1 EL Kartoffelstärke
- 8 EL Kakaopulver
- 2 EL Honig
- Beeren zum Garnieren

Zubereitung

350 ml Kokosmilch in einem Topf erwärmen und unter Rühren zum Kochen bringen.

In der Zwischenzeit die restliche Kokosmilch mit der Stärke und dem Kakao klümpchenfrei mit dem Schneebesen verrühren. Kakao-Stärke-Mischung in die erwärmte Kokosmilch einrühren, aufkochen und 1 Minute köcheln lassen. Am Ende den Honig einrühren.

Anschließend entweder sofort in eine große Schale oder gleich portionsweise in kleinere Schälchen abfüllen und abkühlen lassen.

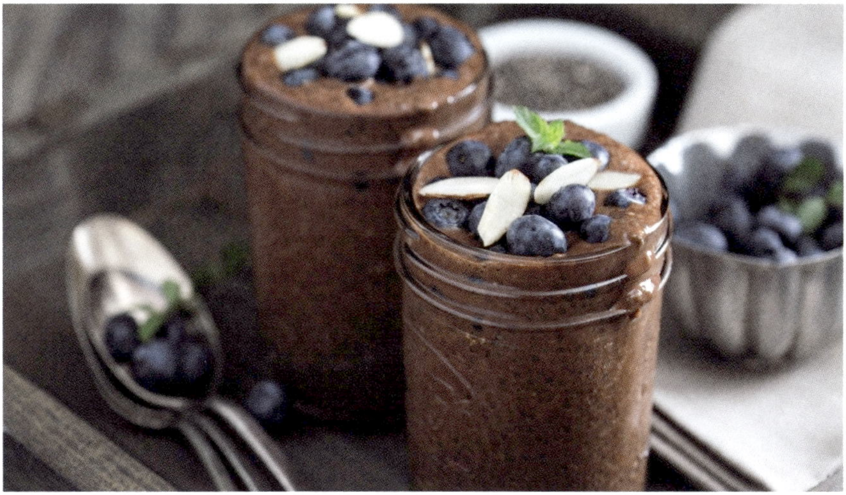

Erdnuss-Schoko-Cookies

Zutaten
(für 10 Portionen)

- 2 EL Chiasamen
- 100 g Ahornsirup (oder Honig)
- 1 Dose schwarze Bohnen, abgespült und abgetropft
- 2 EL Kokoscreme*
- 2 EL Erdnussmus
- 4 EL Carob- oder Kakaopulver
- 1 Prise Salz

Zubereitung

Heize deinen Backofen auf 180 °C (Ober-/Unterhitze) vor, und belege ein Backblech mit Backpapier.

Mische die Chiasamen mit dem Ahornsirup, und stell die Mischung beiseite, sodass die Samen quellen können.

Gib alle Zutaten in einen Mixer oder die Küchenmaschine, und püriere sie zu einem Teig.

Gib mit einem Esslöffel gleichmäßig große Teigberge auf das Backblech, und drücke sie mit der Löffelrückseite flach. Achtung: Der Teig ist eher zäh.

Backe die Kekse im Backofen für etwa 10 Minuten, und lass sie anschließend gut abkühlen. Die Cookies sind eher weich.

---

* Stell dazu eine Dose fette Kokosmilch in den Kühlschrank. So trennt sich die Kokoscreme vom Kokoswasser, sodass du sie ganz einfach abnehmen kannst.

Wohltuend

Diese veganen und leicht saftigen Cookies sind die optimale Begleitung bei deiner Periode, da die schwarzen Bohnen sehr nährend sind.

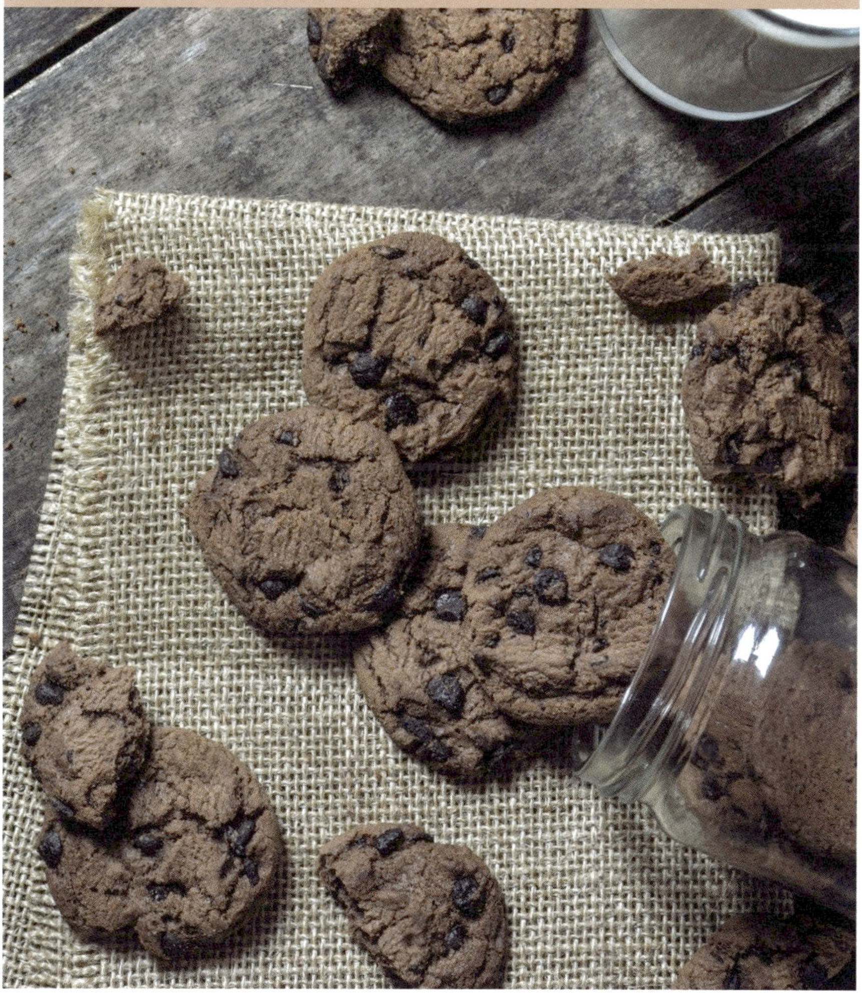

Heißgetränke gegen den Heißhunger

Zum Verwöhnen

Manchmal braucht man nur eine Kleinigkeit, um den Hunger zu stillen. Ich liebe eine Tasse Tee oder eine warme »Milch« am Abend nach dem Abendbrot.

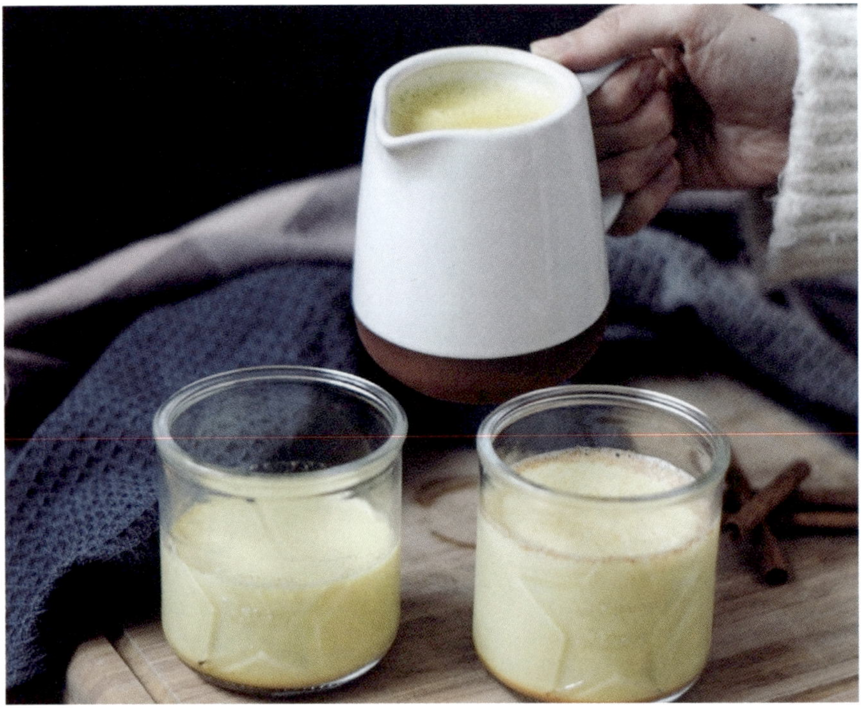

Goldene Express-Milch

Zutaten

(für 1 Portion)

- 50 ml kochendes Wasser
- 200 ml Pflanzendrink
- 1 gestrichener TL Kurkuma (nach Belieben mehr oder weniger)
- ½ TL Zimt
- 1 winzige Prise Pfeffer
- 1 TL Honig oder Ahornsirup

Zubereitung

Das kochende Wasser, den Pflanzendrink und die Gewürze in einen kleinen Topf geben und aufkochen lassen, gut umrühren. Einen Teelöffel Honig in eine Tasse geben und mit der goldenen Milch übergießen. Den Honig auflösen lassen und umrühren. Warm genießen.

Kräutertee-Mischung

Zutaten

- 40 g grüne Minze
- 40 g Himbeerblätter
- 40 g Frauenmantel
- 20 g Hibiskusblüten
- 20 g Rosenblüten
- 20 g Mönchspfeffer (optional)

Zubereitung

Mische alle Zutaten, und bewahre die Mischung in einem luftdichten Gefäß auf.

Für die Zubereitung einer Tasse Tee gib dann 1 EL der Mischung in ein Teesieb, und übergieße ihn mit kochendem Wasser. Ziehzeit bis zu 10 Minuten.

Heiße Rosen-Schoki

Zutaten

(für 1 Portion)

- 250 ml Pflanzendrink
- 1 EL Kakaopulver (ohne Zucker), alternativ Carob (das ist besser vorm Zubettgehen)
- 1 TL Rosenwasser
- 1 TL Honig
- ½ TL Zimt
- 1 Prise Kardamom
- 2 El Kollagenpulver (optional)

Zubereitung

Gib den Pflanzendrink in einen kleinen Topf und erwärme ihn, bis er zu dampfen anfängt. Rühre die restlichen Zutaten hinein, und fülle die heiße Schokolade in eine Tasse um.

Rosenwasser für die Haut

Rosenwasser macht sich auch gut als Tonic für die Gesichtshaut. Gib dazu einfach etwas davon auf ein Wattepad, und streiche es nach dem Reinigen über die Haut. Es wirkt gegen Entzündungen und beruhigt die Haut.

Löwenzahnwurzel-Kaffee

Zutaten

- 250 g Löwenzahnwurzel, getrocknet und geschnitten

Zubereitung

Heize deinen Backofen auf 160 °C (Umluft) vor, verteile die Löwenzahnwurzeln auf einem Backblech, und schiebe sie für 10 bis 15 Minuten in den Ofen. Die Wurzelstücke sollten sich dunkler färben.

Lass die Löwenzahnwurzeln abkühlen, und mahle sie anschließend in einem Küchenmixer fein. Bewahre das Pulver in einem luftdichten Behälter auf.

Für die Zubereitung einer Tasse »Kaffee« gibst du dann 1 TL der Mischung in ein Teesieb und übergießt ihn mit kochendem Wasser. Ziehzeit bis zu 5 Minuten. Je länger die Ziehzeit, desto bitterer wird diese Kaffeealternative.

Noch Fragen?

Ich danke dir, dass du dieses Buch bis zum Ende gelesen hast. Danke für dein Vertrauen und deine Zeit, die du in dieses Buch, in dich selbst und deine Gesundheit investiert hast.

Dein Feedback ist wichtig

Hast du noch Fragen zum Buch oder möchtest du mir Feedback geben? Ich freue mich über deine Nachricht. Schick mir am besten eine Mail an: pcos@juliaschultz.net

Für mehr Infos

Auf meiner Website www.juliaschultz.net findest du viele weitere und immer neue Informationen sowie Erkenntnisse rund um deine Hormone. Wöchentlich wertvollen Input bekommst du auf meinem Podcast »Feel Femtastic – Natürlich. Feminin. Gesund«, auf Instagram @juliaschultz.coaching sowie auf Facebook. Ich freue mich, wenn du reinhörst und vorbeischaust.

Anmerkungen

Alle Links wurden zuletzt im Dezember 2019 aufgerufen.

1 Homburg, R. (2002): What is polycystic ovarian syndrome? A proposal for a consensus on the definition and diagnosis of polycystic ovarian-syndrome, Human Reproduction, 17(10), 2495-2499, https://doi.org/10.1093/humrep/17.10.2495.

2 Vgl. Mandrelle, K., Kamath, M. S., Bondu, D. J., Chandy, A., Aleyamma, T., & George, K. (2012): Prevalence of metabolic syndrome in women with polycystic ovary syndrome attending an infertility clinic in a tertiary care hospital in south India. Journal of human reproductive sciences, 5(1), 26-31. doi:10.4103/0974-1208.97791.

3 Azziz, R., et al. (2009): The Androgen Excess and PCOS Society criteria for the polycystic ovary syndrome: the complete task force report. Fertility and Sterility, 91(2), 456-488. www.ncbi.nlm.nih.gov/pubmed/18950759.

4 Chandrasekaran, S. & Sagili, H. (2018): Metabolic syndrome in women with polycystic ovary syndrome. TOG, 20(4), 245-252. https://doi.org/10.1111/tog.12519.

5 Hollmann, M., Runnebaum, B., & Gerhard, I. (1996): Infertility: Effects of weight loss on the hormonal profile in obese, infertile women, Human Reproduction, 11(9). 1884-1891, https://doi.org/10.1093/oxfordjournals.humrep.a019512.

6 Goyal, R., Kumar, A., & Singhai, M. (2013): Study of metabolic syndrome and its risk components in patients attending tertiary care center of uttarakhand. Indian journal of clinical biochemistry: IJCB, 29(3), 362-366. doi: 10.1007/s12291-013-0366-4.

7 Al-Qawasmeh, R., H. & Tayyem, R., F. (2018): Dietary and Lifestyle Risk Factors and Metabolic Syndrome: Literature Review. Curr Res Nutr Food Sci, 6(3). doi: http://dx.doi.org/10.12944/CRNFSJ.6.3.03.

8 Jakubowski, L. (2005): Genetic aspects of plycystic ovary syndrome. Endokrynologia Polska, 56(3), 285-291.

9 Briden, L. (2017): Period Repair Manual: Natural Treatment for Better Hormones and Better Periods.

10 Ambiger, S., B. Patil, S., M., R., & Dhananjaya, S. (2017): Role of leutenising hormone LH and insulin resistance in polycystic ovarian-syndrome. International Journal of Reproduction, Contraception, Obstetrics and Gynecology, 6(9), 3892-3896.

11 Weiss, J. M., Polack, S., Diedrich, K. & Ortmann, O. (2003): Effects of insulin on luteinizing hormone and prolactin secretion and calcium signaling in female rat pituitary cells. Arch Gynecol Obstet, 269(1), 45-50. https://doi.org/10.1007/s00404-003-0506-9.

12 Briden, L. (2017): Period Repair Manual: Natural Treatment for Better Hormones and Better Periods.

13 Morelli, I. (2018): Kleine Pille, große Folgen. Murnau a. Staffelsee: Mankau Verlag.

14 Cortés, M. E., & Alfaro, A. A. (2014): The effects of hormonal contraceptives on glycemic regulation. The Linacre quarterly, 81(3), 209-218. doi:10.1179/2050854914Y.0000000023

15 Sharpless, J. L. (2003): Polycystic Ovary Syndrome and the Metabolic Syndrome. Clinical Diabetes, 21(4) 154-161. doi: 10.2337/diaclin.21.4.154

16 Marshall, J. C., & Dunaif, A. (2012): Should all women with PCOS be treated for insulin resistance? Fertility and sterility, 97(1), 18-22.

17 Baptiste, C. G., Battista, M. C., Trottier, A., & Baillargeon, J. P. (2009): Insulin and hyperandrogenism in women with polycystic ovary syndrome. The Journal of steroid biochemistry and molecular biology, 122(1-3), 42-52.

18 Baillargeon, J. & Nestler, J. E. (2006): Polycystic Ovary Syndrome: A Syndrome of Ovarian Hypersensitivity to Insulin? The Journal of Clinical Endocrinology & Metabolism, 91(1), 22-24. https://doi.org/10.1210/jc.2005-1804.

19 Nestler, J. E., et al. (1991): A Direct Effect of Hyperinsulinemia on Serum Sex Hormone-Binding Globulin Levels in Obese Women with the Polycystic Ovary Syndrome. The Journal of Clinical Endocrinology & Metabolism, 72(1), 83-89. https://doi.org/10.1210/jcem-72-1-83.

20 Bahaeldein, E. & Brassill, M. J. (2018): Utilisation of gonadotrophin- releasing hormone (GnRH) analogue to differentiate ovarian from adrenal hyperandrogenism in postmenopausal women. Endocrinology, Diabetes & Metabolism Case Reports. doi 10.1530/EDM-18-0084.

21 Yildiz, B. O. & Azziz, R. (2007): The adrenal and polycystic ovary syndrome. Rev Endocr Metab Disord, 8(4), 331-342. doi.org/10.1007/s11154- 007-9054-0.

22 Trost, K. (2019): Wege aus der Hormonfalle. München: Mvg Verlag.

23 Lin, J., & Curhan, G. C. (2011): Associations of sugar and artificially sweetened soda with albuminuria and kidney function decline in women. Clinical journal of the American Society of Nephrology: CJASN, 6(1), 160-6.

24 Suez, J., Korem, T., Zilberman-Schapira, G., Segal, E., & Elinav, E. (2015): Non-caloric artificial sweeteners and the microbiome: findings and challenges. Gut microbes, 6(2), 149-55.

25 Kirsch, F. (2014): Süßstoffe erhöhen offenbar das Risiko für Diabetes. Welt. https://www.welt.de/gesundheit/article132461820/Suessstoffe-erhoehen- offenbar-das-Risiko-fuer-Diabetes.html.

26 Jensen, T., Abdelmalek, M. F., Sullivan, S., Nadeau, K. J., Green, M., Roncal, C., ... Johnson, R. J. (2018): Fructose and sugar: A major mediator of non-alcoholic fatty liver disease. Journal of hepatology, 68(5), 1063-1075. doi:10.1016/j.jhep.2018.01.019.

27 Liu, R., et al. (2017): Dysbiosis of Gut Microbiota Associated with Clinical Parameters in Polycystic Ovary Syndrome. Frontiers in microbiology, 8(324). doi:10.3389/fmicb.2017.00324.

28 Hjorth, M. F., Ritz, C., Blaak, E. E., Saris, W. H. M., Langin, D., Poulsen, S. K., Larsen, T. M., ... Arne Astrup, A. (2017): Pretreatment fasting plasma glucose and insulin modify dietary weight loss success: results from 3 randomized clinical trials, The American Journal of Clinical Nutrition, 106(2), 499-505, https://doi.org/10.3945/ajcn.117.155200.

29 Gardner C. D. (2012): Tailoring dietary approaches for weight loss. International journal of obesity supplements, 2 (Suppl 1), 11-15. doi:10.1038/ijosup.2012.4.

30 Simopoulos A. P. (2016): An Increase in the Omega-6/Omega-3 Fatty Acid Ratio Increases the Risk for Obesity. Nutrients, 8(3), 128. doi:10.3390/nu8030128.

31 Kast, B. (2018): Der Ernährungskompass. München: C. Bertelsmann.

32 Leidy, H. J., Clifton, P. M., Astrup, A., Wycherley, T. P., Westerterp-Plantenga, M. S., Luscombe-Marsh N. D., ... Mattes, R. D. (2015): The role of protein in weight loss and maintenance, The American Journal of Clinical Nutrition, 10(6), June 2015, 1320-1329. https://doi.org/10.3945/ajcn.114.084038.

33 Song, M., Fung, T. T., Hu, F. B., Walter, C., Willett, M. D., Valter, D., ... Giovannucci, M. D. (2016): Association of Animal and Plant Protein Intake With All-Cause and Cause-Specific. JAMA Intern Med., 176(10), 1453–1463. doi:10.1001/jamainternmed.2016.4182.

34 Levine, M. E., Suarez, J. A., Brandhorst, S., Balasubramanian, P., Cheng, C. W., Madia, F., ... Longo, V. D. (2014): Low protein intake is associated with a major reduction in IGF-1, cancer, and overall mortality in the 65 and younger but not older population. Cell metabolism, 19(3), 407–417. doi:10.1016/j.cmet.2014.02.006.

35 Homburg, R., Pariente, C., Lunenfeld, B. & Jacobs, H. S. (1992): The role of insulin-like growth factor-1 (IGF-1) and IGF binding protein-1 (IGFBP-1) in the pathogenesis of polycystic ovary syndrome. Hum Report, 7(10), 1379-83.

36 Liang, X., Zhuang, G. & Fan, O. (1997): The effects of hyperinsulinmia and insulin-like growth factor-1 on hyperandrogenism in polycystic ovarian syndrome. Zhonghua Yi Xue Za Zhi, 77(4), 266-9.

37 Hier ist er zu Gast bei der Melissa Ambrossini Show (auf Englisch): https://melissaambrosini.com/podcast/vegan-done-right-with-dr-stephen-cabral/.

38 Bueß-Kovács, H., Muss, C. & Nowak, G. (2019): Das hilft bei Leaky Gut. München, Bayern: Südwest Verlag.

39 Winham, D. M., & Hutchins, A. M. (2011): Perceptions of flatulence from bean consumption among adults in 3 feeding studies. Nutrition journal, 10, 128. doi:10.1186/1475-2891-10-128.

40 Jamilian, M., & Asemi, Z. (2016): The Effects of Soy Isoflavones on Metabolic Status of Patients With Polycystic Ovary Syndrome. The Journal of Clinical Endocrinology & Metabolism, 101(9), 3386-3394. https://doi.org/10.1210/jc.2016-1762.

41 Khani, B. Mehrabian, F., Khalesi, E. & Eshraghi, A. (2011): Effect of soy phytoestrogen on metabolic and hormonal disturbance of women with polycystic ovary syndrome. J Res Med Sci. 16, 297-302.

42 Jefferson W. N. (2010): Adult ovarian function can be affected by high levels of soy. The Journal of nutrition, 140(12), 2322-2325. doi:10.3945/jn.110.123802.

43 Sathyapalan, T., Manuchehri, A. M., Thatcher, N. J., Rigby, A. S., Chapman, T., Kilpatrick, E. S. & Atkin, S. L. (2011): The Effect of Soy Phytoestrogen Supplementation on Thyroid Status and Cardiovascular Risk Markers in Patients with Subclinical Hypothyroidism: A Randomized, Double-Blind, Crossover Study. The Journal of Clinical Endocrinology & Metabolism, 96(5), 1442-1449. https://doi.org/10.1210/jc.2010-2255.

44 Malekinejad, H., & Rezabakhsh, A. (2015): Hormones in Dairy Foods and Their Impact on Public Health: A Narrative Review Article. Iranian journal of public health, 44(6), 742-758.

45 Juhl, C. R., Bergholdt, H., Miller, I. M., Jemec, G., Kanters, J. K., & Ellervik, C. (2018): Dairy Intake and Acne Vulgaris: A Systematic Review and Meta-Analysis of 78,529 Children, Adolescents, and Young Adults. Nutrients, 10(8), 1049. doi:10.3390/nu10081049.

46 (15) Cumming, R. G. & Klineberg, R. J. (1994). Case-control study of risk factors for hip fractures in the elderly. Am J Epidemiol, 139(5), 493 - 503.

47 (16) Feskanich, D., Willett, W. C., & Colditz, G. A. (2003). Calcium, vitamin D, milk consumption, and hip fractures: a prospective study among postmenopausal women. *The American Journal of Clinical Nutrition, Volume* 77(2), 504–511. https://doi.org/10.1093/ajcn/77.2.504

48 Scarpa, E. S. & Ninfali, P. (2015): Phytochemicals as Innovative Therapeutic Tools against Cancer Stem Cells. Int. J. Mol. Sci., 16, 15727-15742; doi:10.3390/ijms160715727.

49 Smith-Spangler, C., et al. (2012): Are organic foods safer or healthier than conventional alternatives?: a systematic review. Ann Intern Med, 157(5), 348-66. doi: 10.7326/0003-4819-157-5-201209040-00007.

50 Wolf, K. J., & Lorenz, R. G. (2012): Gut Microbiota and Obesity. Current obesity reports, 1(1), 1-8.

51 Die ganze Geschichte findest du auch als Podcast unter www.juliaschultz.net/22-podcast/. Marie findest du auf ihrem Blog unter www.feelmoveheal.de.

52 Liu, R., Zhang, C., Shi, Y., Zhang, F., Li, L., Wang, X., ... Ding, X. (2017): Dysbiosis of Gut Microbiota Associated with Clinical Parameters in Polycystic Ovary Syndrome. Frontiers in microbiology, 8, 324. doi:10.3389/fmicb.2017.00324.

53 Ridlon, J. M., Ikegawa, S., Alves, J. M., Zhou, B., Kobayashi, A., Iida, T., ... Hylemon, P. B. (2013): Clostridium scindens: a human gut microbe with a high potential to convert glucocorticoids into androgens. The Journal of Lipid Research 54(9), 2437-2449. doi: 10.1194/jlr.M038869.

54 Baker, J. M., Al-Nakkash, L. & Herbst-Kravoletz, M. H. (2017): Estrogen-gut microbiom axis: Physiological and clinical implications. Maturitas – The European Menopause Journal 103, 45-53. doi: https://doi.org/10.1016/j.maturitas.2017.06.025.

55 Slavin, J. (2013): Fiver and Prebiotics: Mechanisms and Health Benefits. Nutrients, 5(4), 1417-1435. https://doi.org/10.3390/nu5041417.

56 Mehr zu Ballaststoffen in unseren Lebensmitteln: https://www.gmf-info.de/ballaststoffe.pdf.

57 Chu, Q. P., Wang, L. E., Cui, X. Y., Fu, H. Z., Lin Z. B., Lin, S. Q. & Zjang, Y. H. (2007): Extract of Ganoderma lucidum potentiates pentobarbital-induced sleep via a GABAergic mechanism. Pharmacololy Biochemistry and Behavior, 86(4), 693-698. https://doi.org/10.1016/j.pbb.2007.02.015.

58 Fujita, R., Liu, J., Shimizu, K., Konishi, F., Noda, K., Kumamoto, S., ... Kondo, R. (2005): Anti-androgenic activities of Ganoderma lucidum. Journal of Ethnopharmacology, 102(1), 107-112. https://doi.org/10.1016/j.jep.2005.05.041.

59 Grant, P., & Ramasamy, S. (2012): An update on plant derived anti-androgens. International journal of endocrinology and metabolism, 10(2), 497-502. doi:10.5812/ijem.3644.

60 Guan, Y. S., & He, Q. (2015): Plants Consumption and Liver Health. Evidence-based complementary and alternative medicine: eCAM, 824185. doi: 10.1155/2015/824185.

61 Grant, P. (2010): Spearmint herbal tea has significant anti androgen effects in polycystic ovarian syndrome. A randomized controlled trial. Phytother. Res., 24: 186-188. doi:10.1002/ptr.2900.

62 Hewlings, S. J., & Kalman, D. S. (2017): Curcumin: A Review of Its' Effects on Human Health. Foods (Basel, Switzerland), 6(10), 92. doi:10.3390/foods6100092.

63 Khan, A., Safdar, M., Khan, M. M. A., Khan, N. K. & Anderson, R. A. (2003): Cinnamon Improves Glucose and Lipids of People With Type 2 Diabetes. Diabetes Care, 26(12): 3215-3218. https://doi.org/10.2337/diacare.26.12.3215.

64 Wei, W., Zhao, H., Wang, A., Sui, M., Liang, K., Deng, H., Ma, Y., Zhang, Y., Zhang, H., & Guan, Y. (2012): A clinical study on the short-term effect of berberine in comparison to metformin on the metabolic characteristics of women with polycystic ovary syndrome, European Journal of Endocrinology, 166(1), 99-105. https://eje.bioscientifica.com/view/journals/eje/166/1/99.xml.

65 Kalra, B., Kalra, S., & Sharma, J. B. (2016): The inositols and polycystic ovary syndrome. Indian journal of endocrinology and metabolism, 20(5), 720-724. doi:10.4103/2230-8210.189231.

66 Faranak, S., Sahar M., Reza H. & Saideh M. (2012): Serum magnesium concentrations in polycystic ovary syndrome and its association with insulin resistance. Gynecological Endocrinology, 28(1), 7-11, doi: 10.3109/09513590.2011.579663.

67 Barbagallo, M., & Dominguez, L. J. (2015): Magnesium and type 2 diabetes. World journal of diabetes, 6(10), 1152-1157. doi:10.4239/wjd.v6.i10.1152.

68 Mohammadi, E., Rafraf, M., Farzadi, L., Asghari-Jafarabadi, M. & Sabour, S. (2012): Effects of omega-3 fatty acids supplementation on serum adiponectin levels and some metabolic risk factors in women with polycystic ovary syndrome. Asia Pac J Clin Nutr, 21(4), 511-8. https://www.ncbi.nlm.nih.gov/pubmed/23017309.

69 Lin, M. W., & Wu, M. H. (2015): The role of vitamin D in polycystic ovary syndrome. The Indian journal of medical research, 142(3), 238-240. doi:10.4103/0971-5916.166527.